国家卫生健康委员会"十三五"规划教材

全国中医药高职高专教育教材

供护理、助产类专业用

精神科护理

第 3 版

主　　编　井霖源

副 主 编　李正姐　徐国莲　曲振瑞　陈　薇　向秀清

编　　委　（按姓氏笔画排序）

于丽丽（山东中医药高等专科学校）

王　平（湖南中医药高等专科学校）

井霖源（山东中医药高等专科学校）

曲振瑞（南阳医学高等专科学校）

向秀清（四川护理职业学院）

李正姐（安徽中医药高等专科学校）

李震萍（保山中医药高等专科学校）

何勇玥（山东省精神卫生中心）

张要珍（山西中医药大学护理学院）

陈　薇（湖北省荆州市精神卫生中心）

姚　壮（黑龙江中医药大学佳木斯学院）

徐国莲（江西中医药高等专科学校）

隋忠庆（山东省烟台市精神卫生中心）

惠亚娟（山东医学高等专科学校）

曾　艳（黑龙江护理高等专科学校）

人民卫生出版社

图书在版编目（CIP）数据

精神科护理 / 井霖源主编. —3 版. —北京：人民卫生出版社，2018

ISBN 978-7-117-26511-9

Ⅰ．①精…　Ⅱ．①井…　Ⅲ．①精神病学－护理学－高等职业教育－教材　Ⅳ．①R473.74

中国版本图书馆 CIP 数据核字（2018）第 122365 号

| 人卫智网 | www.ipmph.com | 医学教育、学术、考试、健康，购书智慧智能综合服务平台 |
| 人卫官网 | www.pmph.com | 人卫官方资讯发布平台 |

精神科护理
第 3 版

主　　编：井霖源
出版发行：人民卫生出版社（中继线 010-59780011）
地　　址：北京市朝阳区潘家园南里 19 号
邮　　编：100021
E - mail：pmph @ pmph.com
购书热线：010-59787592　010-59787584　010-65264830
印　　刷：保定市中画美凯印刷有限公司
经　　销：新华书店
开　　本：787 × 1092　1/16　印张：13
字　　数：300 千字
版　　次：2010 年 5 月第 1 版　2018 年 6 月第 3 版
　　　　　2022 年 11 月第 3 版第 6 次印刷（总第15次印刷）
标准书号：ISBN 978-7-117-26511-9
定　　价：38.00 元
打击盗版举报电话：010-59787491　E-mail：WQ @ pmph.com
（凡属印装质量问题请与本社市场营销中心联系退换）

《精神科护理》数字增值服务编委会

主　编　井霖源

副主编　李正姐　徐国莲　曲振瑞　陈　薇　向秀清

编　委　（按姓氏笔画排序）

于丽丽（山东中医药高等专科学校）

王　平（湖南中医药高等专科学校）

井霖源（山东中医药高等专科学校）

曲振瑞（南阳医学高等专科学校）

向秀清（四川护理职业学院）

李正姐（安徽中医药高等专科学校）

李震萍（保山中医药高等专科学校）

何勇玥（山东省精神卫生中心）

张要珍（山西中医药大学护理学院）

陈　薇（湖北省荆州市精神卫生中心）

姚　壮（黑龙江中医药大学佳木斯学院）

徐国莲（江西中医药高等专科学校）

隋忠庆（山东省烟台市精神卫生中心）

惠亚娟（山东医学高等专科学校）

曾　艳（黑龙江护理高等专科学校）

修 订 说 明

为了更好地推进中医药职业教育教材建设,适应当前我国中医药职业教育教学改革发展的形势与中医药健康服务技术技能人才的要求,贯彻落实《国家中长期教育改革和发展规划纲要(2010—2020年)》《医药卫生中长期人才发展规划(2011—2020年)》《中医药发展战略规划纲要(2016—2030年)》精神,做好新一轮中医药职业教育教材建设工作,人民卫生出版社在教育部、国家卫生健康委员会、国家中医药管理局的领导下,组织和规划了第四轮全国中医药高职高专教育、国家卫生健康委员会"十三五"规划教材的编写和修订工作。

本轮教材修订之时,正值《中华人民共和国中医药法》正式实施之际,中医药职业教育迎来发展大好的际遇。为做好新一轮教材出版工作,我们成立了第四届中医药高职高专教育教材建设指导委员会和各专业教材评审委员会,以指导和组织教材的编写和评审工作;按照公开、公平、公正的原则,在全国1400余位专家和学者申报的基础上,经中医药高职高专教育教材建设指导委员会审定批准,聘任了教材主编、副主编和编委;启动了全国中医药高职高专教育第四轮规划第一批教材,中医学、中药学、针灸推拿、护理4个专业63门教材,确立了本轮教材的指导思想和编写要求。

第四轮全国中医药高职高专教育教材具有以下特色:

1. **定位准确,目标明确** 教材的深度和广度符合各专业培养目标的要求和特定学制、特定对象、特定层次的培养目标,力求体现"专科特色、技能特点、时代特征",既体现职业性,又体现其高等教育性,注意与本科教材、中专教材的区别,适应中医药职业人才培养要求和市场需求。

2. **谨守大纲,注重三基** 人卫版中医药高职高专教材始终坚持"以教学计划为基本依据"的原则,强调各教材编写大纲一定要符合高职高专相关专业的培养目标与要求,以培养目标为导向、职业岗位能力需求为前提、综合职业能力培养为根本,同时注重基本理论、基本知识和基本技能的培养和全面素质的提高。

3. **重点考点,突出体现** 教材紧扣中医药职业教育教学活动和知识结构,以解决目前各高职高专院校教材使用中的突出问题为出发点和落脚点,体现职业教育对人才的要求,突出教学重点和执业考点。

4. **规划科学,详略得当** 全套教材严格界定职业教育教材与本科教材、毕业后教育教材的知识范畴,严格把握教材内容的深度、广度和侧重点,突出应用型、技能型教育内容。基础课教材内容服务于专业课教材,以"必须、够用"为度,强调基本技能的培养;专业课教材紧密围绕专业培养目标的需要进行选材。

5. 体例设计,服务学生 本套教材的结构设置、编写风格等坚持创新,体现以学生为中心的编写理念,以实现和满足学生的发展为需求。根据上一版教材体例设计在教学中的反馈意见,将"学习要点""知识链接""复习思考题"作为必设模块,"知识拓展""病案分析(案例分析)""课堂讨论""操作要点"作为选设模块,以明确学生学习的目的性和主动性,增强教材的可读性,提高学生分析问题、解决问题的能力。

6. 强调实用,避免脱节 贯彻现代职业教育理念。体现"以就业为导向,以能力为本位,以发展技能为核心"的职业教育理念。突出技能培养,提倡"做中学、学中做"的"理实一体化"思想,突出应用型、技能型教育内容。避免理论与实际脱节、教育与实践脱节、人才培养与社会需求脱节的倾向。

7. 针对岗位,学考结合 本套教材编写按照职业教育培养目标,将国家职业技能的相关标准和要求融入教材中。充分考虑学生考取相关职业资格证书、岗位证书的需要,与职业岗位证书相关的教材,其内容和实训项目的选取涵盖相关的考试内容,做到学考结合,体现了职业教育的特点。

8. 纸数融合,坚持创新 新版教材最大的亮点就是建设纸质教材和数字增值服务融合的教材服务体系。书中设有自主学习二维码,通过扫码,学生可对本套教材的数字增值服务内容进行自主学习,实现与教学要求匹配、与岗位需求对接、与执业考试接轨,打造优质、生动、立体的学习内容。教材编写充分体现与时代融合、与现代科技融合、与现代医学融合的特色和理念,适度增加新进展、新技术、新方法,充分培养学生的探索精神、创新精神;同时,将移动互联、网络增值、慕课、翻转课堂等新的教学理念和教学技术、学习方式融入教材建设之中,开发多媒体教材、数字教材等新媒体形式教材。

人民卫生出版社医药卫生规划教材经过长时间的实践与积累,其中的优良传统在本轮修订中得到了很好的传承。在中医药高职高专教育教材建设指导委员会和各专业教材评审委员会指导下,经过调研会议、论证会议、主编人会议、各专业编写会议、审定稿会议,确保了教材的科学性、先进性和实用性。参编本套教材的800余位专家,来自全国40余所院校,从事高职高专教育工作多年,业务精纯,见解独到。谨此,向有关单位和个人表示衷心的感谢!希望各院校在教材使用中,在改革的进程中,及时提出宝贵意见或建议,以便不断修订和完善,为下一轮教材的修订工作奠定坚实的基础。

人民卫生出版社有限公司
2018 年 4 月

全国中医药高职高专院校第四轮第一批规划教材书目

教材序号	教材名称	主编	适用专业
1	大学语文（第4版）	孙 洁	中医学、针灸推拿、中医骨伤、护理等专业
2	中医诊断学（第4版）	马维平	中医学、针灸推拿、中医骨伤、中医美容等专业
3	中医基础理论（第4版）*	陈 刚 徐宜兵	中医学、针灸推拿、中医骨伤、护理等专业
4	生理学（第4版）*	郭争鸣 唐晓伟	中医学、中医骨伤、针灸推拿、护理等专业
5	病理学（第4版）	苑光军 张宏泉	中医学、护理、针灸推拿、康复治疗技术等专业
6	人体解剖学（第4版）	陈晓杰 孟繁伟	中医学、针灸推拿、中医骨伤、护理等专业
7	免疫学与病原生物学（第4版）	刘文辉 田维珍	中医学、针灸推拿、中医骨伤、护理等专业
8	诊断学基础（第4版）	李广元 周艳丽	中医学、针灸推拿、中医骨伤、护理等专业
9	药理学（第4版）	侯 晞	中医学、针灸推拿、中医骨伤、护理等专业
10	中医内科学（第4版）*	陈建章	中医学、针灸推拿、中医骨伤、护理等专业
11	中医外科学（第4版）*	尹跃兵	中医学、针灸推拿、中医骨伤、护理等专业
12	中医妇科学（第4版）	盛 红	中医学、针灸推拿、中医骨伤、护理等专业
13	中医儿科学（第4版）*	聂绍通	中医学、针灸推拿、中医骨伤、护理等专业
14	中医伤科学（第4版）	方家选	中医学、针灸推拿、中医骨伤、护理、康复治疗技术专业
15	中药学（第4版）	杨德全	中医学、中药学、针灸推拿、中医骨伤、康复治疗技术等专业
16	方剂学（第4版）*	王义祁	中医学、针灸推拿、中医骨伤、康复治疗技术、护理等专业

续表

教材序号	教材名称	主编	适用专业
17	针灸学(第4版)	汪安宁　易志龙	中医学、针灸推拿、中医骨伤、康复治疗技术等专业
18	推拿学(第4版)	郭翔	中医学、针灸推拿、中医骨伤、护理等专业
19	医学心理学(第4版)	孙萍　朱玲	中医学、针灸推拿、中医骨伤、护理等专业
20	西医内科学(第4版)*	许幼晖	中医学、针灸推拿、中医骨伤、护理等专业
21	西医外科学(第4版)	朱云根　陈京来	中医学、针灸推拿、中医骨伤、护理等专业
22	西医妇产科学(第4版)	冯玲　黄会霞	中医学、针灸推拿、中医骨伤、护理等专业
23	西医儿科学(第4版)	王龙梅	中医学、针灸推拿、中医骨伤、护理等专业
24	传染病学(第3版)	陈艳成	中医学、针灸推拿、中医骨伤、护理等专业
25	预防医学(第2版)	吴娟　张立祥	中医学、针灸推拿、中医骨伤、护理等专业
1	中医学基础概要(第4版)	范俊德　徐迎涛	中药学、中药制药技术、医学美容技术、康复治疗技术、中医养生保健等专业
2	中药药理与应用(第4版)	冯彬彬	中药学、中药制药技术等专业
3	中药药剂学(第4版)	胡志方　易生富	中药学、中药制药技术等专业
4	中药炮制技术(第4版)	刘波	中药学、中药制药技术等专业
5	中药鉴定技术(第4版)	张钦德	中药学、中药制药技术、中药生产与加工、药学等专业
6	中药化学技术(第4版)	吕华瑛　王英	中药学、中药制药技术等专业
7	中药方剂学(第4版)	马波　黄敬文	中药学、中药制药技术等专业
8	有机化学(第4版)*	王志江　陈东林	中药学、中药制药技术、药学等专业
9	药用植物栽培技术(第3版)*	宋丽艳　汪荣斌	中药学、中药制药技术、中药生产与加工等专业
10	药用植物学(第4版)*	郑小吉　金虹	中药学、中药制药技术、中药生产与加工等专业
11	药事管理与法规(第3版)	周铁文	中药学、中药制药技术、药学等专业
12	无机化学(第4版)	冯务群	中药学、中药制药技术、药学等专业
13	人体解剖生理学(第4版)	刘斌	中药学、中药制药技术、药学等专业
14	分析化学(第4版)	陈哲洪　鲍羽	中药学、中药制药技术、药学等专业
15	中药储存与养护技术(第2版)	沈力	中药学、中药制药技术等专业

续表

教材序号	教材名称	主编	适用专业
1	中医护理(第3版)*	王　文	护理专业
2	内科护理(第3版)	刘　杰　吕云玲	护理专业
3	外科护理(第3版)	江跃华	护理、助产类专业
4	妇产科护理(第3版)	林　萍	护理、助产类专业
5	儿科护理(第3版)	艾学云	护理、助产类专业
6	社区护理(第3版)	张先庚	护理专业
7	急救护理(第3版)	李延玲	护理专业
8	老年护理(第3版)	唐凤平　郝　刚	护理专业
9	精神科护理(第3版)	井霖源	护理、助产专业
10	健康评估(第3版)	刘惠莲　滕艺萍	护理、助产专业
11	眼耳鼻咽喉口腔科护理(第3版)	范　真	护理专业
12	基础护理技术(第3版)	张少羽	护理、助产专业
13	护士人文修养(第3版)	胡爱明	护理专业
14	护理药理学(第3版)*	姜国贤	护理专业
15	护理学导论(第3版)	陈香娟　曾晓英	护理、助产专业
16	传染病护理(第3版)	王美芝	护理专业
17	康复护理(第2版)	黄学英	护理专业
1	针灸治疗(第4版)	刘宝林	针灸推拿专业
2	针法灸法(第4版)*	刘　茜	针灸推拿专业
3	小儿推拿(第4版)	刘世红	针灸推拿专业
4	推拿治疗(第4版)	梅利民	针灸推拿专业
5	推拿手法(第4版)	那继文	针灸推拿专业
6	经络与腧穴(第4版)*	王德敬	针灸推拿专业

* 为"十二五"职业教育国家规划教材

第四届全国中医药高职高专教育教材建设指导委员会

第四届全国中医药高职高专护理类专业教材评审委员会

前　言

《精神科护理》第2版正式出版后，我国精神医学发生了两件意义深远的重大事件：一是2013年5月1日起《中华人民共和国精神卫生法》正式实施，二是2015年6月18日国务院办公厅转发了《全国精神卫生工作规划（2015—2020年）》。加强精神卫生工作，是维护和增强人民群众身心健康的重要内容，对于建设健康中国、法治中国、平安中国具有重要意义。此外，现代精神科护理学进展十分迅速，不断出现新的论点、新的疗法和护理。因此，再版《精神科护理》非常必要，各位编者也力图将这些新知识新内容补充到第3版中。

《精神科护理》是护理专业学生的专业课和必修课。教材以护理专科生为培养对象，以与国家执业护士资格考试相结合为落脚点，以培养学生的精神科护理基本技能为宗旨，按照精神医学和护理学的特点选择和组织教材内容。教材突出科学性、先进性、实用性原则。书中设置了学习要点、案例分析、知识链接和复习思考题等模块，为加深理解、记忆和应用提供了参考资料。教材注意教学与实践结合，强调以人为本，实施整体护理和给予及时的护理干预。本书主要用作中医药高职高专护理专业教科书，亦可供临床医护人员学习参考。同时本教材新增了与纸质教材配套的数字增值服务内容。

本版教材继承第2版主要框架和经典内容，严格按教科书特点编写。本书第一章绪论阐述了精神科护理的概念和任务、精神科护理发展史等；第二章精神疾病的基本知识，阐明了精神疾病的病因学、诊断分类学和症状学；第三章精神科护理技能介绍了精神科护理常见的必须掌握的基本技能；第四章至第十一章介绍了精神科常见疾病的特点和护理要点；第十二章介绍了精神科疾病临床常用治疗方法的观察与护理；第十三章介绍了心理治疗及其在护理中的应用；第十四章介绍了精神科护理相关的伦理及法律。

教材编写分工：第一章由井霖源编写；第二章由惠亚娟编写；第三章由李正姐编写；第四章由徐国莲编写；第五章由曲振瑞编写；第六章由向秀清编写；第七章由陈薇编写；第八章由于丽丽编写；第九章由姚壮编写；第十章由王平编写；第十一章由何勇玥编写；第十二章由隋忠庆编写；第十三章由李震萍编写；第十四章由张要珍编写。数字增值服务内容的编写分工同纸质教材，均由井霖源统稿。

在教材修订过程中，得到了各参编单位大力支持，在此一并致谢。编写者均长期从事精神科护理的教学和临床工作，编写时精益求精，书中仍或有不足，恳请使用本教材的师生、护理界同仁和读者们批评指正。

《精神科护理》编委会
2018 年 4 月

目　录

- - - - - - - - -

绪　论

 学习要点

 扫一扫
知重点

精神科护理的概念、工作内容与要求；精神科护理的发展概况。

第一节　精神科护理的概念与主要任务

精神科护理是以一般护理学为基础，以护理心理学为导向，以人类异常精神活动与行为的护理、保健、康复为研究对象，对精神疾病患者实施整体护理的一门独立学科。它是精神病学的一个重要组成部分，又是护理学的一个分支。精神科护理旨在有效运用护理程序，帮助患者认识疾病，对待疾病，恢复并维持身心健康，保障患者自身及社会安全。

精神科护理的主要任务包括：

1. 研究对精神疾病患者科学护理的理论和方法并及时运用于临床，以及探讨护理人员在预防精神疾病方面的作用。

2. 研究和实施接触、观察精神疾病患者的有效途径，通过各项护理工作及护理人员的语言、行为与患者建立良好的护患关系，保证护理措施的有效实施。

3. 研究和实施对不同种类精神疾病患者各种治疗的护理，确保医疗任务的顺利实施。

4. 研究与实施如何维护患者的权利与尊严，使其得到应有的尊重与合适的治疗；培养和训练患者的生活能力，社会交往能力，在疾病好转后能及时重返社会。

5. 研究与实施如何密切观察有关精神方面的病情变化，详细记录，协助诊断，防止意外事件的发生；并为医疗、教学、科研、法律和劳动鉴定等积累重要资料。

6. 研究与实施在患者与家庭、社区中开展精神卫生宣传教育工作，对精神疾病患者做到防治结合，医院与社区结合，为患者回归社会作出贡献。

第二节　精神科护理发展简史

随着精神医学的发展，以及政治、经济、宗教、社会文化等因素的转变，精神科护理人员的角色由原先单纯的身体照顾进展到生物、心理、社会文化兼顾的整体性护理模式。护理范围也由精神疾病防治拓展到社区心理卫生方面。

知识链接

精神医学发展的四次革新

第一次革新：法国精神病学家比奈主张人道地对待精神疾病患者。

第二次革新：犹太裔奥地利人弗洛伊德创立的精神分析学派，将精神医学带入"心因性病因论"。

第三次革新：社区精神卫生运动的开展。

第四次革新：生物精神医学的发展。

在中世纪，精神病患者被视为魔鬼附体，采用禁锢、酷刑、火焚来"驱魔"而导致许多患者遭受捆绑和监禁的生活，许多患者被害，对患者谈不上有任何护理。

1814年希区在精神病疗养院使用受过专门训练的女护士进行专门的看护工作。继之南丁格尔在《人口卫生与卫生管理原则》一书中强调注意患者的睡眠与对患者的态度，防止精神疾病患者伤人、自伤。从此开始了要求护理人员在临床医学各科工作中不能忽视对精神问题的关注。1873年美国的琳达·理查兹女士主张精神病患者应与内科患者一样得到完善的照顾，确定了精神科护理的基本模式，她因此被称为美国精神科护理的先驱。1882年在美国马萨诸塞州的马克林医院建立了第一所培养精神科护士的学校，主要学习关于精神病患者的保护和管理技巧。从此，开始了以照顾患者身体和改善生活环境为主的护理活动。

20世纪30年代和40年代，精神疾病的治疗学有了惊人的进步，如深度睡眠疗法、胰岛素休克疗法、精神外科疗法、药物痉挛和电抽搐等治疗方法的出现，对精神科护理提出了新的要求，强调专科护理，注重心理护理技能的学习和提高。1954年前苏联出版的《精神病护理》，详细阐述了精神病房的组织管理，医护人员的要求，精神疾病患者的基础护理和症状护理，强调尊重患者、爱护患者，恢复患者的权利，废除约束，开展工娱治疗等，从此精神疾病患者护理走上正轨。1977年恩格尔提出生物-心理-社会医疗模式，现代精神科护理也逐渐从责任制护理模式发展到生物-心理-社会三方面的整体护理模式，罗伊、奥瑞姆等是这一护理模式的代表人物。当代临床护理路径模式的出现不仅满足了患者需要的高效优质服务，也迎合了医疗保险公司降低护理成本的要求，并被迅速应用于精神障碍护理。这种模式要求在非精神科也要重视精神方面的护理，以及在精神科要注重躯体方面的护理，同时更要关注患者的社会功能的康复。

我国一直有"三分治疗，七分护理"的说法。古代的精神疾病患者虽然有机会得到依据中医理论做出的诊断与相应治疗，但是关于精神疾病专科护理的记载极少。清末民初，随着精神医学随传教士传入我国，修女们提供了大量的非专业的护理服务；随着广州、天津、上海、长沙等大城市逐渐建立专门的护士培训机构与精神障碍患者收容机构，逐渐过渡到专门培训的护士进入收容机构提供专业的护理服务。新中国成立后，精神科护理事业逐渐受到重视，全国各地相继建立了各级精神病医院，部分地区（如上海、南京）陆续建立起了系统的精神障碍防治网。1958 年我国各主要精神病医院实行了开放式和半开放式管理制度；1990 年成立了中国护理学会精神科护理专业委员会，定期举行全国性精神护理工作的学术交流；我国精神科护理界与国际护理界的交流日益增多，精神科护理理念、临床实践及基础研究逐渐与国际接轨，先后引进了责任制护理、整体护理、临床路径护理模式，并取得了丰硕成果。

第三节　现代精神科护理工作的内容与要求

精神科护理工作的对象是有各种精神疾病的患者，关注的是精神与行为方面的异常，还要掌握精神疾病与躯体疾病相互影响的问题。因此，精神科护理的工作内容与要求有其特点。

精神科护理工作的内容一般包括基础护理、危机状态的防范与护理、特殊治疗的护理等，本书第三章将详述，此处仅介绍精神科护理的几项特殊内容。

（一）心理护理

心理护理的重点是启发和帮助患者以正确的态度认识疾病和对待疾病，护理人员不仅要知道患者的哪些表现是异常的，还要通过各种心理护理技术让患者认识到哪些是异常表现，如有可能还要利用现有的相关理论和知识帮助患者认识为什么会有这些异常的表现，如何以坚强的意志和乐观的精神去战胜疾病过程中出现的各种困难。对于有躯体疾病的患者，还要通过心理护理来减少疾病对心理的影响，预防精神疾病的发生。

（二）睡眠护理

睡眠障碍在临床各科都是常见的问题，夜间睡眠的护理不仅要有安全意识，还要掌握正确睡眠的基本知识。首先要为患者入睡创造良好的环境。发现有睡眠障碍的患者要耐心介绍正确的睡眠方法，如睡眠不好时不要烦躁，尽可能安心；白天尽可能不睡，以免影响晚上的睡眠；不在床上看电视。

（三）保证医嘱的执行

有一些精神疾病患者缺少对疾病的自知力，不认为自己有病，而无治疗要求，甚至强烈反对接受必要的治疗；还有一些患者可能因为意识障碍或智力问题而无法处理自己的生活。因此，如何使医嘱得以执行，让患者得到及时必要的治疗是精神科护理的一个重要内容。

服药是最常用的治疗方法，必须时刻关注并保证患者按医嘱服药，在治疗效果不佳时还要考虑患者是否按医嘱服药。如果是在精神科病房，给患者发药后还要确保患者服下药物，严防患者吐药或藏药，服药后要检查口腔并观察患者饮水后才能离开。对拒不服药者，应及时报告医师，改换给药途径或治疗方法。如果是在非精神科病房也需要注意患者是否遵守医嘱。

（四）精神科护理不良事件发生的可能原因

1. 患者因素　精神障碍患者由于自知力缺乏，否认有精神障碍而不配合治疗；精神障碍的复杂性、多变性和不确定性都是造成精神科风险的重要因素，如受症状支配的暴力行为、冲动、伤人、自伤、外跑；特殊治疗，如保护性约束、电休克治疗等，以及精神药物的不良反应导致的吞咽困难、噎食、体位性低血压而出现的跌倒等意外。

2．环境因素　精神科病房环境相对封闭，患者缺乏亲人照顾，生活枯燥，住院依从性差，可能导致患者发生各种意想不到的意外。

3．受精神症状对患者的影响　长期住院，封闭式管理也容易导致院内感染的发生；由于精神障碍的复杂性常常导致入院宣传、安全教育、健康教育等难以进行，或者患者难以遵从。

（井霖源）

扫一扫
测一测

复习思考题

1．简述精神科护理概念。

2．简述精神科护理的主要任务。

第二章

精神疾病的基本知识

 学习要点

> 精神疾病的病因；精神疾病的分类；认知障碍、情感障碍、意志行为障碍、意识障碍的临床表现。

精神障碍（mental disorder）又称精神疾病，是指在各种生物学、心理学及环境因素的影响下，大脑的结构和功能发生紊乱，导致认知、情感、意志和行为等精神活动的异常。精神病（psychosis）是指在内外各种致病因素的影响下，大脑功能失调，出现感知觉、思维、情感、意志行为等障碍为主的一类严重的精神疾病，如精神分裂症。幻觉与妄想等症状又被称为精神病性症状。这些患者多到精神病专科医院就医。精神障碍除了包括精神病以外，还包括痴呆、精神活性物质所致精神和行为障碍、心境障碍、神经症性障碍、应激相关障碍、躯体形式障碍、人格障碍等。

由于人类的精神活动受自然环境、社会环境以及个体功能状态的影响，病理状态下表现出的精神症状也千差万别、错综复杂，加之现有科研手段的有限性，所以对人类正常与病理的精神世界的探索还很粗浅。本章从精神疾病的病因、诊断分类与症状学三个方面介绍一些基本知识，使学生对精神疾病有一个初步认识。其中精神疾病的症状学是学习各种精神疾病的基础，对精神障碍患者的正确评估有着重要意义。

第一节　精神疾病的病因学

精神疾病的病因学是目前精神病学理论研究中的急需课题。前人对精神障碍的病因做了大量探索，现代比较一致的观点认为精神疾病是生物、心理、社会（文化）因素相互作用的结果，生物学因素是基础，心理、社会因素则是致病的条件，它们共同作用导致精神疾病的发生。

一、生物学因素

主要影响精神健康的生物学因素大致可以分为遗传、感染、躯体疾病、创伤、营养不良、毒物等。

（一）遗传因素

家系研究的结果表明精神分裂症、情感障碍、儿童孤独症、神经性厌食症、儿童多动症、焦虑症、阿尔茨海默病等，都具有明显的家族聚集性。目前绝大多数的精神障碍不能用单基因遗传来解释，而是多个基因相互作用，使患病风险性增加，加上环境因素的作用，从而导致了疾病的发生。单个基因所起作用有限，遗传和环境因素的共同作用，决定了某一个体是否患病，其中遗传因素所产生的影响程度称为遗传度（heritability）。即使有较高的遗传度，个体是否发病仍与环境因素有关，如精神分裂症同卵双生子同病率不到50%。这提醒我们基因虽然不能改变，但是通过环境因素的调控可能达到预防精神分裂症的目的，从而也让我们对精神分裂症的防治有了一个光明的前景。精神疾病存在遗传性，只是说明与有家族史者与无家族史者相比，个体患病的风险性增加，但并非一定发病。

（二）躯体因素

急性、慢性躯体感染和颅内感染，或者一些内脏器官、内分泌、代谢、营养、结缔组织和血液系统等疾病，直接或间接地影响了脑功能，或者出现脑器质性病变，如肝性脑病、肺性脑病、肾性脑病、脑膜炎等，均可导致精神障碍。如梅毒螺旋体是最早记载的能导致精神损害的病原体，麻痹性痴呆就是由梅毒螺旋体侵犯大脑而引起的一种晚期梅毒的临床表现。

（三）理化因素

颅脑外伤引起脑组织损伤，也可导致短暂的或迟发而持久的精神障碍。精神活性物质如镇静药、催眠药、阿片类物质的应用，有毒物质如一氧化碳、农药的接触与使用均可影响中枢神经系统导致精神障碍。酒、大麻、吗啡、海洛因、可卡因等精神活性物质导致的精神障碍是一个世界性问题，在我国近年来有升高的趋势，应引起高度重视。

（四）其他生物学因素

性别、年龄与精神疾病的发生均有密切关系。某些精神疾病男女性别比例差异明显，如：酒瘾、反社会人格等好发于男性；而抑郁症、癔症等则女性发病率较高。不同年龄可发生不同的精神疾病，某些精神疾病在不同年龄发病率也不同。某些儿童期发生的精神疾病如多动症成年期后可能好转；某些精神疾病如精神分裂症好发于青年期，儿童期与老年期首发者少见。脑动脉硬化性精神障碍、阿尔茨海默病则多发于中老年期。

二、心理社会因素

（一）精神应激因素

精神应激通常是指生活中某些事件引起个体精神紧张和感到难以应付而造成的心理压力。精神应激可以是精神疾病的直接致病作用，如某些强烈的精神刺激如地震、火灾、战争、亲人突然死亡等可能引起心因性精神障碍；有时精神应激在疾病的发生中所起的作用很小，至多是诱发因素，疾病的发生主要以生物学因素为主，如精神分裂症、情感性精神障碍等。两端之间则为神经症、心身疾病等，这些疾病的发生与精神应激、行为方式有密切关系，但又与个体的性格与素质密切相关。

（二）社会因素

自然环境（如污染、噪音、生存空间过小）、社会环境（社会动荡、社会大的变革、紧张的人际关系）、移民（尤其是移民到另一个国家）等，都可能增加精神压力，诱发精神疾病。不同的文化环境，亚文化群体的风俗、信仰、习惯也都可能影响人的精神活动而诱发疾病或使发生的精神疾病打上文化的烙印。如某些精神疾病只见于某些特定的民族、文化或地域之中，例如冰神附体见于日本冲绳岛、蒙古的比伦奇、加拿大等地区；恐缩症、拉塔病多见于东南亚国家。又如来自城市的患者，妄想、幻觉的内容常与电波、电子、卫星等现代生活的内容有关；来自偏远落后农村地区的精神分裂症患者，妄想与幻觉的内容多简单、贫乏，常与迷信内容有关。

（三）个性因素

个性是先天的禀赋素质和后天环境因素共同作用下形成的。现代研究认为，病前的性格特征与精神疾病的发生密切相关，不同性格特征的个体会患不同的精神疾病。如精神分裂症的患者大多病前具有分裂样性格，表现为孤僻少友，生活缺少动力，缺少热情或情感冷淡，不仅自己难以体验到快乐，对他人亦缺少关心，过分敏感，怪癖，趋向白日梦，缺少进取心等。而具有强迫性格的人，如做事犹豫不决，按部就班，求全完美，事后反复检查，穷思竭虑，对己过于克制、过分关注等。

简言之，生物学因素和心理社会因素，即内因与外因在精神疾病的发生中共同发挥决定性作用。但两者的作用并非平分秋色，在不同的精神疾病中，不同的致病因素所起作用大小不同。而且，许多精神疾病的发生是多种因素共同作用的结果。

第二节　精神疾病的诊断分类学

世界卫生组织《国际疾病分类》第 10 版（ICD-10），在国际上有非常广泛的影响，被许多国家及地区政府卫生部门认可为标准疾病分类系统，包括我国卫生部。ICD-10 中有关精神障碍的主要分类如下：

（1）器质性（包括症状性）精神障碍。

（2）使用精神活性物质所致的精神及行为障碍。

（3）精神分裂症、分裂型及妄想性障碍。

（4）心境（情感性）障碍。

（5）神经症性、应激性及躯体形式障碍。

（6）伴有生理障碍及躯体因素的行为综合征。

（7）成人的人格与行为障碍。

（8）精神发育迟缓。

（9）心理发育障碍。

（10）通常发生于童年及少年期的行为及精神障碍。

（11）待分类的精神障碍。

第三节　精神疾病的症状学

异常的精神活动通过人的外显行为如言谈、书写、表情、动作行为等表现出来，称之为精神症状。研究精神症状及其发生机制的学科称为精神障碍的症状学，又称精神病理学（psychopathology）。精神障碍的症状学是精神障碍分类和诊断的主要依据，正确辨认精神症状是精神科护理工作的重要基础。

知识链接

精神状态的判定

　　判定某一种精神活动是否属于病态，一般应从三个方面进行对比分析：①纵向比较：即与其过去一贯表现相比较，精神状态的改变是否明显。②横向比较：即与大多数正常人的精神状态相比较，差别是否明显，持续时间是否超出了一般限度。③应注意结合当事人的心理背景和当时的处境进行具体分析和判断。

　　每一种精神症状均有以下特点：其一，症状的内容与周围客观环境不相符合，如疑病妄想的患者，各项躯体检查没有发现患者有器质性疾病，但是患者仍过分担心自己患了严重的疾病而害怕独自待在家里；其二，症状不受患者意识的控制；其三，症状给患者带来不同程度的社会功能损害。通常按心理过程来归类与分析精神症状。一般分为认知（感知觉、思维、注意、智能等）、情感、意志行为等。以下关于精神症状的讨论也按上述三个过程进行阐述。

一、认知障碍

（一）感知觉及其障碍

感知觉障碍主要包括感觉障碍、知觉障碍和感知综合障碍。

1. 感觉障碍（disorders of sensation）　感觉是（sensation）是对外界事物的个别属性的反映，如形状、颜色、大小、重量和气味等。感觉障碍包括如下形式：

（1）感觉过敏（hyperesthesia）：是对外界一般强度的刺激感受性增高。如对阳光感到耀眼，微风的声音感到震耳，开门声感到如雷贯耳，普通的气味感到异常浓郁刺鼻，皮肤的触觉和痛觉也都非常敏感。多见于焦虑症患者。

（2）感觉减退（hypoesthesia）：是对外界一般刺激的感受性减低。严重时对外界刺激不产生任何感觉，称为感觉消失（anesthesia）。多见于器质性精神障碍、抑郁状态和木僵状态。

（3）内感性不适（体感异常，senestopathia）：是躯体内部产生的各种不舒适和（或）难以忍受的异样感觉，如牵拉、挤压、游走、蚁爬感等，这种感觉是异样的，性质难以表达，定位描述相对模糊，患者往往伴有焦虑情绪。多见于精神分裂症、抑郁状态、器质性精神障碍和躯体形式障碍。

2. 知觉障碍（disturbance of perception）　知觉（perception）是指当前直接作用于感觉器官的客观事物的整体属性在人脑中的反映。知觉障碍在精神科临床上很常见，是大多数精神障碍的主要症状，对精神障碍的诊断与鉴别诊断、治疗与护理决策、监护病情具有重要意义。知觉障碍有如下形式：

（1）错觉（illusion）：指对客观事物歪曲的知觉。如将路旁的树看成人，把电线看成蛇等。正常人光线暗淡、疲惫、恐惧、紧张、期盼的心理状态下也可产生错觉，但通过验证一般可很快被纠正和消除。如杯弓蛇影、草木皆兵等。常见于器质性精神障碍。

（2）幻觉（hallucination）：指没有现实刺激作用于感觉器官时出现的虚幻感知。幻觉是常见的知觉障碍，常与妄想合并存在。根据其所涉及的感官分为幻听、幻视、幻嗅、幻味、幻触、内脏性幻觉。

幻听（auditory hallucination）：最常见，患者可听到实际不存在的各种不同种类和不同性质的声音，如讲话声、物体的声响、鸟鸣等。常使患者苦恼、不安或者洋洋自得、独自微笑。幻听可见于多种精神障碍特别是精神分裂症。

幻视（visual hallucination）：患者可看见一些不存在的景象或事物，如人、动物、鲜花等，内容多样，形象可清晰、鲜明和具体，但有时也比较模糊，常有恐怖性质。多见于精神分裂症、器质性精神障碍。

幻嗅（olfactory hallucination）：患者闻到一些特别的、多为令人不愉快的气味，如腐败的尸体气味、浓烈刺鼻的药物气味以及体内发生的气味等，可见于精神分裂症。单一出现的幻嗅，需考虑颞叶癫痫或颞叶器质性损害。

幻味（gustatory hallucination）：患者尝到食物内有某种特殊的奇怪味道，常拒食。多见于精神分裂症。

幻触（tactile hallucination）：患者感到皮肤或黏膜上有某种异常的感觉。如虫爬感、针刺感、触电感等。可见于精神分裂症或器质性精神病。

内脏性幻觉（visceral hallucination）：患者对躯体内部某一部位或某一脏器的一种异常知觉体验。如感到肠扭转、肺断裂、肝破裂、心脏压缩、脑晃动等，患者对病变的定位比较明确，多见于精神分裂症、抑郁症。

此外，还有一些特殊的幻觉形式：①真性幻觉：患者感知的幻觉形象与真实事物完全相同，幻觉表象清晰生动，存在于外在空间，通过自己的感官感受到；②假性幻觉：患者所感受到的幻觉表象不够清晰、不够鲜明且不完整，存在于主观空间，患者常描述此种幻觉是自己脑子内的，不需要通过感觉器官就能感受到。多见于精神分裂症。

知识链接

常见幻觉举例

1. 某精神分裂症偏执型患者，入院后常对医生说耳边经常有人讲话，说："我（指患者）这个女人不正经，作风不正派，讲我在家炒菜时放'白粉'（海洛因），公安局要来抓我，叫我立即离开北京。"（幻听）

2. 某阿托品中毒患者，某日傍晚突然大叫"不得了，我哥哥被刺得稀烂，这儿尽是戴铁帽子的人，正在刺我哥……"说着就向床下躲。（幻视）

3. **感知综合障碍（psychosensory disturbance）** 指患者对事物能感知，但对个别属性如大小、形状、颜色、距离、空间位置等产生歪曲感知，多见于精神分裂症、抑郁症、癫痫所致精神障碍。①视物变形症（metamorphopsia）：患者对某个客观物体的形状、大小、颜色产生了错误的感知，如视物显大症、视物显小症；②时间感知综合障碍：患者对时间的快慢出现不正确的知觉体验。如感到时间在飞逝，或者感到时间凝固；③空间感知综合障碍：患者感到周围事物的距离发生变化，不能准确地判断，如想将杯子放在桌子上，可是由于桌子实际上距离很远，所以杯子落在地上；④运动感知综合障碍：对外界物体运动或静止状态的歪曲知觉体验，感到运动的物体静止了，静止的物体快速运动，如舞台表演人员僵住了；⑤非真实感：患者感到周围事物和环境发生了变化，变得不鲜明，不生动，不真实，患者具有自知力。

（二）思维障碍

思维（thinking）是人脑对客观事物间接概括的反映，是人类特有的认识活动的最高形式。没有语言这个工具，思维就不可能发生或存在。所以思维障碍也常常从语言中去识别。思维障碍主要包括思维联想障碍、思维逻辑障碍和思维内容障碍。

1．思维联想障碍

（1）思维速度和量的异常

1）思维奔逸（flight of thought）：指思维活动量的增多和转变快速。思维活动量大，说话增多，语速加快，音调增高，说话的主题易随环境改变（随境转移），也可有音韵联想（音联），或字意联想（意联）。多见于躁狂症。

案例分析

医生问患者叫什么名字，患者说："三划王，双木林，一木不成林，二木才算林，三木是森林，林冲夜奔，武松打虎，画虎不成反类犬，犬是狗，什么狗，是疯狗，疯狗不能碰，老虎头上扑苍蝇，马马虎虎帮帮忙。"该患者的症状是哪种症状？

2）思维迟缓（inhibition of thought）：即联想抑制。表现为思维活动显著减慢，联想困难，思考问题费力，语量少、语速慢、语音低沉，反应迟钝。多见于抑郁症。

3）思维贫乏（poverty of thought）：以思想内容空虚且概念词汇贫乏为主要特征，表现为沉默少语，交谈时内容空洞、单调，常常以"不知道""没有什么"作答，因而难以进行正常的交流。自觉"脑子空虚，既没有什么可想的也没有什么可说的"，但仍能对此漠然处之。多见于精神分裂症。

（2）思维连贯性异常

1）思维松弛（looseness of thought）：患者意识清晰，但思维内容散漫、缺乏主题，对问题的叙述不够中肯，也不切题，联想内容之间缺乏一定的逻辑关系，对其言语的主题及用意也不易理解，使人感到交谈困难。多见于精神分裂症。

2）思维破裂（splitting of thought）：指在意识清晰的情况下，概念之间联想断裂，单独语句在结构和文法上正确，但词句之间缺乏内在意义上的联系，使人无法理解用意。如问患者："你叫什么名字？"患者说："鸡叫了，我非典，雨后彩虹，举手发言，看见他了。"多见于精神分裂症。

3）思维不连贯（incoherence of thinking）：在意识障碍的背景上出现破裂性思维的表现，但是言语上更为杂乱，语句片段，毫无主题。多见于感染中毒等躯体疾病所致精神障碍或器质性精神障碍。

（3）联想途径异常

1）病理性赘述（circumstantiality）：思维活动停滞不前、迂回曲折、枝节繁杂，拘泥于细节,做不必要的过分详尽的累赘描述,无法简明扼要。最多见于癫痫所致精神障碍。

案例分析

男,44岁,麻痹性痴呆。当医生问"你们工厂几点上班"时,患者答:"我每天七点起床,洗脸,漱口,到厂对面的锅炉房打水,那里的开水很热,锅炉房有值班的老头,六十多岁了,他有一个孩子,大概是七八岁的样子,孩子的妈妈常来,提着一个篮子,里头放着吃的东西,我打开水时碰见过她。洗完脸后才去食堂吃饭,人很多,要排队,我每天吃一大碗稀饭、两个馒头、一分钱咸菜,工人常常吃完饭打乒乓球,我不会打,所以吃完饭就上班了,不到八点就开始工作……"该患者的症状是哪种症状?

2)思维中断(blocking of thought):又称思维阻滞。患者无意识障碍又无外界干扰时,思维过程突然出现中断。表现为患者说话时突然中断,停顿片刻,再开口内容已不是原来话题。若患者有当时的思维被某种外力夺走的感觉,则称为思维被夺(thought deprivation)。多见于精神分裂症。

(4)联想形式障碍

1)持续言语:思维活动在某一概念上停滞不前,表现为给患者提出一系列问题时,每次重复第一次回答时所说的话。多见于癫痫所致精神障碍或器质性精神障碍。

2)重复言语:与持续言语类似,思维展开的灵活性受损害,表现说话时多次重复一句话的最末几个字或词。多见于癫痫所致精神障碍或器质性精神障碍。

3)刻板言语:思维在原地踏步,概念转换困难,并且脑中概念相对较少,表现机械地、刻板地重复一些没有意义的词或句子。多见于精神分裂症。

4)模仿言语:刻板地模仿周围人的言语。多见于精神分裂症紧张型。

(5)思维自主性异常

1)思维插入(thought insertion):又称思维被强加,指患者感到有某种思想不属于自己,不受他的意志所支配,是别人强行塞入其脑中。多见于精神分裂症。

2)思维云集(forced thinking):又称强制性思维,患者体验到强制性地涌现大量无现实意义的联想,称为强制性思维。两症状往往突然出现,迅速消失。多见于精神分裂症。

3)强迫观念(obsessive idea):又称强迫性思维,指在患者脑中反复出现的某一概念或相同内容的思维,明知没有必要,但又无法摆脱。患者可表现为反复回忆、反复思索无意义的问题、脑中总是出现一些对立的思想、总是怀疑自己的行动是否正确。强迫性思维常伴有强迫动作,多见于强迫症和精神分裂症等。

2.思维逻辑障碍　精神病患者的思维逻辑障碍主要表现在三个方面,即失去每种概念的界限,或混淆了概念的具体含义与抽象含义,或在语言表达中出现语法结构的紊乱。

(1)象征性思维(symbolic thinking):属于概念转换,以无关的具体概念代替某一抽象概念,不经患者解释,别人无法理解。如患者走路一定要走左边,声称自己是"左派"。常见于精神分裂症。

（2）语词新作（neologism）：指概念的融合、浓缩以及无关概念的拼凑。患者自创一些新的符号、图形、文字或语言来表达离奇的概念。如"%"代表离婚。多见于精神分裂症青春型。

（3）逻辑倒错性思维（paralogic thinking）：主要特点为推理缺乏逻辑性，既无前提也无根据，或因果倒置，推理离奇古怪，不可理解。如患者说："因为计算机感染了病毒，所以我要死了。"可见于精神分裂症。

（4）矛盾观念（矛盾思维，对立思维）：往往指同一时间脑中出现两种相反的，矛盾的对立的概念，互相抗衡而相持不下，患者无法判断二者的对错。见于精神分裂症，也见于强迫性神经症。

3. 思维内容障碍 妄想（delusion）是病理性的歪曲信念，是一种个人所独有的和与自身密切相关的坚信不疑的观念，不接受事实与理性的纠正。其特征为：①信念歪曲，妄想无关于事实存在与否，而在于信念偏离常理或专业知识的程度；②坚信不疑，妄想不能被事实与理性所纠正；③内容为个人所独有，与文化程度或亚文化群体的某些共同的信念不同，如迷信观念。

妄想按发生的背景可分为原发性妄想（primary delusion）和继发性妄想（secondary delusion）；按结构可将其分为系统性妄想和非系统性妄想；按内容分类，一般分为夸大妄想、罪恶妄想、被害妄想等。

（1）被害妄想（delusion of persecution）：是最常见的一种妄想。患者坚信周围某些人或某些集团对他进行跟踪、监视、诽谤、隔离等。患者受妄想的支配可出现拒食、控告、逃跑、自伤、伤人等行为。常见于精神分裂症。

（2）关系妄想（delusion of reference）：患者将环境中与他实际无关的事物都认为与他有关。如别人在一旁谈话，就是在议论他；别人在路旁吐痰，也是冲他而来的，常与被害妄想伴随出现，主要见于精神分裂症。

（3）物理影响妄想（delusion of physical influence）：又称被控制感。患者觉得自己的精神活动（思维、情感、意志、行为等）已不受自己支配，而受到外界某种力量的控制。此症状是精神分裂症的典型症状。

（4）夸大妄想（grandiose delusion）：指自我评价异乎寻常增高。患者坚信自己有非凡的才智、至高无上的权利、巨额的财富、是伟大的发明家或是名人的后裔。多发生在情绪高涨的背景下。可见于躁狂症、精神分裂症及某些器质性精神病。

（5）罪恶妄想（delusion of guilt）：患者毫无根据地坚信自己犯了严重的、不可宽恕的错误，认为自己罪大恶极死有余辜。可见于抑郁症、精神分裂症。

（6）疑病妄想（hypochondriacal delusion）：患者毫无根据地坚信自己躯体内脏发生异乎寻常病变。此妄想多继发于幻触或内感性不适。多见于精神分裂症、更年期及老年期精神障碍。

（7）钟情妄想（delusion of love）：患者坚信自己被异性钟情爱恋但无证据。采取相应的行为整日追求纠缠对方，即使遭到对方严词拒绝仍毫不质疑，认为对方是在考验自己。主要见于精神分裂症。

（8）嫉妒妄想（delusion of jealousy）：患者毫无根据地坚信自己的配偶对自己不忠实。可见于精神分裂症、更年期精神障碍。

病理性嫉妒综合征

又名奥赛罗综合征（Othello syndrome）是以怀疑配偶不贞的嫉妒妄想为中心症状的精神科综合征，典型的情况见于病态人格者，患者个性固执、多疑，家族中可能有类似而较轻的情况。好发年龄为30～40岁，患者以许多似是而非的证据证明其配偶另有新欢，但往往说不出具体的对象。为此反复侦察、盘问、跟踪、拷打，症状可持续数年，可能发生攻击行为，甚至杀死配偶，就犹如莎士比亚描述的奥赛罗一样。

（9）被洞悉感（experience of being revealed）：又称内心被揭露。患者认为他人不是通过言谈或观察，而以某种莫名其妙的方式洞悉自己的思想。见于精神分裂症。

（三）注意障碍

注意（attention）是指心理活动集中地指向于一定对象的过程。注意过程与感知觉、记忆、思维和意识等活动密切相关。注意有被动注意和主动注意。主动注意又称随意注意，是由外界刺激引起的定向反射，是对既定目标的注意，与个人的思想、情感、兴趣和既往体验有关。被动注意也称作不随意注意，是由外界刺激被动引起的注意，没有自觉的目标。通常所谓注意多指主动注意。常见的注意障碍如下：

1. 注意增强（hyperprosexia） 为主动注意的增强。有指向外界和自身两种情况。如有疑病观念的患者过分地注意自己的健康状态。见于偏执型精神分裂症、神经症、更年期抑郁症等。

2. 注意涣散（aprosexia） 为主动注意明显减弱，注意稳定性降低，即注意力不集中。多见于神经衰弱、精神分裂症和儿童多动症。

3. 注意减退（hypoprosexia） 主动及被动注意的弱化状态。注意的广度缩小，注意的稳定性也显著下降。多见于神经衰弱、脑器质性精神障碍及伴有意识障碍时。

4. 注意转移（transference of attention） 主要表现为主动注意不能持久，注意稳定性降低，很容易受外界环境的影响，而注意的对象不断转换。可见于躁狂症。

5. 注意狭窄（narrowing of attention） 指注意范围的显著缩小，当注意集中于某一事物时，无法再注意有关的其他事物。见于意识障碍或智能障碍患者。

（四）记忆障碍

记忆（memory）是指脑对学习经验的积累、信息的储存和在必要时能被检索再现，包括识记、保持、再认和回忆四个基本过程。识记是事物或经验在脑子里留下痕迹的过程，是反复感知的过程；保持是使这些痕迹免于消失的过程；再认是现实刺激与以往痕迹的联系过程；回忆是痕迹的重新活跃或复现。临床上常见的记忆障碍如下：

1. 记忆增强（hypermnesia） 病态的记忆增强，对不重要的事情及病前不能够回忆的事情都能回忆。主要见于躁狂发作和偏执状态患者。

2. 记忆减退（hypomnesia） 是指识记、保持、再认或回忆普遍减退。见于神经衰弱、脑器质性精神障碍，也可见于正常老年人。

3. 遗忘（amnesia） 指部分或全部地不能回忆以往经历的事件，即主要指回忆过程障碍。按事件遗忘的程度可分为完全性遗忘与部分性遗忘；按其与疾病的时间关系分为顺行性遗忘、逆行性遗忘，界限性遗忘和进行性遗忘。

知识链接

不同形式的遗忘

1. 顺行性遗忘 患者回忆不起疾病发生后一段时间内所经历的事件。遗忘的时间和疾病同时开始，如脑部受到撞击致脑震荡的患者，对于如何受伤、如何被送入医院、住院期间如何抢救等一切情况均不能回忆。

2. 逆行性遗忘 指不能回忆起疾病发生前某一阶段的事情。如某人自缢，经抢救意识恢复后，不能回忆自杀前用何种工具、在何处自杀，并且否认有自杀的事情。多见于脑卒中发作以后、颅脑损伤伴有意识障碍者、自缢后经抢救意识恢复者、老年性精神障碍及一氧化碳中毒者。

3. 进行性遗忘 患者遗忘日趋严重，由近事遗忘发展到远事遗忘，同时伴有日益加重的痴呆和淡漠。主要见于老年性痴呆。

4. 界限性遗忘 指严重而强烈的心理创伤性情感体验引起的遗忘，常与患者受到批评、犯了严重错误有关。遗忘的内容多是与痛苦体验相关的事情。多见于癔症。

4. 错构（paramnesia） 在遗忘的基础上，表现对事件的地点、情节、特别是时间上出现错误回忆，由于患者有过亲身经历，所以对错误的回忆坚信不疑。多见于各种原因引起的痴呆和酒精中毒性精神障碍。

5. 虚构（confabulation） 在遗忘的基础上，是指患者以想象的、未曾亲身经历过的事件来填补自身经历的记忆缺损。其内容生动，带有荒诞色彩，常瞬间即忘。多见于各种原因引起的痴呆。

（五）智能障碍

智能（intelligence）是运用既往获得的知识和经验，解决新问题、形成新概念的能力，是复杂的综合精神活动的功能，反映个体在认识活动方面的差异。智能可表现为计算力、理解力、综合、分析、判断、推理、创造力等。智能障碍可分为精神发育迟滞及痴呆两大类型。

1. 精神发育迟滞（mental retardation） 18岁以前大脑发育阶段，由于各种致病因素，如遗传、感染、中毒、头部外伤、内分泌异常或缺氧等因素，使大脑发育不良或受阻，智能发育停留在一定的阶段。随着年龄增长其智能明显低于正常的同龄人。

2. 痴呆（dementia） 后天获得的智能、记忆和人格的全面受损。表现为创造性思维受损，抽象、理解、判断推理能力下降，记忆力、计算力下降，后天获得的知识丧失，工作和学习能力下降或丧失，甚至生活不能自理。根据大脑病理变化的性质和所涉及的范围大小的不同，可分为全面性痴呆和部分性痴呆。

（1）全面性痴呆：大脑的病变主要为弥散性器质性损害，智能全面减退，常出现人格改变、定向力障碍、自知力缺乏。见于阿尔茨海默病和麻痹性痴呆等。

（2）部分性痴呆：大脑器质性病变仅限于某些限定的区域。患者只产生记忆力减退、理解力削弱、分析综合困难等。人格保持良好，定向力完整，有一定自知力。可见于脑外伤后及血管性痴呆的早期。

（3）假性痴呆：指由强烈的精神创伤所导致的一种类似痴呆的表现，脑组织结构无任何器质性损害，由于强烈的精神因素导致的智能减退。可见于分离（转换）障碍及应激障碍等。有以下特殊类型：

1）刚塞综合征（Ganser syndrome）：又称心因性假性痴呆，表现为对简单问题给予近似而错误的回答，对某些复杂问题反而能正确解决。如当问患者"2＋1＝?"时，患者会给出"2＋1＝4"。再如将梳子反过来梳头，把裤子当作上衣穿。但在生活中却能解决较复杂的问题，如下象棋、打扑克牌，一般生活也能够自理。

2）童样痴呆（puerilism）：以行为幼稚、模仿幼儿的言行为特征。成人患者表现为类似儿童一般的稚气，学幼童讲话的声调，自称是"小宝宝"，才3岁，逢人叫"阿姨""叔叔"等。表现为成人患者的言行类似一般儿童。

（六）定向力障碍

定向力（orientation）指一个人对时间、地点、人物以及自身状态的认识能力。前者称为对周围环境的定向力，后者称为自我定向力。对环境或自身状况的认识能力丧失或认识错误称为定向力障碍（disorientation）。定向力障碍多见于症状性精神病及脑器质性精神病伴有意识障碍时。定向力障碍是意识障碍的一个重要标志，但有定向力障碍不一定有意识障碍。

（七）意识障碍

在临床医学上，意识（consciousness）是指患者对周围环境及自身的认识和反应能力。大脑皮质及网状上行激活系统的兴奋性对维持意识是起着重要作用。当意识障碍时精神活动普遍抑制，可分为周围环境意识和自我意识两种障碍。

1．周围环境意识障碍　根据意识清晰度受损严重性，依次分为嗜睡、意识混浊、昏睡和昏迷，以意识内容变化为主的意识障碍包含：朦胧状态、谵妄、梦样状态等，现分述如下：

（1）嗜睡（drowsiness）：指意识清晰度降低较轻微，患者经常处于嗜睡状态，轻声呼叫或推动其肢体可立即清醒，并能正确的地进行简单交谈或动作。

（2）意识混浊（confusion）：指患者对外界刺激反应阈值明显增高，除强烈刺激外，难以引起反应，多处于半睡状态，思维缓慢，内容贫乏，注意、记忆、理解均困难，表情迟钝、反应迟钝，但吞咽、对光反射存在，可出现原始动作如吸吮、强握等。

（3）昏睡（sopor）：指意识清晰度进一步降低，呼叫、推动患者已不能引起反应。但强烈疼痛刺激，如针刺手足或压眶均可引起疼痛躲避反应。可有震颤和不自主运动，角膜、睫毛等反射减退，对光反射、吞咽反射迟钝但仍存在，可有深反射亢进、手足震颤及不自主运动和病理反射。

（4）昏迷（coma）：指意识完全丧失，以痛觉反应和随意运动消失为特征。患者无自发动作，对任何刺激没有反应，防御、吞咽、睫毛、角膜、对光等各种反射均可消失。

（5）朦胧状态（twilight state）：指一种意识范围明显缩窄和意识清晰度明显降低的状态，此时定向障碍明显，有片段错觉、幻觉和妄想，可在幻觉、妄想支配下产生攻击他人的行动，常忽然发生，突然中止，反复发作，持续数分钟至数小时，事后有不同程度遗忘。

（6）谵妄状态（delirium state）：指患者在意识清晰程度明显下降的状态下，出现非协调性精神运动性兴奋和感知障碍，常为大量恐怖性错觉和幻觉，伴紧张、恐怖的情感反应，语言不连贯、喃喃自语、行为冲动杂乱无章。此时定向障碍明显，发作性历时较短，一般为数小时，偶可数天，有昼轻夜重的特点，发作后陷入深睡，醒后有不同程度遗忘。

（7）梦样状态（oneiroid state）：患者意识清晰度降低，有梦境及幻想体验，并且常为梦境遭遇的直接参加者，其内容形象模糊不清，以假性幻觉为主，对外界刺激反应迟钝或不起反应，与周围环境缺乏联系，患者可有梦呓一样自语，偶尔可出现兴奋不安。一般持续数日或数月，恢复后对梦样内容能部分回忆。见于癫痫、感染和中毒性精神障碍。

前四种意识障碍是以清晰度降低为特征，后三种意识障碍以意识清晰度下降伴范围缩小或内容变化为特征。

2．自我意识障碍

（1）人格解体（depersonalization）：是对自身的不真实体验。此时患者可觉察不到自身躯体，或精神活动的存在，如说自己的躯体和灵魂已不在世界上了，自己的脑子已不存在等。

（2）交替人格（alternating personality）：指患者在不同时间可交替体验和表现两种不同的人格。

（3）双重人格（dual personality）及多重人格（multiple personality）：指患者同时可体验和表现两种或多种不同的人格，如同时在一方面以甲的而另一方面又以乙的身份、思想和言行的精神活动方式出现。

（4）人格转换（transformation of personality）：指患者否认原来的自身，自称已变为另一个人或动物，但其思想、言行等精神活动方式不变。

人格解体属于存在性意识障碍，交替人格、双重人格、人格转换属于意识同一性障碍。

3．另外几种意识障碍综合征

（1）梦游症（somnambulism）：指患者处于一种睡眠到觉醒的过渡状态，多在睡后1～2小时发生，表现为突然起床，进行简单而无目的的活动。持续数分钟后回到床上重新安静入睡。醒后完全遗忘，多见于儿童或癫痫患者。

（2）神游症（fugue）：指患者在白天处于一种睡眠到觉醒的过渡状态，无目的地外出漫游，或旅行，一般持续数小时或数天，有时更长。常突然清醒，对发作中的经历有不同程度遗忘。

（八）自知力

自知力（insight）又称领悟力或内省力，是指患者对自己精神疾病认识和判断能力。一般以精神症状消失，并认识到自己的精神症状属于病态，即为自知力恢复。神经症患者有自知力，主动就医诉说病情。但精神病患者一般有不同程度的自知力缺失，往往拒绝治疗。临床上将有无自知力及自知力恢复的程度，作为判定病情轻重和疾病好转程度的重要指标。自知力完整是精神病病情痊愈的重要指标之一。自知力缺乏是精神病特有的表现。

二、情感障碍

情感（affection）和情绪（emotion）在精神医学中常作为同义词，它是指个体对客观事物的态度和因之而产生的相应的内心体验。心境（mood）是指一段时间内持续保持的某种情绪状态。情感障碍必定涉及情绪和心境。

情感障碍通常表现三种形式，即情感性质的改变、情感稳定性的改变及情感协调性的改变。

（一）情感性质的改变

1．情感高涨（elation） 正性情感活动显著增强，表现为兴高采烈，语音高昂，表情丰富生动。表现可理解的、带有感染性的情绪高涨，易引起周围人的共鸣，常见于躁狂症。

2．欣快（euphoria） 是智能障碍基础上出现的与周围环境不协调的愉快体验。表现为面部表情也有似乎满意和幸福愉快的表现，但给人以呆傻、愚蠢的感觉，且难以引起正常人的共鸣，同时患者自己也说不清高兴的原因。多见于脑器质性精神障碍或醉酒状态。

3．情感低落（depression） 与情感高涨相反是一种负性情感活动的明显增强。表现情绪低落、忧心忡忡、表情沮丧、愁眉苦脸。感到自己一无是处，患者常自卑自责自罪，常伴有思维迟缓、动作减少。多见于抑郁症。

4．焦虑（anxiety） 是指在缺乏相应的客观因素刺激下，患者出现的过分担心和紧张恐惧的情感，可伴有心悸、出汗、手抖、尿频等自主神经功能紊乱表现。惊恐发作（panic attack）为急性、严重的焦虑发作，常出现濒死感、失控感，伴有呼吸困难、心跳加快等自主神经功能紊乱症状，一般发作时间较短，持续数分钟至十数分钟。多见于焦虑症、恐惧症及更年期精神障碍。

5．恐惧（phobia） 是指面临不利或危险处境时出现的情绪反应。表现为紧张、害怕、提心吊胆，伴有明显的自主神经功能紊乱症状，如心悸、气急、出汗、四肢发抖，甚至大小便失禁等。病态的恐惧是指与现实威胁不相符的恐惧反应，恐惧常导致逃避。主要见于恐惧症、儿童情绪障碍及其他精神疾病。

（二）情感稳定性的改变

1．情感不稳（emotional instability） 表现为情感反应（喜、怒、哀、愁等）极易变化，从一种恶劣情绪迅速转到另一种恶劣情绪，显得喜怒无常，变幻莫测。常见于癔症、脑器质性精神障碍。

2．情感淡漠（apathy） 指对外界任何刺激缺乏相应的情感反应，即使对自身有密切利害关系的事情也如此。患者对周围发生的事物无动于衷，面部表情呆板，内心体验贫乏。可见于慢性精神分裂症及脑器质性精神障碍。

3．情感脆弱（emotional fragility） 指细微的外界刺激，引起明显的情绪波动。其情感反应强烈而迅速，常因无关紧要的事件而伤心流泪或兴奋激动，不能自制。常见于癔症、脑动脉硬化性精神障碍、神经衰弱等。

4．易激惹性（irritability） 指轻微刺激迅速引起强烈的恶劣情绪，如愤怒、激动等。常见于疲劳状态、人格障碍、神经症或偏执型精神病患者。

5．病理性激情（pathological affect） 指突然、强烈而短暂的情感爆发，常伴有意识模糊。往往表现为残酷的暴行，以至严重伤害他人。患者不能控制和认识自己的爆发性情感和行为，事后不能完全回忆。多见于脑外伤伴发的精神障碍、精神分裂症和人格障碍等。

（三）情感协调性的改变

1．情感倒错（parathymia） 对刺激产生的情感反应，与正常预期的性质相反。多见于精神分裂症。

2．情感幼稚（emotional infantility） 指成人的情感反应如同小孩，变得幼稚，没有理性控制，反应迅速、强烈而鲜明，缺乏节制和遮掩。见于癔症、人格障碍和痴呆。

3. 病理性心境恶劣（dysphoria） 指无任何外界原因而突然出现的低沉、紧张、害怕及不满情绪。一般持续 1～2 天，表现为易激动、无故恐惧，提出各种要求、诉说各种不满，处处不顺心。常见于癫痫。

4. 矛盾情感（affective ambivalence） 指患者在同一时间内对同一人或事物体验到两种完全相反的情感，患者既不感到两种情感的对立和矛盾，也不为此苦恼和不安，而将此相互矛盾的情感体验同时流露于外表或付诸行动，使人不可理解。常见于精神分裂症。

三、意志障碍

意志（volition）是指人们自觉确定目标，克服困难用行动去实现目标的心理过程。在意志过程中，受意志支配和控制的行为称为意志行为。简单的随意和不随意行动称为动作（movement）。有动机、有目的而进行的复杂随意运动称为行为（behavior）。

（一）意志障碍

1. 意志增强（hyperbulia） 指意志活动增多。在病态情感或妄想的支配下，患者可以持续坚持某些行为，表现出极大的顽固性。有疑病妄想的患者到处求医；在夸大妄想的支配下，患者夜以继日地从事无效的发明创造等；有嫉妒妄想的患者坚信配偶有外遇，而长期对配偶进行跟踪、监视、检查；躁狂状态时，患者对周围环境中的一切都感兴趣，终日忙忙碌碌精力充沛，没有疲劳感。多见于偏执型精神分裂症、躁狂症等。

2. 意志减弱（hypobulia） 指病理性意志活动减少。患者表现出动机不足，缺乏积极主动性及进取心，对周围一切事物无兴趣以致意志消沉，不愿进行社交活动，严重时懒于料理日常生活。工作学习感到吃力，即使开始做某事也不能坚持到底。常见于抑郁症及精神分裂症。

3. 意志缺乏（abulia） 指意志活动缺乏。表现为对任何活动都缺乏动机、要求，行为孤僻、退缩，对生活没有激情，对工作、学习缺乏责任心，处处需要别人督促和管理，常伴有情感淡漠和思维贫乏。多见于精神分裂症及痴呆。

4. 矛盾意向（ambivalence） 表现为对同一事物，同时出现两种完全相反的意向，但患者并不感到这两种意向的矛盾和对立，没有痛苦和不安。如患者碰到朋友时，想去握手，却把手缩回来。多见于精神分裂症。

（二）动作与行为障碍

1. 精神运动性兴奋（psychomotor excitement） 指整个精神活动的增强，突出表现在动作和言语的增多。可分为协调性和不协调性精神运动性兴奋两类：

（1）协调性精神运动性兴奋：动作和行为的增加与思维、情感活动协调一致，并和环境密切联系。患者的行为是有目的的、可理解的，整个精神活动协调，多见于躁狂症。

（2）不协调性精神运动兴奋：主要是指患者的言语动作增多与思维、情感不相协调。动作单调杂乱，无动机及目的性，使人难以理解，与外界环境也不配合。可见于精神分裂症和谵妄。

2. 精神运动性抑制（psychomotor inhibition） 指行为动作和言语活动的减少。

主要包括木僵、蜡样屈曲、缄默症和违拗症。

（1）木僵（stupor）：指动作行为和言语活动的完全抑制或减少，并经常保持一种固定姿势。轻时表现为问之不答、唤之不动、表情呆滞，但在无人时能自动进食，能自动大小便。严重时患者不言、不动、不食，面部表情固定，大小便潴留，对刺激缺乏反应，如不予治疗，可维持很长时间。可见于严重抑郁症、心因性精神障碍、脑器质性精神障碍、精神分裂症等。

（2）蜡样屈曲（waxy flexibility）：在木僵基础上，患者的肢体任人随意摆布，即使是不舒服的姿势，也较长时间似蜡像一样维持不动。如将患者头部抬高好似枕着枕头，此姿势可维持很长时间，称之为"空气枕头"，此时患者意识清楚，病好后能回忆。多见于紧张型精神分裂症。

（3）缄默症（mutism）：患者缄默不语，不回答问题，有时可以手示意。见于癔症及精神分裂症紧张型。

（4）违拗症（negativism）：对别人所提要求不做反应（被动性违拗）或做相反动作（主动性违拗）。多见于紧张型精神分裂症。

（5）刻板动作（stereotyped act）：指患者持续单调地重复无意义的动作，常与刻板言语同时出现。多见于紧张型精神分裂症。

（6）模仿动作（echopraxia）：指患者无目的地模仿别人的动作，常与模仿言语同时存在，见于紧张型精神分裂症。

（7）作态（mannerism）：指患者做出古怪的、愚蠢的、幼稚做作的动作、姿势、步态与表情，如做怪相、扮鬼脸等。多见于精神分裂症青春型。

（惠亚娟）

 复习思考题

1. 试述错觉、幻觉和感知综合障碍的概念及三者的区别。
2. 试述思维形式障碍的主要类型。
3. 试述妄想的定义及主要特征。
4. 试述常见记忆障碍的类型及其临床意义。
5. 试述痴呆的分类及具体表现。
6. 试述周围环境意识障碍的主要临床表现。
7. 试述情感低落及情感淡漠的概念及两者的区别。
8. 阐述精神运动性兴奋和精神运动性抑制的主要临床表现。

扫一扫
测一测

第三章

- - - - - -

精神科护理技能

 学习要点

治疗性护患关系的建立；精神疾病的护理观察与记录；精神科康复训练护理；精神科患者的组织与管理；精神科专科监护技能。

案例分析

患者女性，38岁，因"渐起多疑、凭空闻声、眠差1月余，加重10天"收住入院。患者于2012年3月无明显诱因逐渐出现精神异常，主要表现敏感、多疑、感觉周围人看自己的眼神不对，"好像暗示我将要有什么事情发生"，怀疑丈夫及其家人在饭菜和饮水中投放"迷幻药"控制自己。有时出门感觉有人在背后议论自己，经常会凭空听见铃铛声或不甚清晰的说话声。夜间睡眠差，早醒，有时仅睡4小时，饮食不规律等。有攻击行为，家人难以管理，送其就诊，门诊拟"分裂样精神病"收住院治疗。入院后患者表情紧张，情绪激动，情感不协调，意志活动减退，行为怪异，自知力无，否认有病，被动接受治疗。

初步诊断：精神分裂症ICD-10：F20。

【护理评估】　患者存在攻击行为，与患者的妄想症状有关。患者目前有暴力行为的先兆：敏感、多疑、感觉周围人看自己的眼神不对，表情紧张，情绪激动，行为怪异，自知力无，否认有病，被动接受治疗等表现。

【护理诊断】　有对他人施行暴力的危险与妄想有关。

【护理目标】

短期目标：①患者能够叙述导致暴力行为的原因和感受；②患者能应用已学技巧控制情绪；③患者没有发生暴力行为。

长期目标：患者能够控制暴力行为，不发生冲动伤人毁物行为。

【护理措施】　合理安置患者，在护理人员视线内活动，管理好各种危险物品，与其他患者相隔离，保护措施到位。当患者情绪不稳定、语言表达不配合时做好防范。做好其他患者的告知，与病情不稳定的患者分开安置。态度和蔼，保证治疗的到位，尽量满足其合理需求。对患者提出可以自己控制行为的期望给予鼓励。

【护理评价】 患者在住院期间未发生暴力行为。患者初步学会处理愤怒情绪及应对压力的方法。

在精神科护理工作中,护理人员学会运用交流技巧、加强疾病观察与记录、准确应对患者的危机事件,对患者进行针对性康复训练是必须具备的技能。

第一节　治疗性护患关系的建立

治疗性护患关系是一种以护士和患者及家属人际关系建立的过程为基础,以提高患者最佳利益和结果为目的的关系。有效的护理有赖于护士对患者的了解,是所有护理实践的中心,建立一个互相信任的、开放的、良好的护患关系,是有效护理的前提条件。

一、建立治疗性护患关系的要求

（一）了解患者基本情况

护士与患者接触时,首先应了解患者的基本情况,选择恰当的沟通方式,确定适当的交谈内容,为患者提供其所需要的帮助。

1. 了解患者的姓名、性别、年龄、相貌、民族、籍贯、宗教信仰、文化程度、职业、个性特征、兴趣爱好、生活习惯、婚姻家庭情况、经济状况。

2. 患者的精神症状、发病经过、诊断、主要治疗、护理要点、特殊注意事项、患者及家属对疾病的认识及关注等。

（二）正确认识精神疾病

精神疾病是由多种原因共同导致的一种大脑功能紊乱性疾病。患者的离奇行为或荒诞不羁是疾病的表现,是由于各种原因所导致的一种大脑功能紊乱,与躯体疾病所具有的相应症状和体征一样,无好坏、对错之分,与人品道德无关,不能以平常人的标准来评定。许多患者因为疾病本身导致不主动就医,而延误了治疗。

（三）尊重并且理解患者

平等对待不同患者,不能因为其出现特殊的症状而嘲笑或愚弄;尊重其知情权,以取得其合作;尽量满足患者的合理需求;对于患者的隐私和病史要保密。

（四）确保态度持续一致

护理人员应保持持续性与一致性的态度和行为。护理人员相对固定,形成一种循序渐进的持续性的沟通方式。对同一患者应前后一致,不同患者以同样的真诚维持一致性的基本态度,使患者有安全感,减轻焦虑。

（五）加强护士自身修养

良好的护理人员形象,会使患者感到愉快、舒适、亲切;和蔼的态度,增加患者的安全感;高度的预见性和敏锐的观察力,利于护理人员掌握疾病的症状及发展规律,及时做好防范及应对措施,因此,护理人员要意识到自己的作用,做好自我完善。

二、建立治疗性护患关系的过程

佩普劳将护理人员与患者建立治疗性关系的过程分为介绍期、认同期、工作期和结束期四个阶段。各阶段彼此重叠,无明显界限,无时间限制但有一定的顺序。

（一）介绍期

是护理人员与患者接触的最初阶段,是建立相互信任的基础。护理人员应了解患者就医的原因,做好入院评估,介绍环境及医护人员,拟定沟通会谈计划,制定护理计划,建立良好的护患关系。

（二）认同期与工作期

主要的治疗工作在认同期与工作期,此期目标是确认和解决患者的问题。在此阶段,护患共同制定治疗目标,达成达标协议。护理人员分享患者的想法、行为和感受,协助患者找到压力源,处理焦虑。护理人员可以有针对性地提出问题,可以深入地讨论患者的感受、期望,帮助其制定相应的护理计划,肯定患者的能力,帮助其恢复自信,达到治疗目的。

（三）结束期

是治疗性关系最后阶段,结束期患者症状或问题得到缓解,社会功能改善,自知力增强,达到预期目标。护理人员应根据此时的护理诊断改变相应的护理措施,如会谈的时间缩短,使患者慢慢回归社会,独立面对社会。护理人员主动与患者沟通,帮助患者尽早回归社会患者,减少患者对出院产生不适甚至焦虑情绪。

三、建立治疗性护患关系的技巧——治疗性沟通

护患沟通是护理人员与患者及其家属之间的信息和感情交流,良好的护患沟通可以提高患者的护理依从性,增强其康复信心,减少和避免护患纠纷。

（一）治疗性沟通的要求

1. 保密 护理人员与患者及家属的接触时间比其他医务人员更多,发现患者的生活及疾病隐私机会较多,应当秉承保密原则,不在医疗护理范围之外进行扩散。

2. 以患者为中心 护理以患者的利益为中心,最大程度保护患者利益。

3. 制定相应的护理目标 制定完整的护理目标,并以目标为导向完成治疗性沟通。

4. 接受患者 沟通时,护理人员要理解患者因受精神症状的影响产生的行为,不批判,以防阻碍治疗性沟通的进行。

5. 避免过多的自我暴露 鼓励患者进行自我暴露,以增强患者对自身疾病的认识能力及解决问题的能力。护理人员可适当地自我暴露,但不能过多,以免将沟通焦点转移到护理人员身上。

（二）切题会谈

切题会谈是精神科最重要的沟通方式,分为准备与计划、开始交谈、引导交谈和结束交谈四个阶段:

1. 准备与计划阶段 主要是熟悉资料、准备环境、安排时间,确定目标。

2. 开始交谈阶段 主要是以给患者一个良好的首次印象,促进有效沟通为目的。

（1）充分准备:护理人员应做好自身准备,举止稳重,态度温和,衣着得体,调整好心理状态。了解交谈的任务,制定提纲,阅读病历以了解患者的病史、治疗经过以及有关本次入院疾病的诊治情况。根据交谈的性质和目的选择适合交谈的时间和环境。注意提供"隐秘性"的环境并保护患者的隐私。

（2）良好的第一印象：护理人员应注意礼貌地介绍自己并向患者说明本次交谈的目的和大致需要的时间。留下良好的印象，使患者处于相对轻松的环境，从而使交谈顺利地进行。

3. 引导交谈阶段　此阶段是治疗性沟通的重要部分，会谈成败的关键所在，也是护患治疗性关系能否形成和发展的关键所在。

（1）共情：也称"同理心"，指从对方的角度来认识其思想，体验其情感，并产生共鸣。用通俗的话讲，就是"换位思考""将心比心"。护理人员与患者之间的心理距离就越小，关系也就越亲密。

（2）提问：是交谈的基本工具，它可以快速地围绕主题进行信息收集与核实，其有效性将决定收集资料的有效性。可分为：

1）封闭式提问（有方向的提问）：患者的应答限制在特定的范围之内，回答问题的选择性很小，有时只要求回答"是"或"不是"。

2）开放式提问（没有方向的提问）：提问的问题范围较广，不限制患者的回答，可引导其开阔思路，鼓励其说出自己的观点、意见、想法和感觉。

（3）倾听：倾听是交流的基础，它在人际交往中占有非常重要的位置。通过倾听，护理人员才能了解患者存在的问题，从而有针对地提供帮助。

（4）阐释：常用于解答患者疑问，消除患者心存的问题或疑惑，如诊断依据、治疗反应、病情严重程度、预后以及各种注意事项等。

（5）支持、理解：护理人员运用共情技巧，理解患者的处境，体察患者的心情，针对不同的患者选用不同的安慰性语言。

（6）沉默：恰到好处地运用沉默，可以促进沟通。如：面对一位偏激的患者，以沉默化解紧张气氛，效果更好。

（7）与不同精神症状患者沟通的技巧：①对妄想患者，护理人员要引导并启发患者述说，护理人员以听为主，不评价、不争辩，以免成为患者妄想的对象，待患者病情稳定时再帮助其认识，被害妄想患者让其参与分发饭菜；②对缄默不语的患者，护理人员可坐其身边，表示理解和重视；③对有攻击行为的患者，护理人员应避免与其单独共处，避免激惹性语言，不要站在患者正面，而应站在其右侧或1米之外。如果发现有攻击行为可以迅速握住打人的手臂，并拍其肩，用坚定而又温和的态度劝说，暗示其局面已得到控制；④对于有抑郁情绪的患者，护理人员要诱导患者述说内心的痛苦，多用积极的语言安慰鼓励，并使其在护理人员的视线范围内活动；⑤对于木僵或者癔症的患者，忌在其面前谈论病情，防止突然转为冲动而伤害他人；⑥对于异性患者，护理人员的态度要自然、谨慎、稳重，以免患者把正常的关心当做恋情，产生误会。与兴奋患者沟通，应冷静，语言温和。

4. 结束交谈阶段　顺利地结束交谈可以为下一次交谈及治疗性护患关系打下基础，由于开始交谈时提前告知了交谈大致需要的时间，所以快接近尾声时应给以适当的提醒。同时暗示本次交谈很顺利，相处很融洽。不突然终止谈话，不无故离开。

5. 与家属交谈　护士应有礼貌地向患者家属介绍自己，告知收集资料的目的是为了给患者制定护理计划，同时了解家属对患者的态度，对精神疾病的掌握程度，便于对患者家属开展健康教育。

四、影响治疗性护患关系的相关因素

（一）护理人员自身问题

护理人员缺乏与沟通相关的理论知识和技巧，自身个性不成熟均会阻碍交流的进行。

（二）事前缺少计划

交谈中，患者感觉到护理人员不了解其基本情况，对交谈目的不明确，缺乏针对性，会认为自己不受重视而不愿接受谈话。

（三）双方存在的差异大

护患双方在价值观、知识层面、处事态度、语言技巧、经历及经验方面存在着较大差异，也会影响沟通的顺利进行。

（四）使用非治疗性沟通技巧

尽量避免不切合实际的保证、与事实不符的形容和赞美、批评指责患者的想法和行为、过度提问、与患者争辩或对患者进行说教等。

（五）其他

交谈环境杂乱、泄露患者隐私、护理人员之间对待患者的态度不一致等都是影响治疗性沟通的不利因素。

第二节　精神疾病的护理观察与记录

密切观察病情，及时掌握病情变化并书写护理记录，是护理工作的重要内容。护理人员从患者的病情变化及行为表现观察中，及时发现问题，对护理计划进行修订，确保护理活动的目的性、客观性和全面性，对提高护理质量有重要意义。

一、精神疾病的护理观察

精神症状的表现通常在很短的时间内是很难完全表露出来的，除了依靠病史以及各种辅助检查外，还需全方位地观察，才能做出明确的判断。

（一）观察的内容

1. 一般情况　患者的仪容仪表、修饰、个人卫生情况、衣着和步态；全身有无外伤；个人生活自理能力；饮食、睡眠、排泄及月经情况；参加文娱活动情况；接触是主动还是被动；对医护人员及周围环境的态度。

2. 精神症状　患者有无自知力；有无意识障碍；有无幻觉，妄想，有无自杀、自伤、伤人、毁物、强迫、刻板、模仿行为等病态行为；情感稳定性和协调性如何；有无思维中断、思维不连贯，破裂性思维和强迫观念；症状有无周期性变化等。

3. 躯体情况　患者的生命体征是否正常；有无躯体疾病或症状；有无水肿、脱水、呕吐或外伤等。

4. 治疗情况　患者对治疗的合作程度如何；治疗效果及药物不良反应如何；有无藏药，拒绝治疗的行为及药物过敏等。

5. 心理需求　患者目前的心理状况和心理需求；目前急需解决的问题以及心理护理的效果评价。

6. 社会功能　包括学习、工作、人际交往能力，以及生活自理能力等。

7. 环境观察　基本设施有无安全隐患，周围环境中有无危险物品，患者有无暴力和意外行为的发生，病房环境是否安静、安全、卫生、整洁、舒适。

（二）观察的方法

1. 直接观察法　是护理工作中最重要的、也是最常用的观察方法。是护理人员与患者直接接触，面对面进行交谈或护理体检以了解患者的思维内容，答题是否切题，注意力是否集中，情感是否淡漠的方法。同时通过患者的动作、表情和行为来了解患者的症状，思想情况和心理状态。此方法获得的资料相对客观、真实、可靠，对制定符合患者自身特点的护理计划非常重要。这种方法适用于意识相对清晰、交谈合作的患者。

2. 间接观察法　护理人员通过患者的亲朋好友、同事及病友了解患者的情况，或通过患者的书信、娱乐活动、日记、绘画及手工作品，从侧面观察患者独处或与人交往时的精神活动表现，了解患者的思维内容和病情变化。此方法获得的资料是直接观察法的补充，适用于不肯暴露内心活动或思维内容、不合作、情绪激动的患者。

大多数精神障碍患者不会诉说，或将自己的不适归为错误的认知，护理人员需要主动地、有意识地去观察患者病情。在观察、评估患者的病情时，两种方法应共同使用，相互补充。

（三）观察的要求

1. 观察要具有目的性、计划性、客观性　护理人员需要知道哪方面的信息要作为重点观察内容，并客观记录。

2. 观察要有整体性

（1）对某一患者的整体观察：护理人员应从健康史、躯体情况、心理社会状况等方面对患者住院期间各个方面的表现进行全面的观察，充分评估，制定护理计划。

（2）对病房所有患者的整体观察：掌握每个患者的主要特点，因为精神疾病具有特殊性，患者的行为存在突发性和不可预料性。对于重点患者或特殊患者做到心中有数，亦要顾及一般患者，特别是平时不说不动的患者，要更加注意，此类患者主诉少，关注不够容易出现意外。

3. 对疾病不同阶段的观察　对新入院患者，从一般情况、心理情况、躯体情况等全面观察；治疗初期重点观察其对治疗的态度、治疗效果和不良反应；缓解期主要观察其精神症状及心理状态；恢复期重点观察症状消失的情况、自知力恢复的程度及出院的态度。有心理问题的患者重点观察其心理反应与需求。对于平时沉默的患者突然话多兴奋，积极参加活动的患者突然不愿活动等，应及时发现患者与以往的不同，找到原因，帮助患者解决问题，预防意外发生。

4. 要在患者不知不觉中观察　在治疗或护理过程中或与患者轻松的交谈中患者的表现比较真实。交谈过程中不记录，避免患者感到紧张与焦虑。有自杀观念的患者上厕所时，为防止意外，护理人员应入内查看，为不引起怀疑，可以关切地问"需要手纸吗"等，让患者感到自己是被关心，而不是被监视。

二、护理记录

护理记录是护理人员对患者进行病情观察和实施护理措施的原始文字记载，能及时反映患者的健康状况、病情变化及护理过程。为保证其正确性、完整性和原始性，书写必须规范并妥善保管。及时、准确、完整、简要和清晰是书写的基本原则。

（一）记录的方式与内容

1. 入院护理评估单（又称护理病历或护理病史）　入院评估一般在 8 小时内完成，记录方式可有表格式填写、叙述式填写。记录内容包括一般资料、简要病史、精神症状、基本情况、心理社会情况、日常生活与自理程度、护理体检、疾病诊断、护理诊断、护理要点和入院宣教等。

2. 入院后护理记录　临床称之为交班报告，按照整体护理的要求，记录患者的住院时间、入院诊断、入室方式、生命体征、主诉、主要病情、精神症状及躯体情况，以便护理人员全面掌握患者的病情变化。由当班护理人员完成、向下一班交班。部分医院该记录单已经简化，只需记录患者姓名及诊断，入院时间等简单项目，作交班提示用。

3. 住院护理评估单　临床上以表格形式居多。其记录格式按护理程序书写，护理人员根据病情，对患者进行每班、每日、每周的阶段性护理评估，列出护理诊断，完善护理措施，按计划实施，定期评价效果。

4. 护理记录单　护理记录单把护理诊断、护理措施、效果评价融为一体，便于记录。分为一般和危重护理记录单，一般护理记录单包括患者的病情（或出现了病情变化、特殊生命体征）、治疗、饮食、睡眠等情况。危重护理记录单以表格居多，记录患者的生命体征，出入量，简要病情和治疗护理要点，按每小时、班次记录。

5. 护理观察量表　是以量表方式作为观察病情、评定病情的一种记录方法。目前临床常用"护理人员用住院患者观察量表（NOSIE）""精神病患者护理观察量表（NORS）"。

6. 出院护理评估单　采用表格填写与叙述法相结合的记录方法。内容为：

（1）健康教育评估：指患者通过接受入院、住院、出院的健康教育后，对良好生活习惯、精神卫生知识、疾病知识及对自身疾病的认识如何。

（2）出院指导：对患者出院后的服药、饮食、作息、社会适应能力、定期复查等进行具体的指导。

（3）护理小结与效果评价：指主要对患者在住院期间护理程序实施的效果与存在问题，作总结记录，最后经护理人员全面了解后作出评价记录。

7. 其他　如新入院病例讨论记录，阶段护理记录，请假出院记录，请假出院返院记录，转出、入院记录，死亡护理记录等。

（二）记录的要求

客观、真实、及时、准确、具体、简明，不可随意杜撰，尽量少用医学术语。书写项目齐全，字迹清晰，不可涂改，书写过程中出现错别字时，应当用双线划在错别字上，保持原错别字清晰可见，将正确字写在上方并签名、签修改时间。记录完整后签全名及时间。如果记录为电子版，要打印出来签名，不可在打印出的护理记录单中涂改。

第三节　精神科康复训练护理

精神疾病病程迁延，易复发。长期患病使患者的躯体功能和神经功能发生退行性变化，复发次数越多，恢复到原来功能的机会越少。精神疾病的康复，与躯体疾病康复相一致，即运用一切可采取的手段，尽量纠正精神障碍的病态表现，最大限度地恢复适应社会生活的精神功能。主要对象包括各类精神病及精神障碍的残疾者，其中大部分为重性精神病患者，且主要是慢性精神病患者。目的是提高生活质量，增强其适应社会的能力，改善其职业功能水平。康复有三项基本原则，即功能训练、全面康复、回归社会。功能训练是康复的方法和手段，包括各种功能活动，如心理活动、躯体活动、语言交流、职业活动等方面的能力训练；全面康复是康复的准则和方针，使患者生理、心理和社会功能实现全面的康复；回归社会是康复的目标和方向。

一、精神疾病各治疗期的康复措施

精神康复是贯彻于精神疾病的急性期和慢性期的全过程。各类精神疾病的急性和慢性患者都存在不同程度和形式的功能障碍，从急性期演变到慢性期又是一个功能障碍的发展过程。因此，改善功能障碍的措施尽可能从疾病的急性期开始，才能收到更好的康复效果。目前康复服务工作主要任务还是面向大量具有功能缺陷的慢性患者，并对他们采用各种有效的康复措施，以最大限度的恢复社会功能。

（一）急性治疗期的康复措施

康复工作开始越早，预防残疾发生的机会就越大。精神疾病患者确诊后，应当根据患者的具体病情对患者进行技能训练，包括鼓励患者参加集体活动，教会患者应对症状的技巧，提高和恢复人际交往能力等。

（二）巩固治疗期的康复措施

当急性期症状缓解后，患者进入了巩固治疗期，可以根据患者情况给予独立生活技能训练，如药物治疗自我管理能力的训练，以提高患者药物治疗的依从性，为出院后的康复做准备。

（三）维持治疗期的康复措施

维持治疗期疾病已处于缓解状态，以后重点是预防，帮助患者恢复和提高社会功能。具体康复措施有：生活、学习、就业行为的康复技能训练，社会交往及业余活动安排等训练。

在精神疾病的康复中，对于慢性患者要注意对他们的家属的支持和帮助，同时也要防止患者产生依赖，不要对患者的一切包办代替。

二、精神疾病的康复步骤

精神康复工作的开展及完成，按照以下程序和步骤进行。

（一）精神康复的评估

评估是精神康复工作的关键。评估患者既往经历，目前社会功能水平，所处的社会环境，躯体和精神状况及其对疾病和未来的态度和希望。

1. 精神疾病的诊断和目前的主要症状，以及其对患者行为影响的评估　患者精神症状的类型和严重程度，会对精神疾病患者的社会行为和康复干预及治疗产生极大的影响，因此评估非常重要。尤其是对患者行为的评估，利于建立和巩固良好的行为。同时，注意评估行为与环境条件、个人情况、知识水平以及年龄、性别等的密切关系，根据行为出现的时间、地点、频度、不同文化背景等来判断患者行为是否正常。临床中常用的症状评定量表有简明精神病量表（BPRS）、阴性症状量表（SANS）、阳性症状量表（SAPS）等。

2. 社会功能的评估　这是康复过程的最基本环节,对制定患者的康复计划十分重要。常用的评定工具有以下几种:

(1) Hall 和 Baker 的康复评估量表:主要用于住院患者的评估。

(2) 独立生活技能调查表:这个量表调查的范围很广泛,主要用于评定患者的社会适应能力。

(3) 康复状态量表:这个量表是专门为评定精神疾病的康复效果而设计的,这个评价代表着精神患者的总体功能水平,见表3-1。

表 3-1　Morning Side 康复状态量表（MRSS）

	条目	得分							
I 依赖量表	1. 住所	0	1	2	3	4	5	6	7
	2. 同住者在患者依赖表现中所起的作用	0	1	2	3	4	5	6	7
	3. 家务安排:①购物、用膳②一般家务	0	1	2	3	4	5	6	7
	4. 如何承担经济责任	0	1	2	3	4	5	6	7
	5. 个人习惯:日常的卫生、衣着整洁、起床等	0	1	2	3	4	5	6	7
	6. 专业人员访视:①监护支持②定期不定期③患者主动接触	0	1	2	3	4	5	6	7
	7. 医疗安排:①由通科医生处理②肌注药物何处获得	0	1	2	3	4	5	6	7
	8. 其他专业人员接触情况	0	1	2	3	4	5	6	7
II 活动能力缺乏量表	1. 工作:①工种②地点③时间④报酬形式⑤评本级理由	0	1	2	3	4	5	6	7
	2. 培训表现	0	1	2	3	4	5	6	7
	3. 工作主动性	0	1	2	3	4	5	6	7
	4. 每天常规:①起床就寝②家务③晨间活动④午后⑤规律如何	0	1	2	3	4	5	6	7
	5. 空闲时活动:室内/外(周末/日)	0	1	2	3	4	5	6	7
	6. 兴趣爱好(读书,看电视,听收音机)	0	1	2	3	4	5	6	7
III 社交量表	1. 住所伴侣	0	1	2	3	4	5	6	7
	2. 与同住者的友谊:①结伴外出②经常接触或比较友好	0	1	2	3	4	5	6	7
	3. 熟悉邻居? 关系如何?	0	1	2	3	4	5	6	7
	4. 目前与家庭成员的接触	0	1	2	3	4	5	6	7
	5. 其他社交活动(游戏、运动等)	0	1	2	3	4	5	6	7
	6. 工作时的社交接触	0	1	2	3	4	5	6	7
	7. 亲密的朋友	0	1	2	3	4	5	6	7
	8. 社交困难或无能:①同亲属②工作时③对熟人和陌生人	0	1	2	3	4	5	6	7
IV 目前症状和异常行为量表	1. 主观症状(焦虑/抑郁、动力缺乏,无兴趣,注意力受损)	0	1	2	3	4	5	6	7
	2. 询问时引出的其他严重症状	0	1	2	3	4	5	6	7
	3. 服药态度	0	1	2	3	4	5	6	7
	4. 别人观察到的症状(在社交过程中出现困窘、烦恼、痛苦或困扰的行为)	0	1	2	3	4	5	6	7
	5. 其他异常行为(强迫观念、强迫行为妄想所造成的后果)	0	1	2	3	4	5	6	7
	6. 筹划日常生活时发生困难	0	1	2	3	4	5	6	7

（4）社会功能量表：常见的社会功能评定量表（DAS/WHO）开始是为评定家庭干预效果而设计的，见表3-2。

表3-2　社会功能评定量表（DAS/WHO）

条目		得分					
一、个人生活能力	1. 自我照料	0	1	2	3	4	5
	2. 活动能力降低	0	1	2	3	4	5
	3. 动作迟缓	0	1	2	3	4	5
二、家庭职能	4. 家务活动减退	0	1	2	3	4	5
	5. 夫妻间感情减退	0	1	2	3	4	5
	6. 与配偶的性生活问题	0	1	2	3	4	5
	7. 对子女关怀减退	0	1	2	3	4	5
	8. 与其他人的性关系问题	0	1	2	3	4	5
三、工作职能	9. 工作 / 学习能力减退	0	1	2	3	4	5
	10. 对工作 / 学习兴趣减退	0	1	2	3	4	5
四、社交能力	11. 社会性退缩	0	1	2	3	4	5
	12. 人际关系平和	0	1	2	3	4	5
	13. 对外界兴趣减退	0	1	2	3	4	5
	14. 应变能力减退	0	1	2	3	4	5

注：0＝无；1＝轻；2＝明显；3＝严重；4＝非常严重；5＝极重。评定近一个月的情况。

评估注意事项：不能只注重患者的缺陷和异常，忽略了他们的能力和本身条件；应避免过高或过低评估，因此，应在不同的观察背景下多次进行。

3. 躯体障碍和人际关系评估　在康复过程中一定要注意评估精神疾病患者是否存在躯体疾病。同时，在康复评估的过程中需要对患者的人际关系进行评估，包括家庭关系和其他社会关系的评估。

4. 优势评估　优势评估的框架为生理、物质、心理及社会优势层面。如发现患者的优势资源，应以优势为核心，利用优势转移其对存在问题的过度注意，通过优势进行自我帮助和发展。

（二）制订康复计划

康复计划包括所要达到的目标及具体实施步骤。目标要根据家庭、社会对患者要求以及患者实际存在的能力来确定。要明确，不能含糊不清，如：长期住院的精神疾病患者，不会洗脸、刷牙，康复目标应是学会料理自己的生活如洗脸、刷牙。在制订康复计划时，要与患者就最终目标达成共识。

（三）确定康复进程

1. 制定康复干预措施　针对患者的功能损害，制定出最适宜并符合实际情况的干预措施。康复措施不宜过多，以不超过4～5项较为合适。康复内容主要包括生理、心理、职业和社交康复。

2. 定出具体康复步骤　定出实现短期和长期康复目标的时间表。

3. 康复疗效评估　康复疗效的观察是一个动态连续的过程。通过临床观察、量表复评和阶段性的小结，确认康复目标、计划是否合理；是否需再次修订或进行完善等，从而保证整个康复过程的客观、真实、有效。

4.确定新的康复目标,制定新的康复进程。

三、精神康复的基本内容

(一)始动性缺乏的行为训练

"始动性缺乏"是指患者能够完成却从不主动去做的行为,要在护理人员的督促或命令下被动完成。患者受疾病影响,逐渐出现生活懒散,孤僻退缩,精神衰退等始动性缺乏等表现。始动性可分为两类,第一类为自我服务性行为,即个人生活行为,包括起床、洗漱等技巧;第二类为社会活动的始动性,如职业活动、运用社会各种设施等。

1.独立生活技能训练 针对病期较长的慢性衰退患者,护理人员设置实际的生活技能训练内容,督促、指导患者完成各种活动。

2.文体娱乐活动训练 重点在于培养患者社会活动能力,增强社会适应能力,改善社交能力,如唱歌、跳舞、看书、读报等。

(二)药物治疗的自我管理

1.药物治疗的自我管理程式 美国加州大学洛杉矶分校著名精神康复专家 Liberman 等编制了药物治疗的自我管理程式,共分以下六个部分:运用行为矫正疗法矫正始动性缺乏;再进行眼神接触、姿势、体态、面部表情、说话声音、语言流畅等方面的社交技能的训练;康复师或护理人员把训练目的告诉患者,了解患者对服药的看法;让患者掌握药物的一般常识,了解急性期、症状控制后用药的原因;让患者学习正确的服药技术或方法,学会评估药物对自己所起的作用,并记录;识别并处置药物副作用,与医务人员商讨药物作用有关的问题。

2.药物治疗的自我管理训练方法 包括7个方面。介绍将进行训练的主题,鼓励患者积极参加;用录像带示范应掌握和使用的各种技能,用提问和回答的方法复习所学技能;角色扮演;讨论要使用这些技能时所需要准备的条件;解决使用这些技能时出现的问题;运用所学的技能,与医务工作者在实际的环境中进行练习;家庭作业,完成课后作业。

(三)社会技能康复训练

1.社会角色技能训练 适用于慢性精神障碍患者,用情景设置或心理剧的方式。具体方法:设置一个与社会交往方面需要解决的问题相关的情景,护理人员帮助其在扮演过程中尽量处理好各种现实问题,患者通过扮演其中的角色,使自己能胜任其正确的社会角色。

2.人际交往训练

(1)社交训练:教会患者怎样主动与朋友、同事打招呼,怎样称呼、关爱对方并有效交谈。

(2)交谈技巧:交谈时的目光对视、姿势、表情、语调变化,语声快慢及精力是否充沛等。

(3)适当利用公共设施:教会患者如与亲戚朋友看电影、逛公园等。

(四)学习行为技能训练

1.目的 帮助住院患者学会处理、应对各种实际问题的技能。

2．方法　首先训练患者遵守时间，如按时起床、上课、读报等。其次训练其要坐得住、听得进，多实践，积极参与讨论。对慢性患者的学习可采用两种方式：一是住院期间较为普遍进行的各种类型的教育性活动，比如卫生知识教育等。对于教学形式、内容、时间要适当，一般不超过1小时。另一种培训方式是定期开办学习班对患者进行培训，可教授一些简单的文化知识、简单的算术和绘画等，时长1～2小时。

（五）职业技能康复训练

1．工作技能评估　即评估患者病前工作能力，这是职业康复效果评定的重要标志及设计康复计划的重要依据。

2．工作技能训练　根据患者原有职业的特点、兴趣爱好及目前状态，选择相应的职业技能培训。培训的形式在国外有寄宿公寓、日间住院或夜间住院等，我国一般在精神病防治站或残疾人职业培训中心进行。

（1）简单作业训练：是患者进行就业行为训练的初级阶段，根据病情特点对各类患者进行分组训练，给予不同的数量与质量要求，以期取得较好的效果。

（2）工艺制作训练：又称为"工艺疗法"，训练患者进行手工的艺术性操作。参加对象则以精神残疾程度较轻有志于学习技艺者为主。工艺制作训练大致有串珠、陶艺、服装剪裁等。

（3）就业前训练：这是回归社会就业前的准备活动，在此期间内仍有护理人员的照料，工作时间较短，但其劳动性质及数量与一般工厂近似，以利于患者恢复工作。依据患者病前的工作能力，帮助其在职业训练中调整心态，适应这种有规律的生活，对患者的不适应行为和工作中所遇到的压力给予及时处理，缓解职业技能训练过程中的种种矛盾。

3．工作后的心态调整　系指患者参加工作后，一旦生活规律有改变，必须学会应对工作中的压力，培训患者应对压力的能力，这是做好职业技能康复的重要步骤。

第四节　精神科患者的组织与管理

一、开放式管理

（一）开放式管理的目的及适应类型

开放式管理主要是为了锻炼和培养稳定期患者的社会适应能力，提高患者生活的自信心，早日回归社会。适用于神经症，病情稳定、康复期待出院及安心住院、配合治疗并自觉遵守的患者。

（二）开放式管理类型

1．半开放式管理　是指住院患者在病情允许的情况下，由医生开具医嘱，在每日常规治疗完成后可以在家属陪同下外出活动，周末可陪伴回家，周一返院。通过社会交往活动，使者不脱离社会，增强生活的自信心，早日回归社会。

2．全开放式管理　病房环境是完全开放的，在家属陪同下患者随时可以外出。患者有自我管理的权力，患者多数自愿接受治疗，希望有更多的知情权，生活上和物品管理上也是以自我管理为主。

（三）开放式管理的实施方法

1．患者的收治及病情评估

（1）开放式病房患者的选择是做好安全管理工作的前提：收治的患者经精神科门诊医生初步诊断后登记住院，病房医生与患者及其家属或监护人签署"入院告知书"和各种知情协议书，并对其进行评估后收入病房。

（2）病情评估：患者是否在精神症状支配下存在极严重的冲动外逃、伤人毁物、自杀自伤的危险。若存在上述危险则不适合收住开放式病房，这样从患者一入院就有了初步的安全保障。同时，入院时签订的各种知情协议书，让其了解住院期间应承担的责任和义务，提高其依从性，从而减少医疗纠纷的发生。

2．强化制度管理，建立完善的开放式病房各项管理制度　包括患者住院的知情同意书、陪护管理制度、外出请假制度、药品及个人物品的管理制度、患者住院期间的权利与义务等。

3．加强患者行为管理，做好健康宣教　定时举办针对患者的健康教育讲座，指导患者如何正确处理不良生活事件的技巧；对患者存在的不遵医行为给予说服教育以保证治疗的正常进行。

二、封闭式管理

（一）封闭式管理的目的及适应类型

封闭式管理模式便于组织管理、观察和照顾精神疾病患者，可以有效防止意外事件的发生。适合于精神疾病急性期、严重的冲动、伤人、毁物、自杀自伤及病情波动无自知力的患者。

（二）封闭式管理的实施办法

1．制定相关制度　包括患者作息制度、住院休养制度、探视制度等。

2．注重心理护理，倡导人文关怀　帮助患者正确认识疾病，对有一定特长的患者，发挥其特长，让其认识到自身存在的价值，从中感受到快乐。

3．严密观察病情，增强责任心　护理人员在工作中要有高度的责任心，严密观察病情，防范自伤、自杀、冲动、伤人等意外事件的发生。

4．安排丰富的工娱活动　可根据患者的病情，结合患者的爱好，在病室或院内安排各种活动。

三、精神科的分级管理

分级护理一般是根据患者病情的轻重缓急和其对自身、他人、病室安全的影响程度，按照护理程序的工作方法，制定不同的护理措施。其级别分为特殊和一、二、三级护理。

（一）特殊护理的标准与内容

1．特殊护理的标准　精神病患者伴有严重躯体疾病，病情危重，随时有生命危险，生活完全不能自理者；因精神药物引起的严重不良反应（如急性粒细胞减少、恶性综合征等），出现危象、危及生命者；有严重的冲动、伤人、自杀及逃跑行为；有意识障碍，中度木僵；严重的痴呆、抑郁、躁狂状态；或伴有严重躯体合并症。

2．特殊护理的内容

（1）设专人护理，评估病情，制定护理计划，严密观察生命体征的变化，保持水、电解质平衡，准确记录出入量，并做好护理记录。

（2）正确执行医嘱，按时完成治疗和用药。保持急救药品和抢救器材的良好功能状态，随时做好抢救准备。患者的活动均应在工作人员的视线范围内，对重点"三防"（即防坠床、防自杀、防逃跑）的患者，必要时进行保护性约束。严格执行约束制度，保证患者的监护过程安全、清洁，保持患者卧位舒适及功能位。

（3）给予患者生活上的照顾，每日晨晚间护理一次，保证患者口腔、头发、手足、皮肤、会阴及床单位的清洁。

（4）协助卧床患者床上移动、翻身及有效咳嗽，每2小时1次，执行预防压疮流程，保证患者皮肤无压疮。

（5）加强留置导管的护理，无导管污染及脱落。

（6）履行相关告知制度并针对疾病进行健康教育。

（7）详细记录，做好口头交班、书面交班、床边交班。

（二）一级护理的标准与内容

1．一级护理的标准　精神症状急性期；严重药物副反应；生活部分可以自理，但病情随时可能有变化；特殊治疗需观察病情变化。

（1）一级A：有自杀自伤、伤人毁物、冲动者；外走倾向；兴奋躁动、行为紊乱者；木僵、拒食者；严重药物副反应的患者；严重躯体合并症的患者。

（2）一级B：严防摔伤、约束的患者；病情波动较大的患者。

（3）一级C：除上述情况以外的一级护理患者。

2．一级护理的内容

（1）安全护理措施到位，重点病室的工作人员不准脱岗，要经常与患者谈心，定时巡视，密切观察病情，每30分钟巡视一次；观察治疗过程中的各种副反应；有无自伤、自杀倾向，严防患者冲动、自杀、逃跑等行为。患者睡眠时一律不准蒙头，出入厕所要有人陪伴。当班护理人员要做好安全检查，严防危险品带入，每周安全大检查一次。

（2）给予或协助患者完成生活护理，每日晨晚间护理一次，保证口腔、头发、手足、皮肤、会阴及床单位的清洁。患者卧位舒适，指导患者进行功能锻炼。

（3）必要时协助卧床患者床上移动、翻身及有效咳嗽，每2小时1次，执行预防压疮流程，保证患者皮肤无压疮。

（4）指导患者饮食，保证入量。

（5）对于约束患者，严格执行约束制度。

（6）履行相关告知制度并针对疾病进行健康教育，做好心理援助和康复指导。

（7）非工作人员不得在病室内闲谈，以免分散工作人员的注意力，同时要保持病室安静。

（8）作好病情记录与交班，随时做好抢救准备。

（三）二级护理的标准与内容

1．二级护理的标准　精神症状不危机自己和他人，未见严重消极者；伴有一般躯体疾病；生活能自理；轻度痴呆患者；一级护理患者经治疗后病情好转但仍需要观察者，没有"三防"的患者。

2．二级护理的内容

（1）安全护理措施到位，在患者出入病房时要做好安全检查，如衣兜、袖口、鞋袜等，严禁带如刀、剪、玻璃碎片、绳子等危险品。

（2）遵医嘱按时完成治疗和用药并指导患者正确用药，密切观察病情及治疗后的反应。

（3）保持床单元清洁干燥，确保患者仪容整洁。

（4）遵医嘱指导患者饮食。

（5）履行相关告知制度并针对疾病协助功能训练及进行健康教育。

（四）三级护理的标准与内容

1．三级护理的标准　精神疾病恢复期、病情稳定，躯体症状缓解，康复待出院者，生活能自理，神经症患者。

2．三级护理的内容

（1）安置在一般病室内，安全护理措施到位，定时巡视，掌握患者的病情及心理活动。

（2）遵医嘱按时完成治疗和用药并指导患者正确用药，开展心理治疗，巩固疗效。

（3）遵医嘱指导患者饮食，协助患者的生活护理，保持床单位整洁。

（4）充分调动患者的积极性，鼓励患者参加病区管理，担任组长等职务，逐步培养和锻炼他们回归社会的适应能力。

四、精神科病房相关制度及护理常规

（一）病房安全制度

1．严格执行交接班制度，认真清点人数，对有自杀、自伤、逃跑倾向及危重患者应重点交接，认真护理。

2．患者出入病区时，要有护理人员陪伴，防止患者将危险、贵重物品等带入病房；患者吸烟要有固定的地点及时间，火柴、打火机由护理人员保管；病区的钥匙、刀剪、体温计、保护带应有固定数目和存放地点；药品柜内，内服药和外服药要有不同标签注明，并分开放置，专人负责；定期检查病区危险物品和安全设施情况，发现损坏，及时上报修理；病区的治疗室、饭厅、配餐室、护理人员办公室、抢救室，无人时随时锁门。

3．加强巡回护理，患者去厕所时间过长要及时查看，夜间勿让患者蒙头睡觉，以免发生意外。患者洗澡时，浴室内要有护理人员照顾，防止患者烫伤、跌伤或摔伤。

4．护理人员应向探视家属详细介绍病区的安全规定；各类抢救器械专人保管，按要求放置，定期检查；发生意外事件要及时上报，并采取相应的救助措施。

（二）精神病护理常规

1．保持病区整洁，空气流通和舒适安静，创造良好的治疗和休息环境。

2．操作前做好告知、解释工作，做好心理护理，消除患者顾虑。

3．根据病情分级护理，认真观察病情和治疗反应，发现异常及时报告医师，并详细记录和交接班。

4．加强巡视，对意识不清、精神运动性兴奋或抑郁状态等重点患者严加护理，以防自杀、伤人、逃跑、毁物等意外事故的发生。户外活动需要护理人员陪伴，以防止意外发生。

5. 注意患者饮食及排便，对生活不能自理者应按时协助喂水、喂饭，对拒食和拒服药者应设法劝导，并报告医师。

6. 做好晚间护理，督促患者洗脚、女患者洗会阴、生活不能自理者护理人员应协助定期梳洗、更衣，保证患者做到六洁（脸、头发、手足、皮肤、会阴、床单位清洁），四无（无褥疮、坠床、烫伤、交叉感染的发生）。

第五节　精神科专科监护技能

精神科护理人员掌握专科监护技能以预防自伤自杀行为、暴力事件、出走行为和木僵等各种急危状态的发生，并对患者的暴力行为及时预测，及时处理。

一、暴力行为的防范与护理

（一）概述

暴力（violence）行为是指精神病患者在精神症状的影响下突然发生的直接伤害自己或他人的严重破坏性攻击性行为，常见有自杀、自伤、伤人、毁物等冲动行为，具有极强的爆发性和破坏性，会对攻击对象造成不同程度的伤害，甚至危及生命。

（二）防范与护理

1. 防范　合理安置患者，尽量安排在安静、宽敞、明亮、整洁、舒适的环境中，与兴奋冲动患者分开。加强与患者沟通，避免刺激，取得合作。鼓励患者以适当方式表达和宣泄情绪，如撕纸、做运动等，无法自控时，求助医护人员帮助。注意观察病情，发现暴力行为征兆，及时处理，如患者睡眠障碍或在月经期均可以是暴力行为发生的先兆。

2. 护理　护理人员应大胆、镇静、机智、果断地对待患者。当患者出现暴力行为时，保持与患者安全距离约1米左右，并且医护人员站在有利位置巧夺危险物品，有效阻止患者的冲动行为。必要时适当运用保护性约束。施暴力行为控制后，要重建患者的心理行为方式，评估暴力行为与激发情境的关系，以及行为发生的时间、地点、原因及表现等。寻找暴力行为与激发情境之间联系的突破点，使两者最终脱钩。建立新的行为反应方式，包括各种行为治疗及生活技能训练。根据病情调整药物剂量及治疗方案，根据患者的个体文化背景及特长爱好，编排患者日间活动程序，安排参加工娱治疗项目，建立良好的人际交流、应对及处理技巧。

二、自杀行为的防范与护理

（一）概述

世界卫生组织对自杀（suicide）的定义为"一个人有意识地企图伤害自己的身体，以达到结束自己生命的行为"。自杀是精神疾病患者死亡的最常见原因，也是世界第五位的人类死亡原因。自杀行为按照程度不同，可分为自杀意念，自杀威胁，自杀姿态，自杀未遂，自杀死亡。

（二）防范与护理

1. 防范　护理人员对病区内的消极患者做到心中有数，密切观察其动态变化。做好心理护理，与患者建立治疗性信任关系，使患者放弃自杀打算，提高患者自信心和自尊感。尽量安排患者与家属及朋友多接触，指导家属一起共同参与对患者的治疗和护理，及时解决患者的心理压力。根据患者的病情和具体情况，可与患者讨论自杀的问题，并讨论如何面对挫折和表达愤怒的方式，这种坦率的交谈可大大降低患者自杀的危险性。做好安全防范，将患者安置在护理人员视线范围内，密切观察患者自杀的先兆症状，严格执行护理巡视制度。要加强对病房设施安全检查，严格做好药品及危险物品的保管工作，杜绝不安全因素。发药时应仔细检查口腔，严防患者藏药或蓄积后一次吞服而发生意外。

2. 护理 一旦发生自伤自杀，应立即隔离患者进行抢救。对自伤自杀后的患者应做好心理疏导，了解患者心理变化，制定进一步的防范措施。密切观察患者的生命体征及意识，尿量，正确记录出入量。

三、出走行为的防范与护理

（一）概述

出走（flee）行为是指没有准备或告诉医生或亲属而突然离开医院或离家外出的行为。对精神疾病患者而言，出走行为是患者在家中或在住院期间，未经医生批准，擅自离开医院的行为。由于精神疾病患者自我防护能力较差，出走可能会给患者或他人造成严重后果。

（二）防范与护理

1. 防范 与患者建立治疗性的信任关系：主动接触患者，了解其外走的原因和想法，做好疏导工作。鼓励其多参加集体活动，以转移其出走意念，对于出走企图强烈的患者，不宜带出病区活动，必要时进行约束保护。做好夜间巡视工作，巡视时间不定时，避免患者掌握规律发生外逃。患者外出治疗及检查时，专人陪护，严格交接班，严格实施安全措施，禁止单独外出。

2. 护理 护理人员一旦发现患者出走，应请其他工作人员协助关闭大门，防止其走出院外并迅速展开寻找，同时通知护理人员长及床位医生。如确定患者已经离开医院，应立即向上级部门报告，通知患者家属，立即寻找，查找患者走失的原因和患者可能去的地方。患者返院后要劝慰患者，不要埋怨、训斥和责备患者，加强护理，详细记录并严格交接班，防止再次出走。分析病房及医院有无安全隐患并及时处理。

四、噎食及吞食异物的防范与护理

（一）噎食

1. 概述 噎食（choke a food）又称急性食道堵塞，是指食物堵塞咽喉部或卡在食道的第一狭窄处，甚至误入气管，引起呼吸窒息，危及生命。精神疾病患者发生噎食窒息者较多，其原因主要是服用精神病药物发生锥体外系副反应时，出现吞咽肌肉运动不协调所致。

2. 防范与护理

（1）防范：精神疾病患者多数采用集体用餐方式，护理人员应该严密观察患者进食情况，劝导其细嚼慢咽，防止噎食。力争做到早发现、早抢救。对暴食和抢食患者专人护理，单独进食，控制进食速度。对明显的锥体外系反应者可酌情给予拮抗剂，并为其选用流食半流食，必要时专人喂饭或给予鼻饲。禁止将食物带回病房，防止噎食发生。

（2）护理：噎食发生时，就地抢救分秒必争，立即停止进食，清除口咽部食物，保持呼吸道通畅。迅速用中示指或食管钳掏出口咽部食团。若患者牙关紧闭可用筷子或开口器等撬开口腔掏取食物，解开患者领口，尽快使其呼吸道通畅，用 Heimlic 手法抢救。其他护理人员应立即通知医生，同时维护好患者的进餐秩序。Heimlic 手法包括立位腹部冲击法（意识清楚患者）：①护理人员站在患者身后，用双臂环绕患者腰部，令患者弯腰，头部前倾；②一手握空心拳，拳眼顶住患者腹部正中线脐上方；③另一手紧握此拳，快速向内、向上冲击五次，挤压动作要迅速，压后随即放松；④患者应配合救护，低头张口，便于异物排出。另一种方法：若患者意识不清，①将患者置于仰卧位，救护者骑跨在患者髋部两侧；②一只手的掌根置于患者腹部正中线、脐上方，不要触及剑突，另一只手直接放在第一只手的手背上，两手掌根重叠；③两手合力快速向内、向上有节奏冲击患者的腹部，连续五次，重复若干次；④检查口腔，如异物被冲出，迅速用手将异物取出；⑤检查呼吸、心跳，如果没有，立即实施心肺复苏。

（二）吞食异物

1. 概述　　吞食异物（swallow eyewinker）是指患者吞下食物以外的其他物品。吞食的异物种类各异，小的如戒指、玻璃片、别针。大的如体温表、剪刀、筷子等。除金属外，还可以是布片、塑料或棉絮等。吞食异物可导致非常严重的后果，需严加防范，及时发现和处理。

2. 防范与护理

（1）防范：病区环境应清洁，简化，及时清理杂物。危险品应严加保管并做好安全检查，针线、指甲钳等物品时，应该在护理人员的视线范围内。有食异物史者要严密观察，发现异常及时处理并通知医生，必要时约束保护。

（2）护理：一旦发现患者吞食异物不要惊慌，报告医生，根据异物的种类进行处理。吞食液体异物，立即温水洗胃，防止异物吸收。较小的异物多可自行从肠道排出。若异物较小，但有锐利的刀口或尖峰，应观察口腔或咽部是否有外伤，并嘱进食含较多纤维的食物，同时进行严密的观察，尤其注意患者腹部情况和生命体征。当发现患者出现急腹症或内出血时，应立即手术取出异物。吞食长形异物：如牙刷、体温表等，应到外科诊治，通过内镜取出；如长形固体异物超过 12cm，则不宜食韭菜等长粗纤维食物，因为过长异物不易通过十二指肠或回盲部，经韭菜包裹后更难通过这几个部位，易造成肠梗阻。若患者咬碎了体温表并吞食了水银，应让患者立即吞食蛋清或牛奶，使蛋白质与汞结合，以延缓汞的吸收。在不能确认是否吞食异物时，应及时行 X 线检查确定异物部位及种类并反复追踪复查。

五、木僵患者的护理

（一）概述

木僵（stupor）状态是指患者的动作、行为和言语活动的完全抑制和减少，经常保持一种固定的姿势。是患者在意识清晰时出现的精神运动性抑制综合征，轻者言语和动作明显减少或缓慢、迟钝，又称为亚木僵状态。严重时全身肌肉紧张，随意运动完全抑制。但木僵不同于昏迷，患者一般无意识障碍，各种反射存在，木僵解除后患者可回忆或叙述木僵经过。

（二）防范与护理

将患者安置于安静舒适便于观察照顾的房间内，室内不应放置有危险性的物品，防止患者突然兴奋或起床时发生意外事故。防止患者冲动伤人或被其他患者伤害，并详细记录。做好基础护理，定时翻身，预防压疮，定时给便盆，训练患者规律排便。及时清除口腔分泌物，保持口腔清洁，保证足够的蛋白质、能量和维生素，维持水、电解质平衡。护理过程中尊重和理解患者并及时耐心地做好心理疏导。

六、精神科安全护理

精神科安全护理是精神疾病护理中最重要的环节，危机意外情况贯穿于整个疾病过程，稍有疏忽，便可出现意外。

1. 掌握病情，有针对性防范　护理人员要熟悉病史，病情及诊断，了解患者的精神状态、护理要点、注意事项。加强病房内重点患者的病情观察，对有自杀、冲动伤人行为的患者重点监护，限制患者活动范围，患者外出活动需有专人陪同。

2. 与患者建立信赖关系　护理人员要尊重、关心、同情、理解患者，以真诚、平等、主动的姿态，加强与患者沟通，及时满足其合理需求，使患者感到护理人员温和、亲切、可信赖。在此良好的护患关系基础上患者会主动倾诉内心活动，及时发现危险征兆。

3. 严格执行各项护理常规　护理人员要严格执行各项护理常规，如给药制度，交接班制度，发药时要精力集中，仔细核查，保证患者把药服下后方可离开，防止患者吐药或藏药，必要时检查口腔，严防患者积存药物一次吞服而中毒。对约束的患者，要检查末梢血运，认真交接班。

4. 加强安全管理，做好安全检查及巡视　严格执行安全检查制度，具体做到：入院患者立即查、住院患者天天查、外出患者返回查、探视患者详细查。病室设置要安全，及时修复损坏门窗和门锁，病房内危险物品要严格管理，对于刀剪、皮带、玻璃、钱币、手机等危险品及贵重品应交给家属或代为保管，做好记录，责任到人。加强安全检查，严防危险物品带入病房，患者外出需经医生或护理人员同意。凡有患者活动的场所，都应安排护理人员看护，10～15分钟巡视一次，重点患者不离视线，以便及时发现病情变化，防患于未然。在夜间、凌晨、午睡、开饭前、交接班等时段，病房工作人员较少的情况下，护理人员要特别加强巡视。厕所、走廊尽头，暗角、僻静处都应仔细察看，临床实践提示，此时此地极易发生意外。

 知识链接

保护性约束

精神科病房中急性患者的不合作行为，冲动暴力、逃跑、自伤、破坏规则及拒药会造成工作人员和病员的应激和伤害，而保护性约束作为急性医学干预手段，可减少不合作事件的发生，加强自身行为控制。保护性约束是一项规范的精神科特殊护理操作技术，医护人员针对患者病情的特殊情况，对其紧急实施的一种强制性的最大限度限制其行为活动的医疗保护措施，目的是最大限度地减少其他意外因素对患者的伤害。约束带是一种保护患者安全的装置，用于兴奋躁动、有自伤或坠床危险的患者。

约束对象：有严重消极自杀意念及行为者，极度的兴奋躁动及严重的行为紊乱者，企图出走者，治疗不合作者，木僵患者等。

约束带操作规程：必须有医嘱方可执行，紧急情况下，护理人员可以先约束，医生必须在约束后3小时内补开医嘱。患者情绪稳定后，医师开出解除约束保护医嘱，及时执行并做好登记。

约束方法：临床上常采用护垫式、锁式等约束带、保护衣、约束背心等。老年患者使用的床栏也作为约束保护方法。

护理：约束前要做好解释工作，在约束过程中要爱护患者。约束和非约束患者不能放在同一室，约束的方法要正确，打结不宜过紧过松，约束时间一般30分钟到1小时为宜。密切巡视，观察肢体血运。患者精神症状好转后应及时解除约束，做好安抚工作，消除对立情绪。护理人员及时清点收回约束带。做好约束带使用登记，包括原因、时间、约束带数、部位、操作者签名。

(李正姐)

复习思考题

1. 简述治疗性护患关系的建立包括哪些方面。
2. 简述精神科康复训练护理。
3. 简述精神科的分级护理标准与内容。
4. 精神科专科监护技能主要包括哪些行为的防范和护理？

扫一扫
测一测

第四章

器质性精神障碍患者的护理

 学习要点

器质性精神障碍的护理、临床表现、治疗、病因、发病机制。

 案例分析

某患者，男，75岁，于2年前确诊"脑梗死"。近半年来表现为头晕头痛，记忆力明显下降，对以前的事或刚发生的事不能正确回忆，见到熟人叫不出对方的名字，出了门不知道回家的路，反复检查自己的东西，怀疑别人偷了自己的物品，并常因此与家人争吵，发脾气，有时患者自言自语，表情怪异，生活自理能力差，大小便不能自理，伴睡眠间断等。

器质性精神障碍（organic mental disorder）是指由于脑部疾病或躯体疾病导致的精神障碍。前者称为脑器质性精神障碍，包括脑变性疾病、脑血管病、颅内感染、脑外伤以及脑肿瘤、癫痫等所致的精神障碍；后者称躯体疾病所致精神障碍，由脑以外的躯体疾病所引起，如躯体感染、内分泌疾病、内脏器官疾病等。精神疾病通常被分为"器质性"精神障碍和"功能性"精神障碍两大类，但二者不能截然分开，随着科技发展，人们发现许多功能性精神障碍，如精神分裂症和心境障碍等，存在一些确定的神经系统病理改变。

第一节　器质性精神障碍的常见综合征

器质性精神障碍在临床上主要表现为谵妄、痴呆，此外还有遗忘综合征、器质性幻觉症、器质性妄想障碍等，下面着重介绍谵妄、痴呆这两种最为常见的临床综合征。

一、谵妄

谵妄（delirium）是指以意识障碍、显著的兴奋躁动、感知觉障碍的一组器质性精神障碍综合征，是一过性、急性、广泛性的认知障碍。病变可逆，预后较好。主要特征为：起病急骤，病程短暂，病情发展迅速，意识模糊，常有定向障碍，又称急性脑综合征（acute brain syndrome）。

【病因与发病机制】

引起谵妄的主要病因是颅内病变（如感染、外伤、出血、肿瘤、脑血管疾病）、内分泌失调、水电解质紊乱、药物滥用或其他物质中毒等。其发病机制迄今尚不十分清楚，有人曾提出胆碱能假说，认为血浆乙酰胆碱等神经递质合成减少与谵妄的发生密切相关。

【临床表现】

1．意识障碍　主要以意识清晰度下降为主，是谵妄的核心症状。具有昼轻夜重的特点，又称"日落效应"，即患者白天可以对答如流，晚上却出现意识混浊。表现为神志恍惚、注意力涣散、心不在焉、话不切题。

2．知觉障碍　是谵妄最常见的症状，常有错觉、幻觉、定向障碍。错觉以错视最为常见，其次是错听，内容多呈恐怖性。幻觉以幻视多见，如止血带被看成蛇，药片被看成小虫等，临床上对表现为幻视的患者要考虑器质性精神障碍的可能。定向障碍则表现为时间-地点-人物-自我的依次定向障碍。

3．思维障碍　主要表现为思维不连贯，言语凌乱，如"上课……虫子……好的……太阳"，临床上要以思维破裂相鉴别，思维不连贯是在意识障碍的基础上出现的。推理与解决问题的能力受损，可出现历时短暂、呈片段性的被害妄想。

4．心境异常　情绪异常非常突出，表现为极度恐惧、害怕、焦虑、抑郁，甚至欣快。

5．记忆障碍　以即刻记忆和近记忆力障碍最为显著，尤其是新近发生的事情难以识记。对病中经历多不能回忆，部分患者在恢复期还可出现错构和虚构。

6．睡眠-觉醒周期紊乱　患者睡眠颠倒（白天睡眠而晚上活跃）、睡眠质量差及睡眠时间减少。

二、痴呆

痴呆（dementia syndrome）是指较为严重的、持续性的认知障碍。临床上以缓慢出现的智能减退为主要特征，包括记忆、思维、理解、计算等能力减退，伴有不同程度的人格改变，而没有意识障碍，多数为不可逆，但部分经治疗后可改善。因为起病缓慢，病程较长，故又称慢性脑综合征（chronic brain syndrome）。据调查发现，65岁的老年人痴呆的发病大约是3%～5%，随着年龄的增长发病率亦升高，80岁的老年人发病率增高到20%。

【病因与发病机制】

痴呆可由多种原因所造成。最常见的病因是脑组织变性引起的疾病，在老年期尤以阿尔茨海默病为最常见，占所有老年人痴呆症的60%～70%。其他如颅内占位性病变、脑外伤、脑炎、脑血管性疾患等，也常为发病原因。

【临床表现】

痴呆的发生多缓慢隐匿。记忆减退是其早发的症状。早期出现近记忆障碍，学习新事物的能力明显减退，严重者甚至找不到回家的路。随着病情的进一步加重，远记忆也受损，严重的患者常以虚构的形式来弥补记忆方面的缺损。思维缓慢、贫乏，对一般事物的理解力和判断力越来越差，注意力逐渐受损，出现时间、地点和人物定向障碍。

患者还常伴有语言障碍。初期语言表达仍属正常；随着病情的发展，逐渐表现为用词困难，不能命名；甚至语言刻板、重复、不连贯等；重度患者表现为缄默。

患者还可出现人格改变。表现为兴趣减少、主动性差、社会性退缩，亦可表现为脱抑制行为，如冲动、幼稚行为等。情绪症状表现为焦虑、易激惹、抑郁和情绪不稳等，有时表现为情感淡漠，或出现"灾难反应"，即当患者对问题不能做出响应或不能完成相应工作时，出现突然放声大哭或愤怒的反应。有些患者会出现坐立不安、漫游、尖叫和不恰当的甚至是攻击性行为。还可出现妄想和幻觉。

患者的社会功能受损，早期对自己熟悉的工作不能完成；晚期生活不能自理，运动功能逐渐丧失，甚至穿衣、洗澡、进食以及大小便均需他人协助。

第二节　脑器质性精神障碍的护理

脑器质性精神障碍是指一组包括各种原因如脑部感染、肿瘤、血管性疾病、中毒、外伤、脑变性病等因素直接损害脑组织所致的精神障碍。特点是脑部肯定存在有组织形态学方面的改变。各种脑器质性精神障碍的病因尽管不同，但大多数患者具有共同的临床特征。许多脑部疾病可出现精神障碍，在这里仅介绍几种常见的疾病。

一、脑变性病所致精神障碍——阿尔茨海默病

阿尔茨海默病（Alzheimer's disease，AD）是一种中枢神经系统原发性退行性变性疾病，主要症状为痴呆综合征。起病缓慢而隐匿，是导致老年前期和老年期痴呆的首要原因。据国内调查数据，北京1997年60岁以上老年人的AD时点患病率为5%，阿尔茨海默病是痴呆中最常见的类型，占所有痴呆患者的60%～70%。女性患病率高于男性。

【病因与发病机制】

本病的病因与发病机制目前尚未阐明。近年研究发现下列因素与该病发病有关：

1. 家族史　绝大部分的流行病学研究都提示，AD具有一定的家族聚集性，说明遗传因素在发病中起着一定的作用。家族史是该病的危险因素。有痴呆家族史者，其患病率是普通人群的3倍，此外还发现先天愚型患病危险性增加。进一步的遗传学研究证实，该病可能是常染色体显性基因所致。最近通过基因定位研究，发现脑内淀粉样蛋白的病理基因位于第21对染色体。可见痴呆与遗传有关是比较肯定的。

2. 中毒　在中毒中研究最多的是铝中毒，流行病学研究提示痴呆的患病率与饮水中铝的含量有关。可能由于铝或硅等神经毒素在体内的蓄积，加速了衰老过程。

3. 头部外伤　头部外伤指伴有意识障碍的头部外伤，脑外伤作为该病危险因素已有较多报道。临床和流行病学研究提示严重脑外伤可能是某些该病患者的病因之一。

4. 其他　免疫系统的进行性衰竭、机体解毒功能削弱及慢病毒感染等，以及各种社会心理因素如丧偶、独居、经济窘迫、动荡不定、低教育水平等亦可成为发病诱因。

病理检查可见大脑皮质弥漫性萎缩，神经元大量减少，另可见特征性老年斑、神经元纤维缠结、颗粒性空泡小体等病变。生化检查则可见脑部的胆碱乙酰化酶及乙酰胆碱含量显著减少。

【临床表现】

该病起病缓慢或隐匿,患者及家人常说不清何时起病,进行性加重,无缓解。临床表现为持续进行性的记忆、智能障碍,伴有言语、视空间技能障碍、人格改变及心境障碍。根据疾病的发展和认知功能缺损的严重程度,可分为轻度、中度和重度。

1. 轻度表现 记忆障碍是首发症状之一,尤其以近期记忆的损害最为明显。如经常遗忘物品,丢三落四,言语啰唆、重复等。并且患者对近期记忆下降不肯承认。人格改变也往往出现在此时期,最初的人格改变表现为患者缺乏主动性,活动减少,孤独,自私,对人不够热情。进而对人冷淡,对亲人都漠不关心,懒散,退缩,易激惹。

2. 中度表现 随着病情进一步发展,记忆障碍日益严重,患者的远期记忆也受损,外出后找不到自己家门,叫不出家人的名字,甚至不能正确回答自己的姓名、年龄、工作经历、结婚日期等,患者会以虚构来填补记忆的空白。理解力受损,判断力差,概括、分析能力丧失,逻辑和推理能力也明显受损。如不能完成自己以前熟悉的工作,不能理解别人说的话,甚至丧失日常生活能力。在此基础上可能会出现妄想,被害妄想、被窃妄想、嫉妒妄想多见。也可能将当前所处的环境当作自己原来工作的地点或自己的家、无法判断时间、出现错构现象。语言功能明显下降,出现言语空洞、用词困难、赘述;之后会出现不能交谈,可有重复言语、模仿言语、刻板言语;最后患者只能发出不可理解的声音,甚至失语。

3. 重度表现 记忆力、思考及其他认知功能皆严重受损。患者的远期和近期记忆严重受损,除无法记忆外,还会出现某些神经系统症状。言语方面,时常会发出不可理解的声音,或者缄默不语,思维内容贫乏。甚至缺乏羞耻及道德感,不注意卫生,常常收集废物视作珍宝,乱取他人之物据为己有,争吃抢喝有如小孩,当出现本能活动亢进时会当众裸体,或性行为异常。

最后发展至严重的痴呆,常因并发褥疮、骨折、肺炎等继发性躯体疾病或衰竭而死亡。

脑电图检查早期仅呈现 α 波节律缓慢,晚期为弥漫性慢波。头颅 CT 检查与 MRI 检查结果有时跟临床症状是不平行的,影像结果发现有脑萎缩,但临床症状可能不出现,反之临床症状明显的痴呆表现在影像检查上可能没有明显发现。

二、血管性痴呆

血管性痴呆(vascular dementia,VD)是指由脑血管疾病引起,以痴呆为主要表现的疾病。由于梗死灶多发,曾称为多发梗死性痴呆。本病约占所有痴呆患者的15%,是痴呆的第二大原因,多在中老年起病,男性多于女性。病程多呈阶梯式发展,常可伴有局限性神经系统体征。

【病因与发病机制】

导致本病的危害因素很多,包括高血压,高血脂,糖尿病,房颤,吸烟以及个人喜欢久坐的生活习惯。多数学者认为,VD 是由于脑血管病变(出血和缺血性)引起的脑组织血液供应障碍,导致脑功能衰退。一方面,脑血流量降低的程度与痴呆的严重程度呈正比,另一方面,脑血管病变的部位与痴呆的发生也有重要的关系。

【临床表现】

患者有卒中或短暂性脑缺血发作的病史或有脑血管障碍危险因素病史,体格检查有局灶性神经系统症状或体征。一般包括早期症状、局限性神经系统症状和痴呆症状。

1．早期症状　其潜伏期较长，一般不容易被早期发现。以脑衰弱综合征为主，头痛、头晕、失眠或嗜睡、易疲乏、精力不集中，情绪不稳，近记忆力下降，继发焦虑。

2．局限性神经系统症状　不同部位的脑出血或脑梗死会产生不同的症状，出现不同程度的偏瘫、失语或失认，构音障碍、吞咽困难、中枢性面肌麻痹、癫痫大发作及尿失禁等。

3．局限性痴呆　以记忆力下降为主，主要表现为：患者虽然记忆障碍，但在长时间内能有自知力或部分自知力，且患者知道自己记忆力有下降，由此容易出现焦虑或抑郁情绪。患者在较长时间内日常生活自理能力、理解力、判断力及待人接物均能保持良好的状态。脑影像学检查可能发现脑部血管有明显的改变。

三、脑外伤伴发的精神障碍

颅脑遭受直接或间接的外伤，并在脑组织损伤的基础上出现的各种精神障碍。原发性脑损伤包括脑震荡、脑挫裂伤；继发性脑损伤包括颅内出血和脑水肿。由此引起的精神障碍可以在损伤后立即出现，也可以在损伤后较长的一段时间后才出现。

【病因与发病机制】

病因比较复杂，与颅脑损伤程度、部位和时间有直接关系。此外，与环境因素、个体素质以及损伤前后和损伤期间的心理状态等也有一定关系。其发生机制可能为一过性脑血液循环性障碍，脑细胞紊乱致神经传导通路阻塞，中枢神经细胞膜放电致神经组织兴奋性改变，脑神经元受损引发意识障碍，脑干网状结构受损等。

【临床表现】

1．精神症状

（1）急性期精神障碍：主要表现为损伤后立即出现意识障碍，如脑震荡后出现短暂的昏迷，清醒后出现逆行性健忘；脑挫裂伤后随着损伤的程度不同，出现不同程度的昏迷，由几小时到24小时，甚至更长时间。部分患者可发生持久的近事遗忘、虚构和错构。

（2）慢性期精神障碍：①脑外伤后精神病性综合征：部分脑部外伤的患者经过一段时间后会出现精神病性症状，比如精神分裂样症状、情感症状或偏执症状等；②外伤性癫痫：可在外伤后的数日或数年后出现，以大发作为主，小发作及精神运动性发作也不少见；③外伤后人格改变：多发生于严重颅脑外伤，特别是额叶损伤时，常与痴呆并存。一般表现为情绪不稳、易激动、自我控制能力减退，性格乖戾、粗暴、固执、自私、爱贪小便宜、偷窃和丧失进取心；④外伤性痴呆：轻度者表现为思维缓慢，理解力、判断力和分析综合能力减退，情感淡漠，行为笨拙；严重者记忆力严重减退，综合分析能力丧失，思维贫乏，表情茫然，甚至生活不能自理；⑤智能障碍：严重的脑外伤可导致智力受损，出现遗忘综合征甚至痴呆。主要表现为反应迟钝、注意力降低和记忆力减退；⑥脑震荡后综合征：主要表现为头痛、眩晕、视力模糊、易疲乏、注意力不易集中、记忆减退、思维迟缓、情绪不稳、睡眠障碍等，症状一般可持续数月。

2．躯体症状与体征　头部检查见外伤伤口、伤后瘢痕或术后瘢痕。神经系统检查有相应部位脑组织损伤的症状和体征。

CT、MRI 见脑外伤相应的异常改变。

四、颅内感染伴发的精神障碍——麻痹性痴呆

颅内感染按部位分为蛛网膜下隙、脑实质或局限于脑或脑膜并形成包围区域，但实际上损害很少呈局限性。颅内感染所致精神障碍是指由病毒、细菌、螺旋体、真菌、原虫或其他微生物、寄生虫等直接侵犯脑组织引起的精神障碍，如散发性脑炎、麻痹性痴呆等。本章只介绍比较有特点的麻痹性痴呆。麻痹性痴呆是由梅毒螺旋体侵犯大脑引起的一种晚期梅毒的临床表现，以神经麻痹、进行性痴呆及人格障碍为特点。

【病因与发病机制】

本病是由梅毒螺旋体侵犯大脑实质，引起神经细胞出现退行性病变，神经细胞变性，皮质结构紊乱，其中以额叶的病理改变最为突出。

【临床表现】

1. 精神症状

（1）早期阶段：起病隐匿，不易觉察。以神经衰弱综合征最多见，如头痛、头晕、睡眠障碍、易兴奋、易激惹或发怒、注意力不集中、记忆减退及易疲劳。其次为性格改变，思维迟钝，智能障碍，情绪抑郁及低级意向增加强，脾气与兴趣较过去不同，但变化不明显。

（2）发展阶段：患者出现个性和智能方面的改变。以日趋严重的智能及人格障碍为主，常表现为知觉、注意、记忆、计算、思维等智能活动的衰退，性格改变、不守信用、不负责任，行为轻浮，自私，违反社会道德，幻觉妄想状态，情绪易激惹，出现情感脆弱或强制性哭笑。

（3）晚期阶段：智能衰退严重，即便十分简单的问题也无法理解。痴呆日重，情感淡漠、意向倒错、本能活动相对亢进。

2. 躯体症状与体征　包括神经系统症状和体征，多发生于中、晚期。常见神经体征有阿 - 罗瞳孔，视神经萎缩，吐字不清或单调脱节，书写障碍，睑、唇、舌、指震颤，腱反射亢进。大小便失禁或尿潴留和便秘等。

血清和脑脊液瓦氏反应和康氏试验阳性，脑脊液检查可见细胞数增加。

知识链接

阿 - 罗瞳孔

阿 - 罗瞳孔表现为两侧瞳孔较小，大小不等，边缘不整，光反射消失而调节反射存在。是由于顶盖前区的光反射径路受损，而没影响调节反射径路所致。常见于神经梅毒，偶见于多发性硬化。

五、颅内肿瘤所致的精神障碍

颅内肿瘤可损害正常脑组织、压迫邻近脑实质或脑血管，造成颅内压增高，出现局灶性神经系统症状、癫痫发作或精神症状。颅内肿瘤可为原发性，也可以由其他部位的肿瘤转移而来。脑肿瘤可以引起精神障碍，以20～40岁青壮年多见，男性多于女性。

【病因与发病机制】

颅内肿瘤产生精神障碍的机制颇为复杂，与肿瘤引起的颅高压，肿瘤的部位、性质、生长速度以及个体素质等有关。

【临床表现】

1. 一般表现及颅内压增高的表现　约半数以上患者以头痛为首发症状，约 20%的患者初发症状为癫痫。颅内压增高的症状为头痛、呕吐、神经盘水肿。

2. 精神症状

（1）快速生长的脑肿瘤以意识障碍为主，轻者为意识模糊，注意涣散、表情淡漠、思维迟钝；重者有梦样状态，嗜睡和谵妄，严重者进入昏迷状态。

（2）生长缓慢的脑肿瘤以记忆障碍为主，记忆减退时，多近事遗忘，可有虚构，常见于病期较久与年龄较大的脑瘤患者。可出现幻嗅、幻味、幻听等知觉障碍；有智能的普遍降低，迅速发展为痴呆。

（3）与肿瘤部位有关的局限性肿瘤的精神症状：①额叶：精神症状较其他部位多见（50%～80%），往往在早期及神经系统体征尚未显现之前发生，主要有：主动性缺乏、情绪障碍、智力障碍、人格改变、括约肌功能失控及其他表现（如言语不连贯、运动性失语、无动性缄默、或抽搐发作等神经系统症状）。有的出现精神分裂症样或躁郁症样症状，多见于额叶脑膜瘤，易发生误诊。②颞叶：除出现酷似额叶肿瘤的持续性精神症状外，还可有发作性症状，如痉挛发生（50%）、钩回发作。后者常以幻嗅和幻味开始，随即出现意识障碍，谈话或活动中止，双目凝视，可有非真实感、旧事如新症、似曾相识症、感知综合障碍、强迫思维、异常恐怖或突然情绪变化，同时伴有伸舌、舐唇、咀嚼、摸衣等不自主动作。有时可出感觉性失语。③胼胝体肿瘤常于早期出现严重且多样的精神症状，表现智力减退、记忆障碍、人格改变等。④其他部位脑肿瘤所致的精神症状比较少见，在此不一一列举。

CT、MRI 检查见相应的异常改变。腰椎穿刺可见颅内压增高。

六、癫痫所致精神障碍

癫痫是一种常见的神经系统疾病，是由于不同原因引起的大脑神经元异常放电而引起的慢性反复发作性短暂脑功能失调综合征，具有突然发作和反复发作的特点。按照癫痫发作的国际分类，癫痫可分为部分性发作和全面性发作。按病因不同，分为原发性癫痫和继发性癫痫。Conlonp 报道（1991 年）1/3 以上的癫痫患者可出现各种精神障碍。

【病因与发病机制】

原发性癫痫原因不明，可能与遗传因素有较密切的关系；继发性癫痫多为脑部疾病或全身性疾病的临床表现之一，如脑血管病、颅脑外伤、脑膜炎等。其发病机制尚未完全明确。本质是脑部细胞受到遗传、感染、外伤、肿瘤、中毒、代谢等因素的影响而发生生化改变，继而发生异常放电的缘故。

【临床表现】

癫痫所致精神障碍可分为发作前、发作时、发作后以及发作间歇期精神障碍。

1. 发作前精神障碍　表现为前驱症状和（或）先兆。前驱症状发生在癫痫发作前数小时至数天，尤其以儿童多见。表现为易激惹、紧张、失眠、坐立不安，甚至极度抑郁，往往随着癫痫发作而终止。先兆是在癫痫发作前出现，通常只有数秒，很少超过1分钟，是一种部分发作。不同部位的发作会有不同的表现，但同一患者每次发作前的先兆常相同。

2．发作时的精神障碍　①精神性发作：包括各种精神症状，如错觉、幻觉、视物变形、似曾相识症、旧事如新症、强制性回忆、强制性思维、焦虑、恐惧等。但是，就每个患者而言，仅出现其中几种症状。②自动症：这是一种无目的、反复发作、突然终止的运动和动作，持续时间一般为1～5分钟，事后不能回忆。发作时表现为无意识的重复动作，如咀嚼、伸舌、吞咽、咂嘴、摸索、走动、吐痰、扮鬼脸等；有时患者也能完成较为复杂的动作，如开门外出、整理床铺、搬运物体等看似有目的性的动作，但就其整体而言缺乏同一性，与周围环境不相适应。事后患者往往对发作期间的事情完全遗忘。③神游症：实际上它是一种持续时间较长的、更为罕见的自动症，历时可达数小时、数日甚至数周，它和自动症的区别在于癫痫性神游症时意识障碍程度较轻、异常行为更为复杂、持续时间更长。而且，神游症时患者对当时周围的环境有一定的感知能力，可在相当长一段时间内从事复杂、协调的活动，如购物、付款、简单交谈等。④朦胧状态：发作突然，通常持续1小时至数小时，有时可长至1周以上。在意识清晰度下降的情况下伴有意识范围缩小，可出现幻觉或错觉，会出现焦虑、恐怖情绪，以及攻击或逃避行为。

3．发作后精神障碍　典型的表现就是谵妄状态的逐渐消失，此期持续时间从几分钟到几小时。

4．发作间歇期精神障碍　此期是指在癫痫病程中发作间歇期出现的一组精神障碍。主要包括：①慢性精神分裂症样精神病：通常在癫痫发作许多年后发生，多见于颞叶癫痫。患者意识清晰，但出现偏执性妄想和幻觉（尤其是幻听），也可表现为思维紊乱，如思维贫乏和病理性赘述等。表现酷似精神分裂症，不同的是患者的情感表达和社会接触保持完好，同时也较少出现紧张症候群。②情感障碍：以焦虑和抑郁为主，躁狂较少见，也可出现周期性恶劣心境，患者在无明显诱因的情况下会突然出现情绪低落、紧张、苦闷、易激惹，甚至出现攻击性行为。情感障碍的患者自杀危险性增加。③人格障碍：约半数的癫痫患者会出现人格改变。主要特征是：性行为异常，情绪不稳定，思维贫乏，如性欲增强或降低，患者说话、行动缓慢、过度重复不重要的细节等。④智能障碍：少数癫痫患者会出现记忆衰退，不能集中注意力，判断力下降，但大多数患者的智能障碍是轻度的，随着科学的进步以及临床治疗效果的提高，成年患者因癫痫发作而出现进行性智能减退者已少见。

脑电图检查可见异常，CT、MRI 可能探查到脑部的损害，

七、脑器质性精神障碍的治疗原则

1．积极治疗原发病　AD：改善认知功能，营养神经；VD：改善脑血流量，促进大脑代谢；麻痹性痴呆：抗菌治疗；脑外伤：手术及对症治疗；脑肿瘤：手术、化疗、放射治疗；癫痫：抗癫痫治疗、手术及电休克治疗。

2．控制精神症状　对于兴奋不安的患者可用奋乃静、利培酮或喹硫平等药物药物；处于抑郁、焦虑状态的患者可服用少量的抗抑郁药物，如氟西汀、帕罗西汀、文拉法新等。

3．支持治疗　补充营养、水分，纠正水电解质及酸碱平衡失调，给予大量的维生素及营养神经的物质，以促进脑细胞功能的恢复。

八、脑器质性精神障碍的护理

【主要护理诊断】

1．急/慢性意识障碍　与各种脑器质性疾病所致脑组织损害有关。

2．有窒息的危险　与癫痫发作时的意识丧失有关。

3．有暴力行为的危险　与兴奋、躁动、幻觉等精神症状有关。

4．有受伤的危险　与意识障碍、感觉障碍或精神障碍有关。

5．营养失调：低于机体需要量　与发热、摄入不足、感染有关。

6．部分自理能力缺陷　与意识障碍或精神障碍、运动障碍有关。

7．语言沟通障碍　与认知功能障碍有关。

8．有感染的危险　与呼吸道、泌尿道、皮肤清洁不及时有关。

9．家庭应对无效　与失去应对疾病能力或经济承受能力有关。

10．气体交换受损　与癫痫发作时牙关紧闭、呼吸肌痉挛有关。

11．知识缺乏　与患者本身对疾病的了解少有关。

12．走失的危险　与意识障碍、痴呆、记忆力下降有关。

13．睡眠型态紊乱　与脑部病变导致缺氧、焦虑、环境改变有关。

14．有自伤、自杀的危险　与伴发抑郁状态、对无效的治疗失去信心、不堪忍受疾病的折磨有关。

【护理措施】

1．安全和生活护理

（1）提供安全、安静的环境：将患者安置于重病室，室内环境应整洁、舒适、安全、光线适中、颜色淡雅、物品简单化并备有抢救物品，急性期或痴呆晚期的患者可设专人护理。

（2）个人卫生及皮肤护理：鼓励或指导患者完成晨晚间自护，防止生活技能的丧失；定期督促或协助患者洗澡、更衣、理发、剃须、修剪指（趾）甲；保持床单整齐、清洁、干燥，嘱咐或协助患者定时翻身，并按摩骨突或受压部位，避免发生皮肤组织损伤及并发症的危险。

（3）饮食护理、睡眠护理和大小便护理：参见本系列教材《基础护理技术》有关内容。

2．密切观察病情变化　首先应观察生命体征的变化：生命体征的变化与脑部疾病的关系非常密切，颅内感染的患者要密切观察体温变化，其他患者体温升高时，应注意是否有合并感染的可能，当患者血压升高，脉搏缓慢有力，呼吸慢而深的现象时应考虑是否有颅内压急性增高的可能；观察瞳孔的变化：双侧瞳孔大小是否正常，是否等大等圆，对光反射是否灵活等，如果两侧瞳孔不等大，对光反应迟钝，可能为脑疝发生的前兆等；观察意识的变化：意识的变化反映颅内疾病的严重程度。

3．对症护理　脑器质性精神障碍患者可出现头痛、恶心、呕吐、高热及昏迷等症状，护理措施同内科；在此重点介绍癫痫大发作及持续状态的护理。

（1）癫痫大发作的护理：①立即将患者平卧、头偏向一侧，迅速松开衣领和裤带；

②将患者头侧向一方，以便分泌物自然流出，应将患者衣领及扣子解开，取掉义齿，保持呼吸道通畅；③将毛巾塞于上下牙齿之间，以免咬伤舌头，不可强行按压抽搐的身体，以免骨折及脱臼；④发作终止后，使患者卧床休息，专人护理。

（2）癫痫持续状态的护理：①立即将患者的头转向一侧，清除口中分泌物，防止吸入和窒息，如有窒息时，应作气管切开或行气管插管；②立即作血压、呼吸、脉搏、心电监测；③常规吸氧；④防止肢体损伤，床边加床栏；⑤迅速建立静脉输液通道，保持输液通畅；⑥做好基础护理，保持清洁，定时翻身、擦背，及时处理大、小便。

4．精神症状的护理

（1）意识障碍的护理：失去自理生活和自卫能力，还可危及他人的安全。要按病情特点安排于重病室或单间病房，病室要安静、空气新鲜，布置力求简单，光线柔和，防止不良的刺激，避免激惹患者。密切观察意识状态的变化，及时发现患者的病情变化。

（2）谵妄状态的护理：因患者思维紊乱、言语不连贯、定向力障碍、生动而丰富的视、听幻觉，内容多为恐怖性，患者会产生恐惧、躁动不安、紧张，常有突然的、无目的的、强烈的冲动和攻击行为。应安排专人护理，设床档，防止患者坠床或摔伤，必要时约束患者；密切观察病情变化，重视患者特殊行为的先兆症状，注意患者突然变得安静是否出现昏迷；当患者因受幻听、幻视、妄想支配而产生伤人、毁物、自伤等异常行为时，严禁患者单独活动，将患者安置于重病室，并在工作人员的视线下活动，每10分钟巡视1次，必要时专人陪护；并做好病房内的安全管理工作，清除所有危险物品，减少环境中潜在的危险因素。

（3）人格改变的护理：要富有同情心，对患者不歧视。在治疗、生活、心理等方面关心患者、主动接触患者，了解其心理反应，与患者建立良好的关系，取得患者的信任。护理人员要诚恳热情，精力充沛，冷静耐心，只有这样才能取得患者信任。

（4）焦虑、抑郁状态的护理：应加强对患者情绪变化的监护，对焦虑明显的患者，护理人员要重视与患者的沟通，缓解焦虑情绪；对抑郁状态的患者，要避免单独居住、单独活动，护理人员要加强巡视，严密观察病情变化，严防患者出现自伤、自杀行为，并鼓励患者参加工娱活动。

（5）智能障碍的护理：定向力、记忆力出现障碍的患者，要反复向患者说明所处的时间、地点以及周围人物的身份，并不断纠正患者出现的错误；在患者经常活动的地方要有明确的标志。语言沟通障碍的患者，与患者交谈的距离不能太远，一般以一臂的距离比较合适；交谈时要以患者目光对视，多鼓励让患者增强自信心，和患者进行交流的时候一定要用最简洁的句子进行，尽量放慢语速，重复关键词，让患者更加容易理解。

5．健康指导

（1）建立健康的生活模式，如规律生活、合理饮食、不吸烟、不酗酒、劳逸结合，保证充足的睡眠和休息。

（2）指导患者加强体质锻炼，注意个人卫生，减少到公共场所及人多环境的机会，避免各种病毒和细菌侵袭与感染，减少诱发因素。

（3）出院后仍需要较长时间的治疗，应坚持按时、按量服药，不要随意增减药量或骤然停药，同时观察用药后反应，并定期到医院复诊。

（4）嘱患者正确处理生活中遇到的困境和问题，并认识自身人格方面存在的问题，逐步学会控制、克服不良行为，保持乐观情绪，增强战胜疾病的信心。

（5）让患者承担力所能及的家务劳动，找回自己在生活中的价值。

（6）指导家属识别疾病的一些早期症状，掌握复发的先兆，观察药物不良反应的表现，如一旦发现药物中毒的紧急情况，要立即送医院抢救。

（7）如残留智力减退、行为障碍、人格改变或痴呆等后遗症状，则应加强教育，并给予适当的体育锻炼及功能训练等康复措施，协助患者克服各种困难，使其最大限度地恢复社会功能，重建社交能力，如引起生活困难，可让患者随身携带写有姓名、住址、联系电话及疾病诊断的个人信息卡，尽量避免患者单独外出。

（8）加强对患者的监护和管理，减少对家庭和社会的干扰，防止意外事件的发生。

第三节　躯体疾病所致精神障碍的护理

一、概述

躯体疾病所致精神障碍（mental disorders due to physical diseases）是指由于各种原因引起的躯体疾病影响脑功能紊乱所致的精神障碍，又称体因性精神障碍或症状性精神病。各种躯体疾病所致的精神障碍无特异的症状，不同的躯体疾病可导致相似的精神症状，而同一种躯体疾病亦出现不同的精神综合征。

【病因与发病机制】

躯体疾病所致精神障碍的病因通常认为躯体疾病是主要因素，但临床上患某种躯体疾病的患者中只有少数会发生精神障碍，显然，身体疾病并不是唯一的病因，还可能与其他因素有关，包括患者的生物学因素，如性别、年龄、遗传因素、个性特征、既往的神经精神病史等；心理因素，如应激、心理冲突等；环境因素，如空气污染、环境嘈杂、潮湿、拥挤的居住条件等。

其发病机制可能包括以下几方面：躯体疾病本身，如高热、心血管疾病等直接引起脑组织供血供氧不足；细菌、病毒等外源性物质的毒素或中间代谢产物对脑细胞的影响和破坏作用；水、电解质紊乱，酸碱平衡失调，内分泌激素与维生素不足等引起脑功能障碍；中枢神经递质失调，特别是脑内单胺递质代谢异常；Lipowski 认为，各种躯体疾病均可以引起机体代谢障碍，并进一步导致能量产生不足，而大脑对能量的供应十分敏感，且在躯体患病时对能量的需求明显增大，这种供求矛盾其结果势必会造成大脑能量供应不足，并导致功能紊乱而出现精神障碍。

二、常见躯体疾病所致精神障碍的临床表现

以下介绍常见的躯体疾病所致精神障碍。

（一）常见的躯体感染所致精神障碍

躯体感染所致精神障碍是指由病毒、细菌、螺旋体、真菌、原虫或其他微生物、寄生虫等所致脑外全身性感染，如流感、肺炎、败血症、梅毒、伤寒、恶性疟疾、血吸虫病、人类免疫缺陷性病毒（HIV）感染等所致的精神障碍，但不包括颅内直接感染时出现的精神异常。

1．肺炎所致的精神障碍　多为高热谵妄，也可出现欣快、记忆力减退、定向障碍和虚构，部分可有短暂而片断的幻觉和被害妄想。

2．流行性感冒所致的精神障碍　前驱期主要表现为头痛、乏力、睡眠障碍等神经症样症状，随病情发展，可出现意识朦胧或谵妄状态，期间，部分患者可出现潮湿性幻觉。

知识链接

潮湿性幻觉

潮湿性幻觉是流行性感冒时特有的精神障碍。主要表现为患者感到仿佛有水或其他液体灌入身体或感到仿佛用空针向体内注水以致身体感到肿胀，或看到泛滥的湖泊，在幻觉的同时可出现被水淹没的焦虑、妄想观念等。此症状持续时间不长，一般数小时至数天。

3．破伤风所致的精神障碍　由破伤风毒素引起的精神症状，表现为嗜睡、抑郁、迟钝、寡言少语、缺乏主动性、常见肌张力增高和抽搐发作等。

4．伤寒所致的精神障碍　初期多见谵妄，部分患者在意识障碍恢复后可出现短暂的幻听、持久的遗忘，有的出现躁狂表现。

5．败血症所致的精神障碍　高热时常见嗜睡、朦胧、谵妄，少数患者可有幻觉、错觉。

6．艾滋病所致的精神障碍　患病初期表现为焦虑、抑郁等，随病情发展可表现为痴呆综合征，如迟钝、健忘、情感淡漠、行为退缩，部分患者可出现缄默症以及昏迷等。

（二）内脏器官疾病所致精神障碍

内脏器官疾病所致精神障碍是指由各重要内脏器官，如心、肺、肝、肾等严重疾病时所引起的精神障碍。

1．肺性脑病　是指肺源性心脏病所致的精神障碍。患者有意识障碍，从嗜睡、朦胧、谵妄直至昏迷，患者还常伴有癫痫发作、扑翼样震颤、不自主运动等神经系统体征。

2．肝性脑病　是指各种严重肝脏疾病所致的精神障碍。精神症状表现为迟钝、少动、寡言或躁动、兴奋，严重时为嗜睡、谵妄、昏睡甚至昏迷。部分患者表现为幻觉、妄想或木僵，少数患者可出现人格改变或智能障碍。

3．心源性脑病　由各种心脏疾病所致精神障碍。有神经衰弱综合征、谵妄、抑郁状态及幻觉妄想状态等。

4．肾性脑病　指肾脏疾病所致的精神障碍。精神症状主要有意识障碍，可表现为嗜睡、谵妄甚至昏迷，也可表现为幻觉妄想状态、抑郁状态、躁狂状态或痴呆状态。

另外，还有内分泌疾病，营养、代谢疾病，结缔组织疾病等所致的精神障碍。

三、躯体疾病所致精神障碍的临床诊断与治疗

主要涉及原发病的诊断、精神障碍的诊断、躯体疾病的诊断以及躯体疾病与精神障碍之间关系的诊断。治疗原则主要包括病因治疗、支持治疗以及对症处理精神症状。

四、躯体疾病所致精神障碍的护理

【主要护理诊断】

1. 急性意识障碍　与各种原因所致脑损害、体温过高有关。

2. 有暴力行为的危险　与幻觉、妄想有关。

3. 有受伤的危险　与意识障碍、感觉减退、反应迟钝有关。

4. 焦虑　与调适机制发生困难有关。

5. 自理能力受损　与认知功能障碍、意识障碍有关。

6. 营养失调：低于机体需要量　与生活自理能力差导致营养摄入不足有关。

7. 睡眠型态紊乱　与情绪不稳、环境改变、躯体不适有关。

8. 自我认同紊乱　与躯体疾病所致的外表或功能改变、精神障碍对外表的不现实以及与自我概念对自我尊重、角色表现和个人认同的影响有关。

9. 语言沟通障碍　与躯体疾病所致局部功能障碍或意识障碍等有关。

【护理措施】

与脑器质性精神障碍大致相同，在此不再叙述，请参考本章第二节的护理措施。

（徐国莲）

 复习思考题

1. 阿尔茨海默病的临床表现是什么？

2. 癫痫发作时精神障碍主要有哪些表现？

3. 脑器质性精神障碍的护理措施有哪些？

课件
05◎PPT

第五章

精神活性物质所致精神障碍患者的护理

 学习要点

精神活性物质所致精神障碍的分类、临床表现、治疗要点、护理措施。

扫一扫
知重点

 案例分析

　　王先生，30岁，已婚，工人。因好奇心驱使及朋友唆使于2015年6月开始吸食海洛因，患者刚开始吸食后感觉全身舒服，心情极好，精神振奋，有一种常人难以体验到的愉快感，不吸则心烦、焦虑、急躁、失眠、流涕、头晕、脑胀、腹痛、恶心、呕吐，打骂家人，并出现情绪低落等，不能正常工作，家人劝说无效。于2016年3月开始静脉注射海洛因，每天注射3～4次，用量1.0～1.5g/d。患者知道吸毒有害，但难以控制，在家人劝说并强迫下于2016年10月住院接受脱毒治疗。体格检查：消瘦、乏力、皮肤黯淡、恶病质状，四肢有多个陈旧性针眼瘢痕及数条静脉穿刺形成的静脉条索，余无异常。精神检查：意识清，精神萎靡，流泪、流涕、手抖、情绪低落，易激惹，定向力可，未引出幻觉、妄想，对海洛因仍有强烈欲望。实验室检查无异常。

　　请思考：

　　1. 该患者可能的医疗诊断是什么？

　　2. 如何对该患者实施护理措施？

第一节　概　述

　　药物滥用是全球性的公共卫生和社会问题。自20世纪80年代以来，我国各省、自治区、直辖市都不同程度地存在着与毒品有关的违法犯罪活动，中国已由毒品过境受害国转变为毒品过境与消费并存的受害国。《2015年中国毒品形势报告》显示，冰毒、摇头丸、K粉等新型化学合成毒品成为消费新宠，在很多大中城市，吸食新型毒品的人占吸毒者总数的60%以上，有的城市甚至超过90%。特别是青少年已成为我国毒品消费单独主要群体。吸毒不仅使劳动力丧失、引起心身疾病，还会造成传染性疾病的传播等，严重危害我国人民身心健康及家庭社会的稳定。从公共卫生角度看，吸烟、饮酒人群基数较大，所造成的健康影响不容忽视。

【基本概念】

1．精神活性物质　精神活性物质又名成瘾物质，是指来自体外的可显著影响精神活动，并可致成瘾的化学物质。包括酒类、阿片类、大麻类、兴奋剂、致幻剂、镇静催眠剂、烟草等。

2．依赖　依赖是一种强烈地渴求，并且反复使用，以获得快感或避免不快感为特点的一种精神和躯体性病理状态。依赖可分为精神依赖和躯体依赖两种。精神依赖又称心理依赖，是指使用者对精神活性物质强烈的渴求，以期获得使用后的特殊快感，驱使其为寻求这种感觉而反复使用此药物，表现出所谓的渴求状态。躯体依赖也称生理依赖，指反复使用精神活性物质，使中枢神经系统发生了某些生理、生化改变以致需要药物持续地存在于体内，否则机体难以正常工作，表现出耐受性增加和戒断的症状。

3．滥用　滥用是指自行或不恰当地使用医学上不必要的精神活性物质，并对使用者和社会都造成了一定损害，ICD-10 称为有害使用。滥用者进入有害的强制使用方式，常可形成依赖。

4．耐受性　耐受性是一种状态，指使用者长期持续地使用某种物质，若欲达到预期效应，必须明显增加使用剂量，若仅使用原来的剂量则效果明显降低。

5．戒断状态　戒断状态是指因停用精神活性物质、减少使用剂量或使用拮抗剂所出现的特殊的心理生理症状群，是躯体性依赖的特征。症状和病程与所使用的精神活性物质的种类和剂量有关，一般表现为与所使用物质的药理作用相反的症状。

【分类】

根据精神活性物质的药理特性，现分为以下几类。

1．中枢神经系统抑制剂　如酒精、巴比妥类和苯二氮䓬类等。

2．中枢神经系统兴奋剂　如苯丙胺、咖啡因、可卡因等。

3．阿片类　如阿片、吗啡，海洛因、哌替啶、美沙酮等。

4．大麻　大麻是一种古老的致瘾剂，仅次于鸦片。医疗上可用于减轻抗癌化疗中产生的恶心、呕吐等症状。吸食后使人欣快，可出现错觉和感知综合障碍，兴奋后出现不安、抑郁、共济失调，继而进入睡眠。

5．致幻剂　能改变意识状态或感知觉，如麦角二乙酰胺（LSD）、仙人掌毒素等，临床上用 LSD 治疗慢性酒精中毒和减轻疼痛。

6．挥发性溶剂　如丙酮、甲苯、苯环己哌啶（PCP）类。

7．烟草　如香烟、雪茄等。

【病因及发病机制】

1．生物因素　受体学说表明，现已发现脑内存在对吗啡有特殊亲和力的吗啡受体，以及内源性吗啡受体激动剂，并推测药物依赖性的迅速形成可能与外源性吗啡与吗啡受体的特殊结合有关；"犒赏系统"理论认为，脑内的某些特定部位，用药后可产生复杂感觉，如欣快感等可能与药物依赖形成有关；生物胺学说认为，5-羟色胺、多巴胺等单胺类神经递质参与了镇痛和药物依赖的形成；也可能和代谢耐药性与细胞耐药性及戒断综合征的受体废用性增敏学说有关，此外，遗传因素在物质依赖中也有重要作用，瑞典 Kaji 的双生子研究以及寄养子研究、家系研究均表明酒精中毒与遗传因素有关。

2. 社会因素　社会环境、社会生活方式、社会文化对精神活性物质的使用有很重要的影响。在某些国家，人们把饮酒视为生活必需，是文化表现，并采取认可的态度，致使酒精依赖逐年上升。在西方社会毒源广泛，毒品泛滥，势必易引起吸毒成灾；在社会态度的影响下，药物依赖也有性别差异，男性远多于女性；社会文化背景也决定了人们对药品的可接受性，如某些宗教在举行仪式时用大麻增加气氛，使大麻滥用成为合法行为。

3. 心理因素　某些心理学家认为，吸毒者有某些特殊性格特征，如适应不良、过度敏感、对外界耐受性差、冲动性、不顾及人际关系及社会义务等是导致吸毒的潜在根源；嗜酒者病前人格特征常为过度敏感、易于冲动、易生闷气、缺乏自尊、自我为中心、反社会行为等。个体素质因素也表现在对药物的反应不同，如有人第一次注射吗啡后就有欣快感，而某些健康人表现的是恶心、呕吐、头晕、肠蠕动加快等不愉快的感觉，有研究表明，越能产生"良好"感觉的药物，越容易造成依赖性；行为学派认为，对药物依赖者来说，药物是一种行为的强化因子，最终会使依赖行为成为顽固的、牢不可破的行为模式

第二节　精神活性物质所致精神障碍的临床特点

一、酒精依赖和酒精中毒

【酒精依赖性精神障碍】

酒精依赖俗称"酒瘾"，由于长期反复饮酒所导致的对酒精渴求的一种特殊心理状态。患者这种渴求所致的行为已极大地优先于其他重要活动。一般饮酒 10 年以上可形成依赖，而青少年和女性，6～7 年甚至更短时间内便可形成依赖。酒精依赖患者对饮酒有强烈的渴求且无法自控，饮酒模式固定。经常欺骗或殴打家人，变得自私、没有责任感。离婚、失业、交通肇事、犯罪及自杀的比例在酒精依赖者中都较高。

出现戒断症状是酒精依赖的标志。当患者突然停止饮酒或减少饮酒量数小时后，会出现一系列的精神和躯体症状，如抑郁、焦虑、恶心、呕吐、食欲不振、心悸、出汗、失眠，以及手、足和四肢震颤、共济失调等。若饮酒及时会缓解戒断症状。患者会反复出现戒酒后重新饮酒，并短时间内再现原来的依赖状态。

【酒精中毒性精神障碍】

1. 酒精中毒性幻觉症　在意识清晰时可出现幻觉，幻听最多见，且夜间加重，内容多为斥责、辱骂、诽谤和威胁，有"包围性幻听"之称，严重者可产生攻击或自杀行为。

2. 酒精中毒性妄想症　患者在意识清晰时出现嫉妒妄想和被害妄想，内容荒谬，受其支配可出现攻击及杀人等行为。

3. 柯萨可夫综合征　主要表现为严重的近记忆力障碍、错构、虚构、遗忘和定向力障碍。遗忘以顺行性遗忘多见，患者不能学习新的言语及非言语信息。但患者的情绪显得活跃和欣快，且对自己的缺陷并不苦恼。

4. 酒精中毒性痴呆　慢性酒中毒反复出现震颤谵妄和痉挛发作，发生急性或慢性进行性人格改变、智力低下和记忆缺损等痴呆状态。

5. Wernicke 脑病　是最严重的酒精中毒性精神障碍。与维生素 B_1 缺乏有关，表

现为眼球震颤和眼球不能外展,意识障碍伴定向、记忆障碍和震颤谵妄等。

【治疗要点】

1．戒酒　是治疗能否成功的关键,轻者可一次性戒断,重者可逐渐戒断,避免出现严重的戒断症状,在戒酒期间尤其是第一周,要密切观察患者的体温、脉搏、呼吸、血压和意识状态等。

2．戒酒硫治疗　戒酒硫是一种无毒物质,能抑制肝细胞乙醛脱氢酶,使酒精代谢停留在乙醛阶段,造成乙醛在体内聚积,患者如在服药期间饮酒,5～10分钟后出现恶心、头痛、焦虑、胸闷等,使患者厌恶饮酒。

3．对症处理　如在洗胃和补液的基础上,可选用抗精神病药物如氟哌啶醇,从小剂量开始,至症状控制减量,或者苯二氮䓬类药物如地西泮、氯硝西泮。也可采用厌恶法如依米丁、阿扑吗啡等与酒合用催吐来戒酒。

4．行为疗法和认知心理治疗等心理治疗。

二、阿片类物质伴发的精神障碍

【分类】

阿片类物质是指天然或者合成的、对机体产生类似吗啡效应的一类药物,阿片类物质包括:①阿片;②从阿片中提取的生物碱,如吗啡;③吗啡衍生物,如海洛因;④人工合成的具有吗啡样作用的化合物,如哌替啶、美沙酮等。以海洛因为例,常见的吸食方法有:加入香烟中吸食,放置于锡纸上加热烫吸,静脉注射或皮下注射等。

【临床表现】

阿片类物质作为药物具有镇痛,镇静作用;能抑制呼吸,咳嗽中枢及胃肠蠕动,同时能兴奋呕吐中枢和缩瞳作用;止泻,扩张皮肤血管,改变内分泌作用。并具有改变心情,产生强烈快感的作用,此作用和镇静作用很易产生耐受性。产生依赖的特征是吸食量不断增加,减量或断药出现戒断综合征的表现。一旦形成依赖,个体的心理特征、精神状态、社会功能出现特征性的变化,具体表现如下:

1．阿片类依赖　常见为海洛因依赖,以中青年男性多见,以静脉注射海洛因为例,刚注入时有强烈如电击的快感,继之以1/2～2小时的松弛状态,表现为似睡非睡,自感宁静、温暖、快慰、愉悦的幻想驰骋,忧愁苦恼全消。继之出现精神振作,自我感觉良好,直至下次用药,这种状态可维持2～4小时,吸食者为得到并保持这种快感,不得不重复使用,以至耐受性不断增加,多于吸食一个月后产生依赖。海洛因依赖的常见临床表现包括:①精神症状:情绪低落,易激惹;服用药物后则情绪高涨,思维活跃。性格变化明显,自私,说谎,诡辩,缺乏责任感。记忆力下降,注意力不集中,主动性及创造性减低。失眠,睡眠质量差;昼夜节律颠倒,夜间用药,白天睡觉。不工作,活动减少。智能障碍不明显。②躯体症状:营养不良,体重下降,食欲丧失,便秘,皮肤干燥。性功能下降,男性患者出现阳痿,女性患者出现月经紊乱,闭经。自主神经方面可有头晕,冷汗,心悸,体温升高或降低,白细胞升高,血糖降低。③神经系统:可见步态不稳,震颤,缩瞳,腱反射亢进以及吸吮反射等。

2．戒断综合征　戒断反应的轻重与用药种类、剂量、用药次数等有关。典型表现是,在停止用药或减少用药或使用拮抗剂8～12小时后,最先出现哈欠,流涕,流泪,寒战,出汗等。随后陆续出现各种戒断症状,如厌食,恶心呕吐,腹泻,腹痛,瞳孔扩大，情绪恶劣，焦虑，烦躁，全身疼痛，肌肉抽搐，心跳加速，呼吸急促，血压升高，以及失眠，抑郁，烦躁不安，意识障碍，嗜睡，谵妄，伴有鲜明生动的幻觉等。上述症状在36~72小时达高峰，7~10日内平息。在戒断反应期间，患者可出现强烈的心理渴求和自主行为，如抱怨，恳求，不择手段的求药行为。此时若恢复使用阿片类物质，能迅速消除症状。

3. 阿片类物质过量与中毒　过量中毒者，多有意识不清，可达深度昏迷。呼吸极慢，甚至每分钟2~4次。皮肤冰凉，体温下降，血压下降，瞳孔缩小。当缺氧严重时，瞳孔可扩大，对光反射消失。肌肉松弛，下腭松弛，舌向后坠阻塞气道等。严重病例的特征性表现是昏迷，呼吸抑制，针尖样瞳孔三联征。

【治疗要点】

1. 中毒治疗　过量中毒时可缓慢静脉推注拮抗剂纳洛酮0.4mg，可见患者呼吸转佳、意识恢复。必要时每2~3小时重复注射。

2. 脱瘾治疗　为控制戒断症状，需脱瘾治疗，可采用美沙酮替代递减法、可乐定脱瘾法及小剂量抗精神病药注射治疗法等；纳曲酮预防复发以及康复治疗。

三、镇静、催眠、抗焦虑类药物所致精神障碍

【分类】

镇静催眠药物包括巴比妥类药物及非巴比妥类药物，巴比妥类药物有长效类药物如巴比妥、苯巴比妥，中效类药物如异戊巴比妥、戊巴比妥，短效类药物包括司可巴比妥等。其中，短效作用的巴比妥类药物最易成瘾，并产生快速耐受性。非巴比妥类药物如水合氯醛、眠尔通等也易成瘾。常见的抗焦虑药物包括氯氮䓬和各种安定药。服用镇静、催眠、抗焦虑药物后可解除紧张、获得欣快感，以致产生强烈的欲望，甚至达到非服不可的程度，其精神依赖较吗啡、可卡因弱，由于耐药性的增高，剂量加大，如大剂量长期反复使用就会产生躯体依赖。

【临床表现】

1. 药物依赖　长期大量服用巴比妥类药物及其他镇静催眠药物者主要引起人格变化和明显的智能障碍。人格改变主要表现为丧失进取心，对家庭，社会失去责任感，患者变得自私，说谎，不关心家庭；性格变得孤僻，意志消沉，千方百计不择手段地取得药物，寻药成为生活的中心。智能障碍表现为患者主动性和创造性降低，记忆力下降，注意力不集中，计算力和理解力均有损害。躯体可表现消瘦、乏力、食欲低下、胃肠功能不良、皮肤无光泽、面色灰暗、多汗、性功能明显低下或消失，常伴有中毒性肝炎等。神经系统可见舌、手震颤，腱反射亢进等。

2. 戒断综合征　一般在停药1~3天后出现，依赖的剂量越大，药物的镇静作用越强，戒断症状越重。轻者浑身难受、不适、流泪、心慌、眩晕等。重者出现全身肌肉抽搐、大小便失禁、意识障碍、幻觉、兴奋、冲动、言语零乱、多疑等。上述症状一般于2~3周恢复。

3. 过量中毒　一次性大量服用巴比妥类药物，可出现意识障碍，伴有震颤、吐字不清、步态不稳等神经系统体征，严重者可死亡。

【治疗要点】

1. 巴比妥类药物中毒处理主要是洗胃和增加排泄。

2. 安定类药物中毒可用氟马西尼治疗，效果显著。

3. 戒药治疗时采用逐渐减量法，另外加强心理护理和社会家庭支持治疗。

四、中枢神经系统兴奋剂

中枢神经系统兴奋剂又称精神兴奋剂，包括咖啡或茶中所含的咖啡因，主要引起社会关注的是可卡因和苯丙胺类药物，后者在医疗上可用于减肥、治疗儿童多动症和阵发性睡眠病。包括苯丙胺、冰毒及摇头丸等非法类兴奋剂和麻黄碱、匹莫林、哌甲酯、芬氟拉明等合法类兴奋剂。

【临床表现】

苯丙胺类兴奋剂（ATS）除有强烈的中枢神经兴奋作用和致欣快作用外，还包括觉醒度增加、支气管扩张、心率加快、排血量增加和口干、食欲降低等。急性中毒的临床表现有中枢神经系统和交感神经的兴奋症状。轻度中毒时出现瞳孔扩大、脉搏加快、血压升高、出汗、口渴、呼吸困难、反射亢进、头痛、兴奋躁动等症状；中度中毒表现为精神错乱、谵妄、幻视、幻听和被害妄想等精神症状；重度中毒时出现心律失常、循环衰竭、出血或凝血、胸痛、高热、昏迷甚至死亡。长期使用 ATS 患者可出现分裂样精神障碍、躁狂抑郁状态、人格和现实解体症状、焦虑状态和认知功能损害，还可有明显的暴力、伤害和杀人等犯罪倾向。

【治疗要点】

ATS 服用后产生的急性精神障碍症状一般在停药后 2～3 天内消失，严重者可选用氟哌啶醇，急性中毒患者高热时可用物理降温或者静脉缓慢注射硫喷妥钠，另外补液、利尿和维持水电解质平衡。

第三节 精神活性物质所致精神障碍患者的护理

【护理诊断】

1. 急性意识障碍 与酒精或药物过量中毒、戒断反应等有关。

2. 营养失调：低于机体需要量 与以酒、药取代摄取营养食物有关。

3. 有暴力行为的危险 与戒断综合征、个人应对机制无效有关。

4. 睡眠型态紊乱 与情绪障碍导致入睡困难或戒断症状有关。

5. 思维过程改变 与酒精或药物过量中毒、中枢神经系统受损及戒断反应有关。

6. 焦虑 与调适机制发生困难，需要未获满足或戒断症状等有关。

7. 自我概念紊乱 与长期使用毒品，导致低自尊、自暴自弃有关。

8. 社交障碍 与药物依赖后社会功能受损有关。

【护理措施】

1. 安全护理

（1）评估可能受伤的因素：观察患者是否有暴力行为和自杀观念，及其出现的频率和强度，尽量减少或去除危险因素。

（2）加强安全护理：将患者安排在舒适、安全且易于观察的病室，并在工作人员视线下活动，定时巡视患者，必要时专人看护，减少不良刺激及环境对患者的潜在危险因素。

（3）采取适当措施,防止发生意外:接触患者时应注意方式方法,对烦躁不安、躁狂状态的患者,可安置在重症室,安排专人监护,防止摔伤及坠床,必要时可给予保护性约束;对抑郁状态的患者应将其置于易观察的地方,在护士的视线范围内,避免其单独活动;癫痫大发作时要预防舌咬伤、下颌脱臼以及骨折和摔伤;护士要严格检查患者随身物品,避免患者将酒、毒品、镇静催眠药物等带入病区,以保证安全和脱瘾治疗的效果。

2.生活护理

（1）基础护理:做好晨晚间护理;帮助患者做好个人日常卫生;保持床单清洁、整齐、干燥,防止褥疮;根据天气变化及时帮患者增减衣物、被服,防止受凉;预防患者继发感染。

（2）饮食护理:患者多有胃肠道症状,为其提供易消化、营养丰富的饮食,以流质、半流质为宜。丰富食物种类,并鼓励患者多饮水。为患者创造整洁、舒适的就餐环境,提供充足的进餐时间,嘱患者细嚼慢咽,防止噎食。必要时鼻饲或静脉补充营养物质,以保持营养代谢的需要。

（3）睡眠护理:患者常有顽固性失眠、睡眠质量差等问题,为避免诱发复吸和对镇静催眠药物的依赖,合理用药,以强弱间断用药为佳,充分发挥药效减少副反应。鼓励患者白天参加各种工娱活动,尽量减少卧床时间。创建良好的睡眠环境,避免着凉,睡前不宜太饿或太饱,不宜大量饮水;睡前避免剧烈运动、过度兴奋或其他刺激;听轻柔的音乐;睡前用温水洗澡或泡脚,观察并记录睡眠时间,及时调整,保证充足、有效的睡眠。

（4）大小便护理:观察并记录患者大小便情况。尿潴留时应及时予以导尿,注意预防泌尿系统感染;保持大便通畅,增加粗纤维饮食,必要时遵医嘱给予缓泻剂或者灌肠;有水肿、高血压的患者,适当限制水分摄入,并准确记录出入量;对长期卧床的患者,要定时提供便器,帮助患者适应床上排便。对有认知障碍的患者,定时送其到卫生间,训练其养成规律的排便习惯。

（5）皮肤护理:营养不良患者常有周围神经损害,戒毒患者对疼痛非常敏感,应注意操作轻柔,减少患者痛苦;对奇痒难忍的症状,除了给予药物缓解及其他对症处理外,护士应加强心理护理,对患者安慰、鼓励与正向暗示,增加患者治疗的信心。

3.病情观察

（1）生命体征观察:密切监测患者体温、脉搏、呼吸、血压、意识状态、皮肤黏膜等情况;缺氧程度等;避免或消除诱发因素;保持呼吸道通畅,防止痰液、分泌物堵塞;及时发现患者中毒症状并采取措施。

（2）精神状态的观察:根据病情需要,护士要密切关注患者的言行,分析、掌握其心理活动,预防逃跑,保证患者的安全;发现异常情况应立即报告医生,并做好抢救准备。

4.特殊护理　对神经系统中存在不同程度损害的患者,如手指颤抖、步态不稳、共济失调等,应加强照顾,预防跌倒或发生其他意外;对有心血管系统疾病的患者,应密切监测血压和脉搏;对肝功能异常等消化系统疾病的患者,重视患者饮食,减少刺激性食物的摄入,保护肝脏等消化器官;对传染病患者应严格遵守无菌原则,预防交叉感染。

5．心理护理

（1）入院阶段：精神活性物质所致精神障碍的患者，会有各种心理反应，如恐惧、焦虑、易激惹、消极等。应根据患者情况，如年龄、文化、社会背景以及人格特点，制订心理护理方案，帮助患者尽快适应环境和住院生活。关心、尊重患者，耐心做好安慰和劝导，建立信任的治疗性人际关系，鼓励患者表达自己的想法和需要，提供发泄情感的机会，从而缓解患者的焦虑、恐惧和抑郁的程度。帮助患者树立治疗疾病的信心，调动其戒除成瘾物质的心理动力，有利于疾病的康复。

（2）治疗阶段：向患者讲解疾病的病因、临床表现、进展情况以及治疗和护理的方法，消除其顾虑和紧张。告知患者用药计划及其必要性，以及有关药物的不良反应。矫正觅酒或觅药等不良行为。向患者说明重视精神障碍的治疗和护理的重要性。指导患者进行有效的情绪调控，建立良好的护患关系，鼓励患者参加各种工娱治疗、看电视、看书、绘画、下棋、打球等，以转移对物质的渴求状态。鼓励患者参加"匿名戒酒会"等自助团体，请戒除成瘾成功的患者现身说法，进行集体心理治疗，说明使用成瘾物质的危害，鼓励患者树立信心，同时可利用肯定训练来协助增强患者的自尊，调动其主观能动性。

（3）康复阶段：评估患者知识缺乏的程度，了解患者的特长、兴趣，依据个人情况制订相应的康复计划。帮助患者运用更有效的应对方式来应付、适应个人健康情况，及尽快适应病后所需的生活方式。帮助患者重新认识自己，使其改变对自己消极的认识，以积极的态度来看待自己，增强自尊心。

【健康指导】

1．患者　对患者进行疾病有关知识的宣教，说明成瘾物质滥用后的危害。使患者了解复吸的高危因素，回避可引起复吸的刺激，指导患者建立正常的生活方式和行为习惯，培养良好的兴趣爱好，以减少使用成瘾物质，帮助患者建立正确的价值观念和人际关系。鼓励患者在力所能及的范围内料理个人生活，并有计划地进行生活能力的培养和康复训练。

2．家属　家庭成员提供的可靠支持对精神活性物质依赖者的恢复十分重要，由有经验的工作人员对家属进行家庭咨询，协助家属为患者提供重要的社会支持。避免接触发生物质滥用的环境，遇到问题及时纠正。让家属树立信心，帮助患者恢复健康。

（曲振瑞）

复习思考题

1．简述精神活性物质的分类。

2．简述阿片类物质伴发的精神障碍的临床特点。

3．简述镇静、催眠、抗焦虑类药物所致精神障碍的抢救要点。

第六章

精神分裂症患者的护理

学习要点

精神分裂症的护理、临床表现、治疗、病因、发病机制。

案例分析

李某,男,35岁,公司职员,1年前出现行为异常,家人认为是压力大导致其脾气不好,近1个月言行异常加重,被家人强行送入院。入院检查:年貌相当,衣着尚整,检查欠合作,接触被动。在医生反复追问下才说出自己的想法,称在某某家突然觉气氛不对,还听到声音说某某(朋友)是孙悟空,耳朵里有金箍棒,让自己赶快用刀子架住某某脖子,否则要被打死。称听到声音已有几个月了,白天晚上都有,有时脑子里还有声音,但具体内容不肯说。患者坚信周围人包括单位同事说话内容涉及自己,一举一动都与自己有关,认为他们都不怀好意要害自己,患者还认为某某以及同事能知道自己的想法,自己所作所为有时觉有一种力量,可能是神的力量控制,并问医生,你相信有孙悟空吗?我以前看西游记时不相信,现在相信了,并不认为有精神异常。

请思考:

1. 患者出现哪些精神精神症状?

2. 如何对患者进行护理?

　　精神分裂症是一组病因未明的精神障碍,常具有思维、情感、行为等多方面的障碍和精神活动与环境不协调等特征,意识清楚,智能尚好,少数患者在疾病过程中可出现认知功能损害。多起病于青壮年,常缓慢起病,病程多迁延,有慢性化倾向和衰退可能。国内的大多数流行病学调查都提示女性患病率略高于男性,城市患病率高于农村,同时精神分裂症的患病率与家庭经济水平呈负相关。

知识拓展

精神分裂症的由来

精神分裂症相关记载已上千年，法国医生 Morel（1856 年）最早将在青年时发病，表现为退缩、怪异、最后衰退的疾病称为早发痴呆。德国 Kahlbaum（1874 年）描述了伴有全身肌肉紧张的精神病，称之为紧张症。Hecker（1871 年）则将发病于青春期而具有荒谬、愚蠢行为的患者称之为青春痴呆。德国 Kraepelin（1896 年）在大量的、各种不同的症状中归纳出这种类型，统称为早发性痴呆。瑞士精神病学 Bleuler（1911 年）认为痴呆和早期发病不是这种疾病必不可少的特征，它的基本障碍是缺乏一致性，是在思维、感受、意志及人格的主观感觉上表现出不一致性、不完整性，是一种分离破裂的障碍，因而正式提出了"精神分裂"的概念，并一直沿用至今。

【病因与发病机制】

精神分裂症确切的病因模式不明，而素质应激模式则为大多数学者认可，该模式认为，精神分裂症是个体的易感素质与环境相互作用的结果，这些易患因素概括为四个方面：

1. 遗传因素　国内外大量的研究表明，精神分裂症与遗传因素密切相关，家系调查显示，血缘关系越近，发病率越高，精神分裂症亲属的患病率约为一般人群的 6～7 倍，精神分裂症单卵双生子的同病率为双卵双生子的 4～6 倍，寄养子研究发现精神分裂症患者的子女寄养在正常家庭，成年后精神分裂症患病率仍高与一般人群。

2. 神经发育异常　精神分裂症可能与神经发育异常有关。神经发育假说认为：由于遗传因素（易患性）和某些神经发育危险因素［妊娠期与出生时的并发症、怀孕期间暴露于流感病毒或母爱剥夺、Rhesus（Rh）因子不相容、冬季出生等］的相互作用，在胚胎大脑发育过程中出现了某种神经病理改变，主要是新皮质形成期神经细胞从大脑深部向皮层迁移过程中出现了紊乱，导致心理整合功能异常。CT 和 MRI 等大量资料研究发现约 30%～40% 的精神分裂症患者的脑室扩大，沟回增宽，提示存在脑组织萎缩或其他结构异常。

3. 神经生化代谢异常　精神分裂症神经生化基础方面的研究，主要有三方面的假说：

（1）多巴胺（DA）假说：此假说在 20 世纪 60 年代提出，认为精神分裂症患者是中枢 DA 功能亢进。大脑多巴胺神经元、多巴胺代谢以及抗精神病药理的研究发现精神分裂症患者存在多巴胺功能相对亢进，而多巴胺的功能相对亢进与精神分裂症的阳性症状有关。

（2）谷氨酸假说：中枢谷氨酸功能不足可能是精神分裂症的病因之一。谷氨酸是皮层神经元重要的兴奋性递质。使用放射配基结合法及磁共振技术，与正常人群相比，发现精神分裂症患者大脑某些区域如中颞叶谷氨酸受体亚型减少。谷氨酸受体拮抗剂如苯环己哌啶（PCP）可在受试者身上引起幻觉及妄想，但同时也会导致情感淡漠、退缩等阴性症状。

（3）5-羟色胺（5-HT）假说：多项研究表明精神分裂症患者存在 5-HT 代谢及 5-HT 受体的异常，且部分抗精神病药物通过影响 5-HT 代谢及受体功能达到治疗精神分裂症的作用。$5-HT_{2A}$ 受体可能与情感、行为控制及 DA 调节释放有关。

4. 心理社会因素

（1）病前人格：精神分裂症患者病前人格以分裂人格多见，表现为孤僻，少语，敏感，沉溺于幻想，主动性差。当遭遇一定的社会心理因素刺激时，应激能力差。

（2）社会环境因素：精神分裂症常见于经济水平低或社会层次低的人群。这可能与社会生活环境差，生活动荡，职业无保障等心理社会应激较大有关，在遗传素质的基础上容易发病。

知识拓展

精神分裂症的家庭因素

家庭作为精神分裂症的发病原因有两种理论：角色关系偏移（Fromm-Reichmann 和 Lidz）和交流失调（Wynne）。Lidz 和他的同事采用深入的精神分析方法研究了 17 例精神分裂症患者的家庭，其中 14 个家庭属于 I 或 II 级社会阶层。他们报告两种异常的家庭类型：一是婚姻失衡：双亲中的一方屈从于另一方（常常是母亲）的乖僻，后者在家庭中处于支配地位。二是婚姻分裂：在这个家庭中，父母双方持相反的观点，孩子不得不分别赞同。有人认为与其说是精神分裂症的原因不如说是它的结果。交流失调起源于矛盾性支配，一个明显的指令为另一个隐晦的指令所否定，矛盾性支配使孩子做出模棱两可的回答，如果这个过程长期存在，就会发生精神分裂症。

第一节　精神分裂症的临床特点

一、临床表现

本病的临床症状十分复杂且多种多样，不同类型、不同阶段的临床表现可有很大差别，但它具有特征性的思维障碍、情感障碍、意志与行为不协调。现分别介绍如下：

1. **思维障碍**　思维障碍是精神分裂症的主要症状，表现在思维内容、思维联想和思维逻辑方面的异常。①思维内容障碍，包括患者的观念、信念、对外部事物的认识等方面。思维内容障碍最主要的表现是妄想，临床上以被害、关系、夸大、嫉妒、钟情、非血统、宗教或躯体妄想等多见，妄想内容荒谬离奇。一个患者可表现一种或几种妄想。②被动体验，是指患者不能主动的支配自己的思想、情感和行为，感觉受外界力量的控制，如物理影响妄想、思维中断、强制性思维、思维被揭露感、思维被插入、思维被广播等。③思维联想与思维逻辑障碍：可通过与患者交谈和从患者的书写材料中获得，表现以下多种形式：包括思维散漫、思维破裂、思维中断、语词新作、缄默症、持续语言、思维贫乏、逻辑倒错性思维、病理性象征性思维等。

2. **情感障碍**　是精神分裂症的情感特征表现为情感倒错、情感淡漠、情感迟钝、情感不协调，如对周围事物的情感反应变得迟钝，对生活和学习的兴趣减少。随着疾病的发展，患者的情感日益贫乏，对一切无动于衷，甚至对巨大痛苦的事情，也表现惊人的冷漠无情，在情感淡漠同时，可出现情感反应与环境不协调，与思维内容不配合。患者可为琐事而勃然大怒，或含笑叙述自己的不幸遭遇，流着眼泪唱愉快的歌曲,称情感倒错。

3.意志与行为障碍　表现为意志活动减退或缺乏、矛盾意向、意向倒错和模仿语言、模仿动作和冲动暴力行为,甚至出现幼稚、愚蠢、怪异行为。如表现为紧张性木僵,患者缄默不动、违拗,或表现为被动性服从,并伴有肌张力增高。还可表现为"空气枕头"、蜡样屈曲等。如木僵患者突然出现冲动行为,称紧张性兴奋。

以上思维、情感、意志与行为三方面的障碍,导致患者精神活动与环境明显脱离,互不协调,构成精神分裂症的主要特征。

4.其他常见症状　①幻觉:许多精神分裂症患者可出现幻觉。以幻听最常见,主要是言语性幻听,如听到有人在喊自己的名字,或听到某个人或某些人的秘语或议论,其中命令性幻听、争议性幻听、评论性幻听对诊断精神分裂症有重要意义,命令性幻听有暴力风险。幻听还会以思维鸣响的方式表现出来,即患者所进行的思考,都被自己的声音读出来。幻视较少见,可有幻味、幻触和幻嗅。②感知综合障碍:较少见,其中以形体感知综合障碍稍多见,如患者认为面容虽是自己的,但已变得面目全非,可达到妄想程度。

精神分裂症患者一般无意识障碍。妄想、幻觉和其他思维障碍一般都在意识清楚的情况下发生。无智能障碍,自知力多缺失。

精神分裂症患者在急性阶段,临床症状以幻觉、妄想为主,这类症状称阳性症状;慢性阶段,临床主要症状是思维贫乏、情感淡漠、意志缺乏、孤僻内向为主,又称阴性症状。这种区分是相对的,首先临床主导症状因类型而异,其次同一阶段患者有急性和慢性两种症状。

二、临床分型

1.单纯型(simple type)　本型较少见,约占精神分裂症患者的2%。多为青少年起病,病情进展缓慢,以思维贫乏、情感淡漠、意志减退等阴性症状为主,无明显阳性症状,起病隐匿,缓慢发展,病程至少2年,社会功能严重受损,预后差。

2.青春型(hebephrenic type)　较常见。青春期起病,以思维、情感和行为障碍或紊乱为主,表现为思维破裂、明显的思维松弛、言语零乱、话多、内容荒谬、情感不协调、喜怒无常、行为怪异,如及时治疗,效果较好。

3.紧张型(catatonic type)　此型逐渐减少。起病较急,以紧张综合征为主,包括紧张性木僵和紧张性兴奋。紧张性木僵多见,如前述。紧张性兴奋:突然发生,行为冲动,不可理解,言语内容单调刻板,行为无目的性。可出现伤人、毁物行为,持续时间可为数小时、数日或数周,紧张性兴奋可自发缓解,或转入木僵状态。此型预后较好。

4.偏执型(paranoid type)　最常见。临床特点以妄想为主,病初多疑、敏感,逐步发展成妄想,以关系妄想、被害妄想、嫉妒妄想最多见,妄想内容多离奇、荒谬、脱离现实,妄想的范围常有泛化趋势,妄想结构系统化,也可零乱,情感和行为常受妄想支配,表现多疑、恐惧,甚至出现自伤及伤人行为,病情发展较其他类型缓慢,精神衰退现象不明显,能维持日常工作生活学习,早治疗效果较好。

5.未分化型(undifferentiated type)　是指符合精神分裂症的诊断标准,有明显的精神病性症状,如妄想、幻觉、严重的行为紊乱,但又不符合偏执型、青春型和紧张型诊断标准的一种类型。

6．残留型（residual type）　过去符合精神分裂症诊断标准，至少2年内一直未完全缓解，目前病情虽有好转，但仍残留个别阳性症状或个别阴性症状。人格改变、社会功能和自知力缺陷不严重，最近一年相对稳定，无明显好转或恶化。

7．精神分裂症后抑郁（post schizophrenic depression）　最近一年内确诊为精神分裂症，精神分裂症病情好转而未痊愈时出现抑郁症状，且持续两周以上为主要症状，虽然遗有精神病性症状，但已非主要临床相，排除抑郁症、分裂情感性精神病。

三、治疗与预后

在精神分裂症的治疗中，急性期首选抗精神病药物治疗，缓解期和康复期辅以健康指导、社会干预、工娱治疗、支持性心理治疗等措施措施贯穿治疗的全过程。

1．药物治疗

（1）用药原则：精神分裂症的药物治疗应系统而规范，强调早期、足量、足疗程的"全病程治疗"。缓慢加量，个体化治疗原则，单一用药原则，系统治疗原则。

（2）选药原则：选择广谱、安全、能改善认知功能，对阴、阳性症状有效，副作用小的药物。一般推荐非经典（新型）抗精神病药物：利培酮、齐拉西酮、奥氮平、喹硫平、阿立哌唑等。经典（传统）抗精神病药物常有：氯丙嗪、奋乃静、氟哌啶醇等，其价格低廉，控制兴奋、躁动、幻觉妄想作用好，但使用过程中应观察药物副反应。氯氮平因诱发粒细胞减少等故作为二线药物使用。

（3）药物治疗时间：一旦明确精神分裂症的诊断应尽早用药，治疗从低剂量开始逐渐加大剂量至有效治疗量。一般急性期治疗为2个月，巩固治疗为3～6个月，首次发病维持1～2年，多次发病药物维持至少5年，有攻击暴力行为者维持治疗时间更长。

2．电休克治疗　电休克治疗对控制精神分裂症极度兴奋躁动、冲动伤人、自伤、自杀、拒食、违拗、紧张性木僵症状疗效甚好。一般每周2～3次，6～10次为一个疗程。

3．心理社会干预　心理治疗不仅可以改善精神分裂症患者的精神症状，提高自知力，增强治疗的依从性，还可以改善家庭成员之间的关系，促进患者与社会的接触。

利用治疗性人际关系沟通技巧、行为矫正治疗、家庭干预、康复训练、生活能力训练，帮助患者提高自知力，恢复原有的工作或学习能力，重建恰当的人际关系，促进患者与社会接触，正确应对各种生活事件和处理心理危机的能力，提高生活质量，最终完全回归社会。

第二节　精神分裂症患者的护理

【护理评估】

1．生理状况　评估患者的生命体征是否正常，生活能否自理，睡眠及饮食状况，大小便是否正常，有没有便秘、尿潴留，是否有躯体疾病等情况。

2．精神症状　认知方面症状评估，是否用感觉异常，有无幻觉及类型特点，思维状态评估，有无思维破裂、思维散漫、思维逻辑障碍，有无妄想既妄想的内容等；情感方面症状评估，是否有焦虑、抑郁、兴奋或易激惹等，有无情感不协调，情感倒错，情感淡漠表现；意志行为症状评估，有无意志减退、意向倒错，有无攻击敌意行为等；评估有无自知力等。

3. 心理社会状况 评估患者的性别、年龄、职业、受教育程度、经济状况、人际关系情况以及社会交往能力，还评估家庭支持系统情况，家庭成员之间的关系，对患者患病的态度及看法。

【护理诊断】

1. 营养失调：低于机体需要量 与幻觉、妄想、极度兴奋、躁动、消耗量过大及摄入量不足有关。

2. 有冲动、暴力行为的危险（对自己或他人） 与命令性幻听、评论性幻听、被害妄想、被控制妄想、精神运动性兴奋、缺乏自知力等有关。

3. 生活自理能力缺陷 与运动及行为障碍、精神衰退导致生活懒散有关。

4. 睡眠型态紊乱 与妄想、幻听、兴奋、环境不适应、睡眠规律紊乱等有关。

5. 思维过程改变 与思维内容障碍（妄想）、思维逻辑障碍、思维联想障碍等有关。

6. 不合作 与自知力缺乏、思维障碍有关。

【护理措施】

1. 生活护理

（1）日常生活护理：帮助患者制定日常生活计划，养成良好的生活卫生习惯，定期更换衣裤、理发、剃须、洗头、洗澡、修剪指甲、早晚刷牙、女患者清洗会阴等。新入院患者做好卫生处置、洗澡、更衣、理发、灭虱后再入病室；卧床者床上沐浴；定时翻身、按摩、预防压疮；随季节变化增减衣物。

（2）饮食护理：进餐一般采用集体用餐（分食制）方式，安排患者固定餐桌，定位入坐，有秩序排队进餐。进餐过程中注意观察，防止倒食、拒食、暴饮暴食、藏食，并提醒患者细嚼慢咽，防止噎食、窒息意外。

（3）大小便护理：每天观察患者的大小便排泄情况，便秘者给予缓泻剂或清洁灌肠，鼓励患者平时多饮水、多食粗纤维、蔬菜、水果、多活动，对排尿困难或尿潴留者先诱导排尿，无效时遵医嘱导尿，对卧床者定时提供便器，对认知功能障碍者除定时陪送到卫生间外，还需训练患者养成规律的排便习惯。

（4）睡眠护理：为患者提供良好的睡眠环境，减少或祛除影响患者睡眠的诱发因素，督促其养成良好的睡眠习惯，建立有规律的生活，减少白天卧床。对入眠困难、早醒、失眠者，了解分析失眠原因，避免睡前兴奋、焦虑、紧张和看刺激性的电视，必要时药物诱导，保证足够的睡眠。

2. 安全护理

（1）严密观察患者的病情变化：了解幻觉、妄想的内容，注意相应的情感反应，发现异常、意外情况立即报告医生做好防范准备。对重点患者做到心中有数，特别是对攻击敌意，自伤或伤人风险者要专人24小时监护，其活动范围纳入工作人员视野，避免独住一处，严密观察、重点交班、重点监护。

（2）加强巡视：每15～30分钟巡视一次，掌握住院患者冲动攻击暴力行为发生的先兆。如患者出现躁动不安、神情紧张、攻击辱骂性行为、不满、气愤、挑剔、抗议、摔东西等失控行为时进行积极有效的护理干预，必要时行保护性措施。当暴力行为出现时，医护人员立即疏散围观患者，迅速控制场面，解除患者手中危险品，将患者转移到隔离而安静的房间,给予适当的肢体保护或根据医嘱进行对症治疗。

(3)一旦发生患者出走,立即报告医生,组织力量及时寻找并通知患者家属。外走回归后,应了解患者的心理反应及出走企图和经过,认真记录,不要责怪埋怨患者,更不要惩罚和施加精神压力,制定防范措施,防止再次出走。

(4)一旦患者发生自杀、自伤等意外时应立即隔离患者,并与医生合作共同实施有效的抢救措施。做好自伤后的心理安慰,加强沟通,鼓励患者说出内心的真实感受,了解心理变化,制定针对性防护措施。如抢救失败,患者死亡,应详细记录事件的经过、时间、地点、工具、当时在场人员、具体受伤情况、抢救经过等。记录应真实、完善、准确无误、字迹清楚、签全名。并保留现场物证,封存病历,避免法律纠纷。

3.症状护理

(1)兴奋躁动:对兴奋躁动者应加强护理工作责任心,掌握患者的谨慎活用,预防攻击伤人行为的发生。①尊重患者,建立良好的护患关系,满足合理要求,预防激惹性刺激;②密切观察病情变化,观察暴力行为发生的特点,对有兴奋躁动征兆者及时处理,减少兴奋躁动引起的伤害事故;③已出现兴奋躁动者,给予保护性护理措施;④积极治疗,尽量缩短兴奋过程;⑤对持续躁动者,防止过度兴奋导致患者脱水,躯体衰竭和并发症的发生。

(2)幻觉的护理:①密切观察病情:善于从患者的言语、表情、行为表现中了解幻觉出现的时间、频率、内容、规律。对受幻觉支配出走、冲动、伤人、毁物者安排重症观察室,专人监护,防止意外发生。②日常生活护理:对整日自言自语、自问自答、沉浸在病态体验中影响其日常生活者给予帮助,督促其按时就餐、饮水,满足其机体基本需要。③运用正确的护理技巧:耐心倾听,给予同情和安慰,稳定其情绪,不要过早指明患者病态表现,不要争论,防止患者隐瞒病情。④护士应尽量保持冷静,不受患者的病态情绪影响,针对患者行为作出适当反应。如患者出现恐惧、紧张、躯体不适、不眠时,多关心患者,让其先平静下来,观察其情绪上的转变并加以照顾,让患者感受到安全感,减轻症状。⑤了解幻觉的类型、性质,消除幻觉产生的病理基础,鼓励和督促患者参加各种工娱疗活动,文体活动,体验现实生活,分散注意力,减少幻觉出现的频率。⑥病情好转后,在适当时机,对其病态体验提出合理解释,帮助其认识疾病,促进康复。

(3)妄想的护理:①接纳患者,建立信任关系。主动与其交流,掌握其妄想内容,说服劝解,稳定情绪,限制其活动范围。②观察病情变化,加强防范。外出作必要检查时,一定要有工作人员陪护,避免外走。③对症护理:症状活跃期,护士不可冒然触及患者妄想内容,唐突询问。患者主动诉说病情时,护理人员不要过多加以干涉,更不要与其争辩。为了缓和症状,可根据其个人特长参加工娱疗活动,以分散患者的注意力。护士不要在患者面前议论是非或低声交流,以免患者猜疑,强化妄想内容。当妄想涉及同室病友时,应及时将患者隔开,避免再次接触。当工作人员涉及妄想对象时,切忌做过多解释,尽量减少接触,并注意安全。④被害妄想患者认为饭中有毒而拒食,可采取集体进食,任选饮食与其他病友一起进餐,解除疑虑。⑤预防攻击和暴力行为:护理人员避免与患者争辩妄想的正确性,注意接触交谈方式,耐心引导患者,分散其注意力,预防暴力行为发生。

(4)木僵的护理:①加强基础护理:注意护理工作技巧,多关心体贴患者,做好皮肤护理，按时翻身，保证床铺的整洁、干燥、平整，按摩肢体，活动关节，预防压疮、肌肉萎缩及足下垂。②保证营养和水分的供给：多数木僵患者长期拒食，应尽量劝说耐心喂食。拒食者给予鼻饲，维持营养、水、电解质能量代谢平衡。③掌握木僵患者的特点：即在夜深人静或安静时，患者可在床上翻身或活动肢体，有时还主动进食，或去厕所小便。如工作人员对患者小声耳语，有时偶有回答，从而了解病情，观察病情变化，防止木僵患者一过性兴奋导致自伤、伤人、毁物，必要时行保护性措施。④木僵患者无自卫能力，要保证患者安全，防止其他患者对其伤害。有时患者也可突然冲动、伤人、毁物，故宜将患者安置在易观察的病室，采取保护性医疗措施避免在患者面前谈论病情及无关的事情。⑤木僵患者多有蜡样屈曲症状，每次完成治疗和护理工作后，应将患者的肢体放置于舒适的功能位置。加强口腔护理，保证呼吸道通畅，平卧时头偏向侧位。做好大小便护理，根据天气变化，随时增减衣物。⑥护理木僵患者时，态度和蔼，有耐心及同理心。注意"四轻"，即关门轻、操作轻、说话轻、走路轻。减少不良刺激，减少对患者的干扰，减轻症状，早日康复。

（5）抑郁症状护理：参见第七章有关内容。

4. 用药护理　精神分裂症患者由于精神症状的影响，给药疗护理工作带来了一些困难，如有些患者无自知力，否认有病，将药物偷偷扔掉；有的自责认为不配接受治疗；或有被害妄想者认为是毒药而拒绝服药；有的企图自杀，积蓄药物而藏药；有的莫名其妙抢药等。因此，精神科的给药治疗护理，除了按一般给药治疗护理常规外，护士应加强药物作用的宣传，解释，加强治疗前的心理护理，了解药物的性能，中毒的临床表现及应急处理，观察药物副反应：

（1）给药前熟悉病情：患者的精神症状和躯体状况都要心中有数。护理人员要知道给药的目的、药物疗效、常用剂量和可能发生的副作用。按床号顺序排列药签，药剂员摆好药后，护士认真核对，以防发生差错。

（2）服药：服药前准备好适宜的开水、饮水杯。发药时需由 2 名以上护士负责，一人看口腔，一人发开水。发药中应严格执行操作规程，维持好秩序，集中注意力，按顺序发药到手，看服到口，做到准备无误。发药护士必须严格执行"三查八对"制度，认清患者姓名、床号、面貌后再发药，另一护士检查患者口腔、舌下和颊部，证明确实将药咽下方可离开。

（3）发药时，合作者先，不合作者后，若患者睡意朦胧，必须唤醒后再服药，以免呛咳。对老年患者、吞服困难的患者应一片一片给予吞服，或者碾磨成粉后服下，切勿数片一次吞服，以防喉头梗阻等意外。对拒绝服药者，要耐心劝导，尽量取得合作。对极度兴奋躁动拒不服药或意识障碍的患者宜鼻饲给药或遵医嘱注射给药，以免发生意外。

（4）肌内注射药物时，必须正确取位臀大肌，两侧交替，进针要深，以利吸收。注射次数多的应局部给予热敷，以免硬结形成。注射后必须卧床休息，谨防直立性虚脱。

（5）药疗过程中随时警惕患者可能出现的冲动行为。治疗车、治疗盘，给药篮都应近身，不得随便放置，以免患者抢药或毁坏发药车、治疗盘等。

（6）给药治疗后及时整理好用物，切勿将注射器、安瓿等物遗留在病房，以免被患者当作自伤、伤人的工具。保证治疗环境安全。

（7）观察疗效及药物副作用，如发现患者有眩晕、心悸、面色苍白、皮疹、黄疸、吞咽困难、意识模糊等，视情况暂缓给药，并报告医生及时处理，作重点观察详细交班。

（8）宣传药物治疗的有关常识，取得患者的合作，以解除顾虑，如药物治疗的意义及注意事项。告诉患者服药后可能出现的口干、乏力、便秘或有些坐立不安等情况是常见的现象，不必紧张；夜间、晨间或午间起床变换体位时动作要缓慢，防止跌倒等。

5. 心理护理

（1）入院阶段：创建安全舒适的住院环境，建立良好的护患关系，取得患者的信任。针对患者的主要问题，如不适应住院环境，患者出现的焦虑、恐惧、紧张，不接受住院治疗引起的精神症状等护理问题。采取主动热情，耐心细致的工作方法，通过护患交流，沟通协调关系、满足需要取得患者信任，注重言语交流技巧，体贴尊重接纳患者，注重启发性的提示，仔细关注的倾听，恰如其分的同情，明确解答等，使患者体会到医院的温暖，安心住院，为治疗奠定良好的基础。

（2）治疗阶段：掌握病情动态变化规律，缓解外因刺激，调控消极情绪，以亲切耐心的态度，镇静而温和的言语，了解患者的需要，帮助患者建立社会能接受的行为模式，对其在幻觉、妄想支配下出现的过激行为要及时疏导和阻止。对不合作的患者，要耐心解释劝说，以认真负责的工作作风、良好的服务态度、娴熟的护理操作技巧、有效的沟通交流感化患者，帮助患者稳定情绪。将患者不配合治疗的行为风险降到最低限度。对严重自杀自伤的患者观察了解其内心体验，帮助患者分析病态的思维方式，根据患者的特点注重调节，控制、疏导、宣泄消极情绪，通过优化情绪提高患者的心理免疫力。鼓励患者参加集体活动，根据病情变化和患者的兴趣爱好，指导患者参加一些简单的工疗、娱疗，如折纸、粘贴、编织、唱歌、绘画、表演、体育比赛等转移患者的病态思维。体现患者生命价值，消除自杀心理，积极配合治疗。

（3）康复阶段：康复期患者的心理变化和精神负担是多种多样的，如疾病对生活的不良影响，担心出院后社会、同事朋友甚至家人不能接纳自己，担心自己能否继续工作、学习、结婚，过正常人的生活等。患者处于自责自卑和抑郁状态中，应重视患者的心理问题，注意使用倾听的技巧，及时做好心理的疏导，同时调用社会保障支持系统力量和家庭关爱，帮助患者度过心理危机，提高价值感和自信心，建立正确的认知过程，调整认知，运用正确的心理防卫方式，改善不良行为，克服自己性格中的缺陷，维护心身平衡，使其在生理、心理各方面都处于接受治疗和管理的最佳状态，达到维护健康、预防疾病、促使康复的目标。

6. 社会交往康复训练　精神分裂症患者的社交能力通常因长期住院与社会隔绝而削弱，加强社交训练的目的在与帮助患者阻止其社交能力的下降，训练从如何表达自己的感受开始，直至如何正确积极地寻求帮助，逐步掌握社交礼仪技能。包括就业行为训练、简单的作业训练、工艺制作训练、职业劳动训练等。

【健康指导】

精神分裂症是容易发展为慢性和有反复发作倾向的精神疾病，做好出院后的后续康复工作和维持治疗对防止复发，减少精神缺损、精神残疾有重要作用。故做好患者和家属的健康教育尤为重要。

1. 患者　急性期患者因缺乏自知力，故对其健康教育效果不佳，健康教育的重点是恢复期精神分裂症患者。向患者介绍疾病相关的知识，了解精神药物的特点，建议坚持服药，定期复查的重要性，提高患者的自护能力。

2. 患者家属 指导家属学习精神疾病知识以及如何预防复发的常识。家属对患者保持接纳和宽容的态度，放低对患者的期望，避免过高期望给患者带来的压力。创造有利于患者恢复的家庭氛围，增强患者恢复的信息。指导家属识别和判断复发症状的方法，指导家属观察药物不良反应的方法，监督患者服药。

（向秀清）

复习思考题

1. 简述精神分裂症的主要精神症状。
2. 精神分裂症的常见类型及临床表现有哪些？
3. 精神分裂症的护理诊断和护理措施有哪些？

第七章

- - - - - - -

心境障碍患者的护理

学习要点

心境障碍的护理、临床症状、治疗、预防。

案例分析

王某,男,28岁,工人,已婚,高中文化程度。因两周以来异常兴奋、话多、夸大、易激惹,伴失眠等入院。患者首次发病于2007年5月上旬,无明显原因出现情绪异常愉悦,活动增多,整日忙碌不停,睡眠减少。话多,滔滔不绝,称自己有本事,要当大老板,堪比当今世界富豪,有时又无故指责他人,入院后诊断为"躁狂症",服用碳酸锂等药物数周后症状消失,能正常生活工作。此后患者曾因自行停药,疾病复发三次住院治疗,每次均以兴奋话多、活动多、爱管闲事、夸大等为主要症状,一般每次发病历时数周,经碳酸锂、电抽搐等治疗后缓解出院。患者本次于两周前出现整日兴高采烈,忙东忙西,说正在筹办公司,到处贴广告,看厂房,招工人,无控制地购买书籍和办公用品。晚上不停地打电话,画图纸,半夜不睡觉,毫无倦意。在街上遇到陌生人就主动向别人问好,买烟和酒送给别人,称自己是大老板,有的是钱。当家人不同意其要求时就暴跳如雷,甚至骂人、摔东西。入院后否认自己有精神病,说是公司老板来疗养。在病房跑来跑去,很热情地和医生、护士及病友打招呼,说要在病房开学习班。话多,自诉脑子特别灵活,反应敏捷。食欲增加,大小便正常。父母两系三代均无精神病史,幼年发育正常,既往无躯体疾病病史,体格检查及实验室检查均正常。

临床诊断:躁狂症。

心境障碍(mood disorder)又称情感性精神障碍(affective disorder),是指由各种原因引起的、以显著而持久的心境或情感改变为主要特征的一组疾病。临床上主要表现为情感高涨或低落,常伴有相应的认知和行为改变;病情重者可有幻觉、妄想等精神病性症状;多数患者有反复发作的倾向,每次发作多可缓解,部分患者可有残留症状或转为慢性,间歇期精神状态基本正常。心境障碍可分为抑郁障碍和双相障碍两个主要疾病亚型。抑郁障碍以显著而持久的心境低落为主要临床特征。双相障碍是指既有躁狂或轻躁狂发作,又有抑郁发作的一类心境障碍,包括至少一次轻躁狂、躁狂或混合发作。躁狂发作时，表现为情感高涨、思维奔逸、活动增多；而抑郁发作时，则表现为情绪低落、思维迟缓、活动减少等症状。心境障碍还包括以心境高低波动、但幅度不高为特征的环性心境障碍和以持久心境低落的慢性抑郁为主要特点的恶劣心境两种持续性心境障碍。

第一节　心境障碍的临床特点

心境障碍的病因与发病机制尚不清楚，大量研究资料提示遗传因素、神经生化因素和心理社会因素等对本病的发生有明显影响。

1. 遗传因素　遗传因素在心境障碍发病中占有重要地位，其影响远甚于环境因素，但遗传方式目前尚不肯定，多倾向于多基因遗传模式。研究表明，在心境障碍患者中，有家族史者为 30%～41.8%。心境障碍亲属患本病的概率为一般人群的 10～30 倍，血缘关系越近，患病概率越高。单、双相患者一级亲属终身患病危险率约为 15%～20%。单卵双生比双卵双生的患病率高。

2. 神经生化因素　一些研究初步证实了中枢神经递质代谢异常及相应受体功能改变，可能与心境障碍的发生有关，但意见尚不一致。有假说认为 5- 羟色胺（5-HT）功能活动降低可能与抑郁发作有关，有假说认为抑郁发作可能与去甲肾上腺素（NE）功能活动降低有关，去甲肾上腺素功能活动增高则可能与躁狂发作有关，还有假说认为多巴胺功能活动降低可能与抑郁发作有关，增高与躁狂发作有关。目前以 5- 羟色胺假说较为肯定。

3. 心理社会因素　应激性生活事件与心境障碍，尤其与抑郁发作的关系较为密切，特别是首次发作的抑郁症较为明显。据报道，抑郁发作前 92% 有突发生活事件；在最近 6 个月内有重大生活事件发生者，其抑郁发作的危险率增高 6 倍，自杀的危险率增高 7 倍；离婚家庭中的儿童和青少年中，37% 可能患抑郁症。常见负性生活事件如丧偶、离婚、婚姻不和谐、失业、严重躯体疾病、至亲亡故等，均可导致抑郁发作。

一、临床症状

（一）躁狂发作（manic episode）

躁狂发作的典型临床表现是"三高"症状，即情感高涨、思维奔逸和活动增多，可伴有夸大观念或妄想、冲动行为等。躁狂症状必须持续存在 1 周以上才考虑躁狂症的诊断。

1. 情感高涨或易激惹　情感高涨是躁狂发作的主要原发症状。①典型表现为患者主观体验愉快，自我感觉良好：患者终日沉浸在欢乐的心境中，整日兴高采烈，得意洋洋，讲话时眉飞色舞，喜笑颜开，表情生动，似乎从来没有忧愁和烦恼，这是躁狂状态的主要原发症状。②患者高涨的情感具有一定的感染力：患者言语诙谐风趣，常博得周围人的共鸣，引起阵阵欢笑，其愉悦心境与内心体验和周围环境相协调。症状轻时可能不被视为异常，但了解他（她）的人则可以看出这种表现的异常性。③部分患者以易激惹的心境为主：会因某种小事而发怒，好争吵、好斗，语言粗俗而尖刻，因细小琐事而大发雷霆，甚至出现破坏和攻击行为，尤其当有人指责他的狂妄自大或不切实际的想法时。表现为听不得一点反对意见，严重者可出现破坏或攻击行为。但持续时间较短,很快转怒为喜或赔礼道歉,患者常常在患病早期表现为愉快而在后期则转换为易激惹。

2. 思维奔逸 ①联想迅速,涉及内容多而广:患者言语增多,高谈阔论,滔滔不绝,感到说话的速度远远跟不上思想,思维联想速度的加快。在心境高涨的基础上可以出现自我感觉良好,言辞夸大,说话漫无边际,认为自己才华出众,出身名门,权位显赫,腰缠万贯,神通广大等,并可达到妄想的程度,有时可在夸大的基础上产生被害体验或妄想,但其内容一般并不荒谬,持续时间也较短暂,幻觉较少见。但讲话的内容较肤浅,凌乱不切实际,方向不确定,常给人以信口开河之感。②话题"随境转移":即随周围环境改变而转移。有的患者可出现"音联"和"意联",即按词汇的同音押韵或意义相近来转换话题。

3. 活动增多 ①精力旺盛:患者自感全身有使不完的劲,整日忙碌不停,无疲倦感;对各种事物都感兴趣,喜交往,爱凑热闹。与人一见如故,好开玩笑或搞恶作剧,好管闲事,整日忙碌。活动明显增多。②被动注意增强:做任何事常常是虎头蛇尾,有始无终,一事无成;爱管闲事,好打抱不平。尽管自己感觉什么都能干成,脑子灵光至极,但由于不能专心于某一事物之上,因而成事不足甚至败事有余。办事缺乏深思熟虑,有时到处惹事。③对自己的行为缺乏正确判断:如任意挥霍钱财,乱购物,随意将礼物赠送同事或陌生人;社交活动多,主动与人打招呼,随便请客,没有陌生感;注重打扮,行为轻浮,且好接近异性,如女性患者打扮艳丽,说话及行为失去女性羞涩,大胆接触男性。④躁狂发作患者常伴有睡眠需要减少,终日奔波而不知疲倦。患者性欲亢进,偶可出现兴之所至的性行为,有时则可在不适当的场合出现与人过分亲热、拥抱、接吻而不顾别人的感受。由于活动过度,入量不足,可能会导致虚脱、衰竭,尤其是老年或体弱患者。轻躁狂患者可能保持一定自知力,而躁狂患者一般自知力不全。

4. 精神病性症状 部分患者可能出现幻觉与妄想,但多继发于情感高涨,内容多与现实接近,持续时间也不长。幻觉多为幻听,内容大多是称赞自己的才能和权利,与其情绪相符合。妄想的内容常常与自我评价过高密切相关。患者认为自己是世界上最聪明的,能力最强的,最富有的或最漂亮的。严重时可发展为夸大妄想,自称有显赫的家族或权威的地位,如称自己是"亚洲总统""能管理几十个国家"。有的由此派生出被害妄想,认为别人嫉妒他的钱财和地位,要加害于他。

5. 躯体症状 由于患者自我感觉良好,精力充沛,故很少主诉有躯体不适。常表现为面色红润,两眼有神,心率加快。可有食欲增加、性欲亢进、交感神经兴奋症状等。因活动增多,可出现体重下降。患者睡眠需要明显减少但无困倦感,每日只睡2~3小时,主要为入睡困难。

儿童和老年患者的症状常不典型。儿童患者情绪和行为症状较单调,多表现为活动和要求增多。老年患者临床上主要表现为易激惹、狂傲、言语增多,有夸大观念及妄想,情感高涨和活动增多等症状多不明显。

（二）抑郁发作（depressive episode）

抑郁发作是以抑郁为特征的疾病状态,典型临床表现是"三低"症状,即情绪低落、思维迟缓、意志活动减退,但现认为这是重度抑郁发作的典型症状。目前认为抑郁发作的表现可分为核心症状、心理症状群与躯体症状群。核心症状包括情绪低落、兴趣缺乏和快感缺失三主征，诊断抑郁状态时至少应包括此三种症状中的一个。抑郁症状必须持续存在 2 周以上，才考虑为抑郁发作。

1．情绪低落　患者体验到情绪低落、悲伤。情绪的基调是低沉、灰暗的。患者常常诉说自己心情不好，高兴不起来。主要表现为显著而持久的情绪低沉、苦恼忧伤，情绪的基调是低沉、灰暗的。患者终日忧心忡忡，闷闷不乐，无精打采，愁眉苦脸，唉声叹气，甚至有度日如年、生不如死之感，自诉"高兴不起来""活着没意思"等。对孩子、挚友失去热情，漠然置之。患者常两眸凝含泪珠，如稍作启诱，便泪如线下。其低落的情绪不为喜乐的环境而改变，即使碰到令人高兴的事也高兴不起来。有时患者也会察觉到自己与别人不同，因而尽力掩饰伪装，称之为"微笑性抑郁"。60% 的患者可出现不同程度的焦虑、激越症状，表现为表情紧张、局促不安、惶惶不可终日；或来回踱步、捣手指、拧衣服、揪头发等。典型病例常有晨重暮轻的特点，即情绪低落在早晨较为严重，傍晚可有所减轻，如出现则有助于诊断。

2．抑郁性认知　患者自我评价低，常有"三无"症状，即无望、无助和无用，具体表现为：①对过去感到自责自罪：患者往往因自己既往的一些轻微过失或错误过分自责，认为给家庭、社会带来了巨大负担。严重者达到罪恶妄想，回顾过去自感一无是处，罪孽深重。②对现在感到无用和无助：患者对任何事情只看到消极的一面，感到自己无能力、无作为，连累了家庭和社会。同时产生孤立无援的感觉，觉得既无力自拔，别人也帮不上忙。③对将来感到无望：想到将来，患者感到前途渺茫，毫无希望，预料将来的自己必将一败涂地，或工作失败，或家庭不幸，或健康恶化，觉得活着毫无意义。

3．兴趣缺乏　是指患者对各种以前喜爱的活动缺乏兴趣，如文娱、体育活动、业余爱好等等。典型者对任何事物无论好坏都缺乏兴趣，离群索居，不愿见人。几乎所有患者都有此症状，表现为对以前喜爱的各种活动兴趣显著减退甚至丧失，如患者以前很爱打球，现在却对打球一点兴趣都没有，再也不去球场，常独坐一旁或整日卧床。

4．快感缺失　是指患者无法从生活之中体验到乐趣，或者叫快感缺失。部分患者也会参与一些看书、看电视等活动，但其目的主要是为了消磨时间或希望能从悲观失望中解脱，毫无快乐可言。

5．思维迟缓　患者思维联想速度缓慢，反应迟钝，思路闭塞，思考问题困难，自觉"脑子好像是机器生了锈转不动"。表现为主动言语减少，语速慢，语音低，应答及交流困难，工作和学习能力下降。

6．意志活动减退　患者感到全身乏力，做任何事情都很吃力。临床表现为活动减少，动作缓慢，不想做事，不愿和周围人接触交往，不参加外界活动，甚至个人卫生也懒于料理。如原先很勤快的家庭主妇被褥不整理，碗筷不洗，把做这些平常很容易的事认为是极大的负担。病情严重时，发展为不语、不动、不食，可达木僵状态，称为"抑郁性木僵"，但仔细进行精神检查，其表情、姿势和内心体验协调一致，患者流露痛苦抑郁情绪。

7．自杀观念和行为　患者一方面由于感到生不如死，以自杀寻求解脱，另一方面认为自己罪大恶极，通过自杀惩罚自己。有调查发现，抑郁者的自杀率是正常人的 20 倍，约有 67% 的患者有自杀观念，有 10%～15% 的患者有自杀行为，有过一次重度抑郁的人群中，最后有 1/6 死于自杀。自杀观念通常逐渐产生，随着症状的加重，自杀念头日趋强烈。患者采取的自杀行为往往计划周密，难以防范，因此应高度警惕。

8. 精神病性症状　主要是妄想或者幻觉。内容与抑郁状态和谐的称为与心境相和谐的妄想，如罪恶妄想、无价值妄想、躯体疾病或者灾难妄想、嘲弄性或者谴责性的听幻觉等；而内容与抑郁状态不和谐的称为与心境不和谐的妄想，如被害或者自我援引妄想，没有情感色彩的幻听等。这些妄想一般不具有精神分裂症的特征，如原发性、荒谬性等。

9. 躯体症状　患者常有食欲减退、体重下降、便秘、躯体疼痛不适、乏力、性欲减退，甚至阳痿或闭经等。80%的抑郁患者会出现睡眠障碍，主要表现为早醒，一般比往常提早 2～3 小时醒来，随后再难入睡；有的表现为入睡困难、睡眠浅；少数患者表现为睡眠过多。抑郁患者在早醒的同时常伴有情绪的低潮，醒后睁着眼睛躺在床上，对自己完全丧失信心，处于绝望状态。

儿童和老年患者的抑郁症状常不典型。儿童患者多表现为兴趣减退，不愿参加游戏，学习成绩下降等。老年患者除抑郁心境外，常伴有焦虑，有时也可表现为易激惹和敌意，精神运动性迟缓和躯体不适主诉较为突出，病程较冗长，易发展为慢性。

知识链接

抑郁症患者自杀的变异

抑郁症患者半数左右会出现自杀观念。轻者常常会想到与死亡相关的内容，或者感到活着没有意思，没劲；再者会有生不如死，希望毫无痛苦的死去；之后则会主动寻找自杀的方法。抑郁症患者最终会有 10%～15% 死于自杀。偶尔患者会出现所谓的"扩大性自杀"，患者可在杀死数人后再自杀，导致极其严重的后果。因此它绝非一种可治可不治的"良性"疾病，积极的治疗干预是十分必要的。

二、治疗与预防

目前心境障碍还无法根治，但通过各种治疗可以减轻或缓解症状，减少并发症及病死率，逐渐恢复患者的社会功能。抑郁发作的治疗要达到三个目标：①提高临床治愈率，最大限度减少病残率和自杀率，关键在于彻底消除临床症状；②提高生存质量，恢复社会功能；③预防复发。主要治疗方法包括药物治疗、电抽搐治疗和心理治疗。

（一）药物治疗

目前各类心境障碍均以药物治疗为主，尤其是躁狂与中、重度的抑郁。药物治疗是中度以上抑郁发作的主要治疗措施。目前临床上一线的抗抑郁药主要包括选择性 5- 羟色胺再摄取抑制剂（SSRI）、5- 羟色胺和去甲肾上腺素再摄取抑制剂（SNRI）、去甲肾上腺素和特异性 5- 羟色胺能抗抑郁药（NaSSAs）等，对于难治性患者可以考虑转换不同机制的药物、合并增效药物或者多种药物联合治疗。

1. 躁狂发作　以心境稳定剂为主，必要时可合用抗精神病药和苯二氮䓬类药物。①锂盐：是治疗躁狂发作的首选药物，总有效率约为 70%。临床常用碳酸锂，既可用于躁狂的急性发作，也可用于缓解期的维持治疗。碳酸锂起效时间为 1 周左右。锂盐的血药浓度治疗量与中毒量接近，故须密切观察病情变化和治疗反应，同时定期监测血锂浓度。急性治疗期血锂浓度应维持在 0.6～1.2mmol/L，维持治疗期为 0.4～0.8mmol/L，血锂浓度上限不宜超过 1.4mmol/L，老年患者血锂浓度不宜超过 1.0mmol/L，以防锂中毒。②抗癫痫药：当碳酸锂治疗效果不佳或不能耐受其副作用时可选用此类药。目前临床上主要使用丙戊酸盐和卡马西平。许多研究显示丙戊酸盐对急性躁狂发作患者的疗效与锂盐相同，对混合发作、快速循环发作的疗效与单纯躁狂发作的疗效接近。卡马西平适用于锂盐治疗无效、快速循环发作或混合发作的患者。③抗精神病药物：对躁狂时的兴奋、冲动症状，尤其是对伴有精神病性症状如幻觉、妄想、怪异行为等有很好的治疗作用，且起效时间比锂盐快。目前，尤其推荐第二代的非典型抗精神病药，如喹硫平、奥氮平等。

2. 抑郁发作　以抗抑郁药物为主。抗抑郁药物能有效缓解抑郁心境及伴随的焦虑、紧张和躯体症状。抑郁症为高复发性疾病，目前倡导全病程治疗。全程治疗分为急性期治疗、恢复期治疗和维持期治疗。①急性期治疗：目标为控制症状，尽量达到临床痊愈。治疗抑郁症时，一般药物治疗 2～4 周开始起效，推荐治疗 6～8 周。如果患者用药治疗 6～8 周无效，可换用作用机制不同的另一类药物或者加一种作用机制不同的抗抑郁药物。②恢复期治疗：目标为防止症状复燃。治疗至少 4～6 个月，在此期间，患者病情不稳，复燃风险较大，原则上应继续使用急性期治疗有效的药物，且剂量不变。③维持期治疗：目标为防止症状复发。有关维持治疗的时间意见不一致，目前多数意见认为首次抑郁发作维持治疗为 6～8 个月，若有 2 次以上的复发，特别是近 5 年有 2 次发作者应维持治疗，一般至少 2～3 年，多次复发者主张长期维持治疗。有资料表明以急性期治疗剂量作为维持治疗的剂量，能更有效防止复发。维持治疗结束后，病情稳定，可缓慢减药直至终止治疗，但应密切监测复发的早期征象。

抗抑郁剂在使用过程中应遵循以下原则：①个体化合理用药：全面考虑患者的症状特点、年龄、身体状况、药物的耐受性、是否同时使用其他药物等，并根据患者用药后的情况随时调整药物和剂量；②尽可能单一用药：一般不主张联合应用两种以上的抗抑郁药，只有当足量、足疗程治疗和换药无效时才考虑联合用药；③逐渐递增剂量：尽可能采用最小有效剂量，以减少不良反应，提高服药依从性；④足量、足疗程：小剂量疗效不佳时，根据不良反应和耐受情况，增至足量和足够长的疗程；⑤不突然停药：停药时应逐渐减量，突然停用抗抑郁药易导致抑郁反复，并易出现撤药反应；⑥联合心理治疗：在药物治疗基础上辅以心理治疗，可获得更加的效果。

各种抗抑郁药物的疗效大体相当，又各有特点，一般根据患者的疾病特点、既往用药史、药理学特征、躯体情况、药物的不良反应等来选择药物。常用的抗抑郁药物包括传统的三环类及四环类抗抑郁药如丙米嗪、阿米替林等；新一代的抗抑郁药如选择性 5-HT 再摄取抑制剂（SSRIs）的氟西汀、帕罗西汀等；5-HT 和 NE 再摄取抑制剂（SNRIs）的文拉法辛等；NE 和特异性 5-HT 能抗抑郁药（NaSSAs）的米氮平等；单胺氧化酶抑制剂（MAOI）的吗氯贝胺等。新一代的抗抑郁药副作用显著小于传统的抗抑郁药如三环类，目前一般推荐 SSRIs、SNRIs、NaSSAs 作为一线药物选用。此外，抗焦虑药、抗精神病药和其他药物也用于伴有焦虑或精神病性症状的患者。

（二）电抽搐或改良电抽搐治疗

对重症躁狂急性发作、锂盐治疗无效或不能耐受的患者可使用电抽搐或改良电抽搐治疗（无抽搐电休克治疗），起效迅速，可单独使用或合并药物治疗，一般隔日一次，8～12 次为一个疗程。对有强烈自杀观念和行为、抑郁性木僵的患者，电抽搐或改良电抽搐治疗应是首选治疗；对使用药物治疗无效的抑郁症患者也可采用，治疗疗效好，见效快，一般 6～10 次为一个疗程，但电抽搐治疗后仍需用药物维持治疗。

（三）心理治疗

常贯穿于治疗的始终，尤其是有明显心理社会因素作用的抑郁发作患者及轻度抑郁或恢复期患者。支持性心理治疗，通过倾听、解释、指导、鼓励和安慰等帮助患者正确认识和对待疾病，主动配合治疗。心理治疗的目的主要在于改变患者的不良认知方式，矫正患者适应不良的行为，改善患者人际交往能力和心理适应功能，提高患者家庭和婚姻生活的满意度，从而消除其不必要的顾虑和悲观情绪，缓解情感症状，促进康复，预防复发。心理治疗的方法有很多种，比较常用的有认知疗法、行为疗法、人际心理治疗、家庭干预等。对于有明显消极自杀观念和行为的患者，应提供及时有效的危机干预措施。

（四）物理治疗

近年来出现了一种新的物理治疗手段——重复经颅磁刺激（rTMS）治疗，主要适用于轻中度的抑郁发作。

（五）预防复发

心境障碍复发的频率因人而异，研究显示，经药物治疗已康复的患者在停药后一年内复发率较高。绝大多数双相障碍患者可有多次复发，若在过去的 2 年中每年都有一次以上的发作，主张长期服用锂盐预防性治疗。锂盐具有双向治疗作用，可有效防止躁狂或双相抑郁的复发，且预防躁狂发作更有效，有效率达 80% 以上。有资料显示第一次抑郁发作后复发几率为 50%，第 2 次为 75%，第 3 次为 100%，因此对抑郁障碍患者需进行维持治疗，预防复发。对第一次发作且药物治疗临床缓解的患者，多数学者主张维持治疗 6 个月到 1 年；若为第二次发作，主张维持治疗 3～5 年；若为第三次发作，主张长期维持治疗。此外，心理治疗和社会支持系统对预防本病复发也具有重要的作用。

【护理诊断】

（一）躁狂发作的主要护理诊断

1．有对他人实施暴力行为的危险　与易激惹、失去正常的社会控制能力、意识障碍所致谵妄和错乱等有关。

2．卫生、穿着、进食自理缺陷　与极度兴奋、无暇料理自我有关。

3．营养失调：低于机体需要量　与兴奋消耗过多、进食无规律有关。

4．睡眠型态紊乱　与精神运动性兴奋、精力旺盛有关。

5．自我认同紊乱　与思维障碍的内容有关。

6．便秘　与生活起居无规律、饮水量不足有关。

7．不合作　与自知力缺乏有关。

8．有外走危险　与情绪控制力下降、缺乏自知力有关。

（二）抑郁发作的主要护理诊断

1．有自伤（自杀）的危险　与悲观情绪、自责自罪观念、无价值感有关。

2．卫生、穿着、进食自理缺陷　与精神运动迟滞、兴趣降低、无力照顾自己有关。

3．营养失调：低于机体需要量　与自罪自责、食欲下降有关。

4. 睡眠型态紊乱　与情绪低落、沮丧、绝望等因素有关。

5. 自我认同紊乱　抑郁情绪、自我评价过低、无价值感有关。

6. 个人应对无效　与情绪抑郁、无助感、精力不足、疑病等因素有关。

7. 焦虑　与自卑、自责、无价值感、罪恶感有关。

8. 便秘　与日常活动量减少、胃肠蠕动减慢有关。

9. 社交障碍　与精力和兴趣丧失有关。

第二节　心境障碍患者的护理

（一）躁狂发作的护理措施

1. 安全和生活护理

（1）为患者提供安静的生活环境：躁狂症患者往往躁动不安，很容易受周围环境刺激，因此，提供一个简单、宽敞、安静的环境，常具有镇静作用，可以稳定患者的情绪，保证患者的休息、睡眠。同时，合理安排好患者的活动，也有利于患者的休息和睡眠。

（2）建立良好的护患关系：患者常常兴奋好动，语言增多。患者诉说的诸多感受，往往并非是真正的内心感受和体验，而是用否认的意念来逃避真正的想法。因此，建立良好的护患关系有利于护患间的沟通和交流，让患者表达内心的真实想法，以利患者情感的稳定、病情的缓解。

（3）饮食护理：按时督促和协助患者进食高营养、易消化的食物及充足的饮水，以满足患者的生理需求。患者由于极度兴奋、精力充沛，整日忙碌于他认为有意义的活动，而忽略了最基本的生理需求，而且由于活动过多使能量消耗较多。

（4）个人卫生护理：引导和鼓励患者按时料理个人卫生及参与做好病室卫生。对患者异常的打扮和修饰给予婉转的指正，教会其更好地体现个人修养和身份。

（5）引导患者朝建设性方向消耗过剩的精力：躁狂症患者往往精力充沛、不知疲倦，且急躁不安、判断力差，易使精力的发泄变成破坏性，可能伤害自己和他人或损坏周围的物品。护理人员可根据患者的病情及医院场地设施等，安排既需要体能又没有竞争的活动项目，如健身器运动、跑步等。也可鼓励患者把自己的生活"写"或"画"出来，这类静态活动既减少了活动量，又可发泄内心感受。对患者完成的每一项活动，护理人员应予以恰当的鼓励和肯定，以增强患者的自尊，避免破坏性事件的发生。

2. 特殊护理　主要为暴力行为的防范与处理。部分躁狂症患者以愤怒、易激惹、敌意为特征，动辄暴跳如雷、怒不可遏，甚至可出现破坏和攻击行为，护理人员需做好预防和处理。

（1）及时了解每个患者既往发生暴力行为的原因，评估这些原因是否仍然存在，或是否有新的诱发因素出现，设法消除或减少这些因素。

（2）提供安静、宽敞、安全的病房环境，引导患者遵守和执行病区安全管理制度，将冲动、易激惹者与其他患者分开居住与活动。

（3）尽可能地满足患者的合理要求，对于不合理、无法满足的要求也应尽量避免采用简单、直接的方法拒绝，以避免激惹患者。

（4）避免激惹性言语和强制性措施，对其过激言行不辩论，但不轻易迁就，应因势利导，鼓励患者按可控制和可接受的方式表达与宣泄激动和愤怒情绪。

（5）加强巡视，严密监护，注意观察和早期发现暴力行为的先兆，如情绪激动、挑剔、质问、无理要求增多、有意违背正常秩序、出现辱骂性语言、动作多而快等，以便及时采取预防措施。当确定患者有明显的暴力行为先兆时，应立刻按照暴力行为的防范措施处理。

（6）一旦发生暴力行为，应尽快制止，当难以制止时，可予以隔离或约束。

（7）在冲动后做好心理护理，制定切实可行有针对性的防范措施。在解除隔离或约束时，依然要解释隔离或约束的必要性。

3．用药护理　在用药的过程中，护理人员应密切观察患者的合作性、药物的耐受性和不良反应，特别是对应用锂盐治疗的患者，要注意监测血锂浓度。对恢复期的患者，应明确告知维持用药对巩固疗效、减少复发的意义，并了解患者不能坚持服药的原因，与患者一起寻找解决的办法。

（二）抑郁发作的护理措施

1．安全和生活护理

（1）环境：提供安静、安全、舒适的病室环境，在疾病急症期，切忌让患者独居一室，严格执行交接班制度、危险物品管理制度和服药检查制度。

（2）保证营养供给：抑郁患者常有食欲减退，甚至受精神症状影响，自责自罪而拒绝饮食。护理人员首先必须了解患者不愿进食或拒食的原因，根据不同情况可制定出相应的对策，给予高蛋白、高热量、高维生素的饮食，以保证患者的营养摄入。如选择患者平时喜爱的食物、陪伴患者用餐、少量多餐、让患者从事一些为别人服务的活动以促进患者接受食物等。若患者坚持不肯进食，则必须采取另外的措施如喂食、鼻饲、静脉输液等。

（3）改善睡眠：抑郁患者的睡眠障碍主要表现为早醒，且醒后难以入睡，而早醒的同时常伴有情绪的低落。患者发生的许多意外事件，如自杀、自伤等，常发生在这个时候。护理人员应教会患者应对失眠和早醒的方法，如入睡前喝热牛奶、洗热水澡等。在清晨应加强巡视，对早醒者应予以安抚，使其延长睡眠时间。

（4）做好日常生活护理：抑郁患者常感到无力、不想做事，甚至连最基本的起居、梳理都感到吃力。护理人员应提供必要的帮助，可以帮患者拟定一个简单的作息时间表，内容包括梳理、洗漱、沐浴等，每天让患者自行完成作息时间表所规定的内容，同时给予积极地鼓励和支持，使患者逐步建立起生活的信心。对重度抑郁，生活完全不能自理的患者，护理人员应协助做好日常生活护理工作。

（5）鼓励患者参与活动：了解患者的兴趣爱好，鼓励参与易完成、有趣味的活动，提高患者的自信心。

2．特殊护理　主要为自伤自杀行为的防范与处理。

（1）将有自伤自杀危险的患者安置于重点房间，其活动范围不离开护理人员的视线。对有严重企图者，应严加防范，禁止其单独活动与外出，禁止在危险场所逗留。

（2）严密观察病情，加强沟通，对患者的言语、行为和去向等情况应随时做到心中有数，及时辨认出患者自杀意志的强度与可能性及可能采取的方法，及早发现自杀先兆。

（3）一旦发生自伤自杀等意外，应立即隔离患者，实施抢救措施，并做好相应的心理护理。

3．心理护理 主要目的是改善患者的抑郁情绪。

（1）建立良好的护患关系：抑郁患者往往情感低落、对任何事物都失去兴趣。因此，护理人员在与患者相处时会倍感困难，需要具有高度的耐心和同情心，理解患者痛苦的心境。

（2）建立有效的护患沟通：在与患者交谈时，应保持稳定、温和与接受的态度，适当放慢语速，允许患者有足够的反应和思考时间，并耐心倾听；与患者交谈时，应避免使用简单生硬的语言，更要避免使用训斥性的语言，以免加重患者的自卑感；也不要过分认同患者的悲观感受，避免强化患者的抑郁情绪。

（3）培养正性的认知方式：在交谈中，尽量选择患者感兴趣的或较为关心的话题，鼓励和引导他们回忆以往愉快的经历和体验，用讨论的方式抒发和激励他们对美好生活的向往。当患者对自己或外界事物不自觉地持否定的看法（负性思考）时，护理人员必须协助患者确认这些负性思考，然后设法打断这种负性循环，协助患者回顾自身的优点、长处或成就，以增加患者对自身或外界的正向认识。

（4）教会正确的应对方式：积极地营造和利用一切个人或团体的人际交往机会，改善患者以往消极被动的交往方式，逐步建立积极健康的人际交往方式，增加社交技巧。另外，还应改善患者处处需要别人关照和协助的心理，并通过学习和行为矫正训练的方式，改变患者的病态应对方式，建立新的应对技巧，为患者今后重新融入社会、独立处理各种事物创造良好基础。

【健康指导】

1．生活指导 指导患者及家属料理患者的个人卫生、合理饮食等，提高患者的自理能力。鼓励患者多参与活动，教会患者应对睡眠障碍的一些方法，指导患者控制和疏泄自己高涨或抑郁的心境。

2．疾病知识指导 选择适当的时机，运用良好的沟通技巧，向患者讲解有关疾病的知识，让患者认识到自己的情感失态是病态，并能从主观上主动调整自己的思想、情感和行为。同时，向患者讲解维持用药对巩固疗效和防止复发的重要性、药物的作用及可能出现的不良反应，使患者能主动配合治疗。随着病情的好转，教会患者克服性格弱点，正确对待疾病和面对未来。

（陈 薇）

复习思考题

1．简述心境障碍的概念。

2．如何预防和制止躁狂症患者暴力行为的发生？

3．如何预防和制止抑郁症患者自杀行为的发生？

4．简述抑郁发作和躁狂发作的核心症状。

课件
08章PPT

第八章

神经症及应激障碍患者的护理

 学习要点

　　神经症患者的护理、临床表现、治疗、病因、发病机制；应激相关障碍患者的护理、临床表现、治疗、病因、发病机制。

扫一扫
知重点

案例分析

　　张先生，39岁，中学教师。近五年来，由于工作紧张，压力大，逐渐出现失眠，表现为入睡困难，需两三个小时才能入睡，睡后易惊醒，多梦。白天昏昏欲睡，精神差，易疲劳，记忆力减退，工作效率降低，常感觉心有余而力不足，情绪易烦躁。近因职称晋升受阻，内心十分压抑，失眠加重，有时彻夜不眠，心慌、胸闷、腹胀、眼花、头痛，没有食欲。自认为病情十分严重，忧心忡忡，四处求医治疗。躯体和神经系统检查、实验室检查未发现异常。

　　临床诊断：神经衰弱。

第一节　概　述

　　神经症（neurosis），旧称神经官能症，为一组轻性精神障碍的总称。主要表现为焦虑、抑郁、恐惧、强迫、躯体形式障碍或神经衰弱症状的精神障碍。本章依照《中国精神障碍分类与诊断标准》第3版（CCMD-3），简要介绍焦虑症、强迫症、恐惧症、躯体形式障碍、神经衰弱、分离（转换）性障碍等。其中，神经衰弱已作为一个过渡性诊断，临床中很少使用。

　　尽管神经症的各亚型有着各自不同的病因、发病机制、临床表现、治疗要点、病程和预后。但是，它们仍有不少共同之处，有别于其他类别的精神障碍。

一、神经症的共同特征

　　1. 发病常与心理社会因素有关。如长期而持续的工作压力、人际关系紧张及其他生活事件，甚至不同的社会文化背景对神经症的发生、神经症不同亚型的发生都有关系。

2．病前多有一定的素质与人格基础。神经症常见于性格内向和情绪不稳的人，其个性多具有焦虑素质、刻板、过于严肃、多愁善感、孤僻等特点，在不同的亚型中可观察到各具特点的个性特征。

3．症状无任何可证实的器质性病变基础。依目前的诊疗手段和技术还未能发现肯定的、相应的病理生理学和组织形态学变化。

4．社会功能相对完好。神经症比重性精神病的社会功能完好，一般能自理生活，与正常人相比患者在坚持学习、工作和人际交往方面相对吃力，效率低下，适应性差，需进行治疗。

5．患者对疾病有相当的自知力。他们能够评判自己的病态感受，能分清病态体验和现实环境，并因此而痛苦万分，进而主动求医治疗。

6．除癔症外，无精神病性的症状。

二、流行病学

神经症是世界公认的一组患病率较高的疾病。1982 年我国 12 个地区的精神疾病流行病学调查，神经症患病率为 22.21‰，其中女性（39.93‰）明显高于男性（4.71‰）；1993 年我国 7 个地区流行病学调查，神经症患病率为 15.11‰；2003 年有关研究报告神经症患病率高达 38.38‰。起病年龄高峰为 20～29 岁，文化程度低、收入低、家庭不和睦、移居者中患病率高。

三、分类

目前神经症分为以下几类：

1．恐惧症；

2．焦虑症；

3．强迫症；

4．躯体形式障碍；

5．神经衰弱；

6．分离（转换）性障碍。

知识链接

神经症概念的由来与变迁

神经症的一些症状描述，可追溯到两千年前，直至 1769 年，英国医生 William Cullen（1710—1790）首次提出"神经症（neurosis）"这一术语，但在当时其内涵与现代观点相去甚远，几乎囊括了除发热、局部病变和恶病质外的所有疾病。随后，法国精神病院革新运动人 Philippe Pinel 提出神经症可能包括功能性的、器质性的或者两者兼而有之。同时一些新的疾病名称也被逐渐归入神经症这一类别中。例如 1861 年 More1 提出的强迫症（obsessive-compulsive）。1871 年 C.Westphal 提出的广场恐惧症（agoraphobia），1894 年 S.Freud 又将焦虑症加入其中。加上癔症（hysteria）和疑病症（hypochondriasis）这两个古老的神经症诊断术语，至 20 世纪，神经症的概念和内涵逐渐形成，在 20 世纪 70 年代早期，神经症主要包括 7 种障碍，即焦虑症、恐惧症、强迫症、癔症、疑病症、抑郁性神经症、神经衰弱。

第二节　神经症的临床特点

一、焦虑症

焦虑症（anxiety），原称焦虑性神经症（anxiety neurosis），是一种以焦虑症状为主要临床表现的神经症，包括急性焦虑（惊恐发作）和慢性焦虑（广泛性焦虑），常伴有自主神经功能紊乱如头昏、心悸、胸闷、呼吸困难、口干、尿急、尿频、出汗及运动性不安等。焦虑症的焦虑症状是原发的，并非由于实际威胁所致，其紧张、惊恐的程度与现实情况很不相称，并为此十分痛苦。

1982 年我国 12 个地区精神障碍流行病学调查，焦虑症患病率为 1.48‰，城乡患病率相近，女性患病率明显高于男性。国外报告为 5‰ 左右，与国内差异较大。在神经症专科门诊中，焦虑症占神经症总数的 16.8%。预后与个体素质有关。

【病因与发病机制】

1. 遗传因素　较早的家系学调查发现，焦虑症患者近亲中的患病率为 15%，远高于一般居民患病率（5%）。有研究表明，单卵孪生子同病率 5% 明显高于双卵孪生子同病率 2.5%。

2. 神经生化因素

（1）乳酸学说：有人发现焦虑症患者运动后血液中的乳酸盐水平较对照组高；如果给患者注射乳酸钠则大部分可诱发惊恐障碍；另有研究发现广泛性焦虑和惊恐障碍患者的血乳酸水平均较正常对照组显著增高。

（2）神经递质：中枢去甲肾上腺素（NE）能系统、5- 羟色胺（5-HT）能系统、多巴胺（DA）能和 γ- 氨基丁酸（GABA）等几种神经递质系统可能与焦虑症的发病机制有关。研究发现焦虑状态时，血、脑脊液中 NE 的代谢产物增加，NE 水平的增加与惊恐发作的躯体症状（心动过速、心悸等）有关，提示 NE 的调节障碍可能是惊恐发作的病因；5-HT 能系统在背侧中缝核能抑制与焦虑相关的行为，中枢 5-HT 活动具有保持警觉和控制焦虑作用；DA 能系统与情感行为和情感表达有关；GABA 则为主要的抑制性神经递质。这四种神经递质在脑内不同部位相互作用，引起脑及躯体各部位功能不同的变化，产生焦虑的各种临床表现。

3. 心理社会因素　心理社会因素在焦虑症的发生中有着重要作用，常为一种诱发因素，无特异性。行为主义理论认为焦虑的发作是通过后天学习而获得的对既往可怕情景的条件性反射，亦即焦虑是害怕某些环境或情景刺激所形成的条件反射。精神分析学派认为过度的内心冲突对自身威胁的结果可以导致焦虑症的发生。

【临床表现】

1. 慢性焦虑症　又称广泛性焦虑症或自由浮游性焦虑，是焦虑症最常见的表现形式。可见于任何年龄段，较多见于 40 岁之前。缓慢起病，患者以泛化且持久的、无明显对象的烦恼、过分担心和紧张不安为特征。主要表现为：

（1）精神方面：过分担心而引起的焦虑体验，是广泛性焦虑症状的核心症状，患者不能明确意识到他担心的对象或内容，而只是一种提心吊胆、惶恐不安的强烈内心体验。

（2）躯体方面：运动性不安（患者小动作增多、不能静坐、搓手顿足，或者自感战栗)、肌肉紧张(多表现为紧张性疼痛)、自主神经功能紊乱,表现为心悸、出汗、胸闷、呼吸急促、口干、便秘、腹泻、尿频、尿急、皮肤潮红或苍白等。有的患者还可能出现阳痿、早泄、月经紊乱等症状。

(3)警觉性增高:表现为对外界过于敏感、注意力难以集中、易受干扰、难以入眠、睡眠中易于警醒、情绪激惹、易出现惊跳反应。

(4)其他症状:广泛性焦虑症患者常合并疲劳、抑郁、强迫、恐惧、惊恐发作及人格解体等症状,但不是该病的主要临床相。

2.急性焦虑症 又称惊恐发作,伴濒死感和自主神经功能紊乱症状,突然出现,历时5～20分钟,自行缓解。发作后一切正常,不久后可再发。

(1)惊恐发作:患者在进行日常活动时,突然出现强烈的恐惧感,感到自己马上就要失控(失控感),即将死去(濒死感),这种感觉使患者痛苦万分、难以承受。同时患者会伴有一些躯体的不适,如呼吸困难、心悸、胸痛或不适、眩晕、呕吐、出汗、面色苍白、全身发抖或全身无力等,患者可突然尖叫逃跑、躲藏或呼救。有些患者出现现实解体、人格解体等痛苦体验。10分钟可达到高潮,往往不超过一小时可自行缓解,患者意识清晰,事后能够回忆。

(2)回避及求助行为:在发作时极度的恐惧感使得患者做出各种求助行为,包括向周围人群和医疗机构求救。大约60%的患者在发作间期因担心再次发作无人在侧,或发作时被围观的尴尬,而采取明显的回避行为,如不去热闹的地方,不能独处,甚至不愿意乘坐公共交通工具。

(3)预期焦虑:大多数患者会一直担心是否会再次发作、什么时间会再发作、下次发作会在什么地点等,从而在发作间期出现紧张不安、担心害怕等明显的焦虑情绪。

知识链接

焦虑和焦虑症的区别

焦虑,几乎每个人都有过的体验,是即将面临某种处境时产生的一种紧张不安、惊慌恐惧的感觉和不愉快的情绪。正常人的焦虑是建立在现实情况之上的,自己明确知道危险所在,所担心的事情也符合客观规律。而焦虑症患者的焦虑状态则不同,它没有充分理由,经常出现莫名其妙的持续性精神紧张、惊恐不安,并常常伴有头晕、胸闷、心悸、呼吸急促、口干、尿频、尿急、出汗等自主神经紊乱的症状和运动性紧张。即使有一定诱因,其症状的严重程度与诱因明显不相称。

【治疗要点】

1.心理治疗 心理治疗可以与药物合用,也可以单独使用。心理治疗最常用的有认知治疗、行为治疗或认知行为治疗。认知治疗改变患者对疾病性质的不合理和歪曲的认知,行为治疗如放松训练、系统脱敏等处理焦虑引起的躯体症状。认知行为治疗如认知重建疗法和焦虑控制训练,可以矫正患者对于焦虑的错误认知,减轻患者焦虑的躯体症状。

2.药物治疗 抗焦虑药既能稳定患者的情绪,又有助于心理治疗,以苯二氮䓬类最常用,如阿普唑仑0.4～0.8mg,每天2～3次;艾司唑仑1～2mg,每天2～3次。亦可选用具有抗抑郁和抗焦虑双重作用的抗抑郁药，如多虑平 12.5～25mg，每天 2～3 次；麦普替林 12.5～25mg，每天 2～3 次等，惊恐发作时可静脉缓慢注射地西泮。

二、强迫症

强迫症（obsessive-compulsive disorder，OCD）是以反复出现强迫观念、强迫意向和强迫动作为主要表现的一类神经症。特点是患者意识清醒，深知这些强迫症状不合理、不必要，但却无法控制或摆脱，因而焦虑和痛苦。国外报告的患病率为 0.1‰～2.3‰（Carey 等，1980 年），我国为 0.3‰（1982 年）。男女患病率近似。患者常有强迫性格，多起病于青春期，常无明显诱因缓慢起病。

【病因和发病机制】

目前病因及发病机制尚未完全明了，但遗传因素、强迫性人格特征及心理社会因素在强迫症发病中起一定作用。

1. 生物因素　研究显示出强迫症的以下生物因素：强迫行为的素质与遗传有关，患者近亲属中的患病率高于一般居民，如患者父母中本症的患病率为 5%～7%。双生子调查结果也支持强迫症与遗传有关；5-HT 再摄取抑制剂对强迫症有良好疗效，5-HT 下降时强迫症状可以减轻，表明 5-HT 系统功能亢进与强迫症有关；脑损伤、器质性疾病伴有强迫症患者的脑 CT 检查以及对强迫症患者的正电子发射脑扫描、功能磁共振成像等报告显示，选择性基底节功能失调，即眶额 - 边缘 - 基底节的功能失调可以导致强迫症的发生。

2. 个性特征　1/3 强迫症患者病前均有一定程度的强迫人格。其特征为拘谨、优柔寡断、节俭、胆小怕事、过分注意细节、好思索、要求十全十美，但又过于刻板和缺乏灵活性等。弗洛伊德学派认为强迫症状是在固着、孤立、退化、反应形式等心理机制作用下，强迫人格的发展。

3. 心理社会因素　强迫症的发生与社会心理因素有一定关系。上海调查资料显示，5% 患者病前有精神创伤。当躯体健康不佳或长期心身疲劳、处于情绪紧张、焦虑不安或受到意外事故等精神打击者均可诱发具有强迫性格者出现强迫症。

【临床表现】

强迫症临床表现症状多种多样，既可为某一症状单独出现，也可为数种症状同时存在。在一段时间内症状内容可相对的固定，也可随时间的推移，症状内容出现不断改变。根据临床表现，强迫症可分为强迫观念、强迫行为和强迫意向。

1. 强迫观念　即某种联想、观念、回忆或疑虑等反复出现，难以控制。

（1）强迫联想：反复回忆一系列不幸事件会发生，虽明知不可能，却不能克制，常易激起情绪紧张和恐惧。

（2）强迫回忆：表现为反复而持久地回忆曾经做过的无关紧要的事，虽明知无任何意义，却不能克制自己反复回忆。

（3）强迫疑虑：对自己的行动是否正确，产生不必要的疑虑，要反复核实。如反复检查门窗是否关好，水龙头是否关好，钱物是否点清等。其实患者能意识到事情已经做好了，但仍不放心。

（4）强迫性穷思竭虑：对自然现象或日常生活中的事件进行反复思考，明知毫无意义，却不能克制，如反复思考："房子为什么朝南而不朝北"。

（5）强迫性对立思维：两种对立的词句或概念反复在脑中相继出现，而感到苦恼和紧张，如想到"拥护"，立即出现"反对"；说到"好人"时即想到"坏蛋"等。

2．强迫动作

（1）强迫洗涤：反复多次洗手或洗物件，心中总摆脱不了"感到脏"，明知已洗干净，却无法自控，非洗不可。

（2）强迫检查：通常与强迫疑虑同时出现。患者对明知已做好的事情不放心，反复检查，如反复核对已写好的账单、信件或文稿等。

（3）强迫计数：不可控制地数台阶、电线杆，做一定次数的某个动作，否则感到不安，若有漏掉了要重新数起。

（4）强迫仪式动作：在日常活动之前，先要做一套有一定程序的动作，如睡前要按一定程序脱衣、鞋并按固定的规律放置，否则感到不安，必须重新穿好衣服、鞋袜再按程序进行脱和摆放。

3．强迫意向　患者体验到一种强烈的内在冲动要去做某种违背自己意愿的事情，但一般不会转变为行动，因为患者知道这种冲动是非理性的、荒谬的，所以努力克制，但内心冲动无法摆脱。如一位母亲在抱自己孩子的时候有种要把孩子扔出窗外的冲动，一位高中生看到异性就想拥抱等。

【治疗要点】

1．心理治疗　心理治疗对强迫症患者具有重要意义，解释性心理治疗、支持性心理治疗、行为治疗及精神分析，均可用以治疗强迫症。行为治疗中的系统脱敏疗法可逐渐减少患者重复行为的次数和时间。如在治疗一名强迫洗涤患者时，规定第一周每次洗手不超过 20 分钟，每天不超过 5 次；第二周每次不超过 15 分钟，每天不超过 3 次；以后依次递减，过程中可配合地西泮和普萘洛尔减轻焦虑。对药物治疗无效者可试用厌恶疗法来控制强迫观念。森田疗法对强迫症也有效，患者对治疗的精神领悟越深刻，远期疗效越好。

2．药物治疗　抗强迫作用的药物主要是三环类抗抑郁药和 5-HT 再摄取抑制剂。最有效的药物是氯米帕明，常用剂量为 150～300mg/d，一般 2～3 周开始显效，3～4 周症状明显改善。治疗时间不宜短于 6 个月，部分患者需长期用药。对伴有严重焦虑者可合用苯二氮䓬类药物；对难治性强迫症，可合用心境稳定剂或小剂量抗精神病药物，可取得一定疗效。

3．其他　电抽搐治疗适用于强迫观念强烈，并伴有浓厚消极情绪者，对症状顽固、久治无效，极端痛苦的患者，可试用精神外科治疗。

三、恐惧症

恐惧症（phobia），原称恐惧性神经症，患者以过分和不合理地惧怕外界某种客观事物或情景为主要表现，明知这种恐惧反应是过分的或不合理的，但仍反复出现，难以控制。恐惧的对象可能是单一的或多种的，如动物、广场、登高或社交活动等。1989 年我国神经症专科门诊中，恐惧症的患病率为 6.7%（长沙）。恐惧症在美国的终生患病率为：广场恐惧症为 6.7%，社交恐惧症为 13.3%，特殊恐惧症为 11.3%。女性多于男性。多数恐惧症患者病程迁延，有慢性化趋势，病程越长预后越差。儿童期起病、单一恐惧者预后较好，恐惧对象广泛的恐惧症预后较差。

【病因和发病机制】

病因未明,可能与下列因素有关:

1. 遗传因素 有关调查研究发现,广场恐惧症具有家族遗传倾向,其近亲发病率较一般人群高近 3 倍,而双生子调查发现 13 对单卵双生子中的 4 对均患有广场恐惧症和(或)惊恐发作,16 对双卵双生子间的同病率却为 0。

2. 生化因素 有人研究发现社交恐惧症患者神经系统的觉醒水平增高,约 50% 患者在出现恐惧时其肾上腺素水平增高。

3. 心理因素 美国心理学家认为恐惧症状的扩展和持续是因为症状的反复出现使焦虑情绪条件化,回避行为则阻碍了条件化的消退。有资料表明,近 2/3 的患者都主动追溯到与其发病有关的某一事件,部分患者会诉说自己曾有受惊吓的经历;性格内向、胆小、被动、依赖,易焦虑、恐惧,有强迫倾向,易发生恐惧症。

【临床表现】

恐惧症通常急性起病,临床表现很多,多以恐惧对象作为疾病名称,通常可归纳为三类:

1. 广场恐惧症(agoraphobia) 称场所恐惧症,表现为对某些特定场所或环境恐惧,主要是开放的场所或人群聚集的地方,如商城、广场、车站等。患者不仅害怕在公开场所发生恐惧,而且担心不易逃离,或无法获得救助而回避这些环境,常呆在家里,不敢单独出门,重者长期闭门不出,故对患者的社会功能影响较大。多起病于 20～40 岁,女性多于男性。

2. 社交恐惧症(social phobia) 又称社交焦虑障碍,多于 17～30 岁起病,男女发病率无差别。常无明显诱因突然起病,主要特征是害怕被人注视,一旦发现别人注意自己就不自然,不敢抬头、不敢与人对视,不敢在公共场合演讲,集会不敢坐在前面,回避社交。常见的恐惧对象是异性、严厉的上司和未婚妻(夫)的父母亲等,可有脸红、手抖或尿急等症状,可伴有自我评价低、害怕批评,症状可发展到惊恐发作的程度。

3. 特定恐惧症(specific phobia) 指患者的恐惧局限于特定的情境或物体,如害怕接近特定的动物,害怕黑暗、雷鸣、高处、飞行、封闭空间、进食某些东西、目睹流血或创伤,害怕接触特定的疾病等。特定恐惧多发生在童年或成年早期,如不加以治疗,可持续数十年。

知识链接

幽闭恐惧症

幽闭恐惧症(claustrophobia)是指对封闭空间出现恐惧心理的一种心理疾病,属于恐惧症的一种表现形式。容易恐慌症发作的人,常会产生幽闭恐惧症,倘若在封闭的空间如电梯、厕所、阁楼,甚至狭长的走廊、开动的火车,只要身处其中,就会因为无法逃离这样的情况而感到恐惧,感到呼吸加快、心跳加速、流汗、憋屈、眩晕、恐惧和情绪失控。幽闭恐惧症患者可能会在室内场馆、戏院或电梯中发作,感到呼吸困难。幽闭恐惧症的发生可能与儿童时期的创伤有关,与其他恐惧症一样,可采取使用精神分析疗法和抗焦虑药物治疗。

【治疗要点】

1．认知行为治疗

（1）行为治疗：对特定恐惧或社交恐惧，认知行为治疗对缓解症状十分有效，首先设计脱敏等级，然后进行放松训练，逐级脱敏，最后暴露在恐惧环境中而不再出现症状。

（2）动力学心理治疗：重点在于探究患者恐惧的幼年原因和象征意义，对大多数患者有效。

2．药物治疗 目前尚没有严格意义上的消除恐惧情绪的药物，临床一般应用的药物有：

（1）抗焦虑药：苯二氮䓬类、β受体阻滞剂如普萘洛尔，可缓解焦虑情绪和自主神经症状。

（2）抗抑郁药：三环类抗抑郁药丙米嗪和氯米帕明对恐惧症有一定的疗效，并能减轻焦虑和抑郁症状。SSRIs类的氟西汀、帕罗西汀等也可缓解恐惧症状。近年报道丙米嗪既有抗抑郁作用，也有抗恐惧作用。

四、躯体形式障碍

躯体形式障碍（somatoform disorders），是一类以持久地担心或相信各种躯体症状的优势观念为特征的神经症。患者常以躯体不适为主诉而就医，因而最初往往就诊于综合医院。尽管各种医学检查的结果都是正常的，医生又反复地说明和解释，均不能打消患者对自身症状的看法；由于得不到他人的对症状的认可，常伴有焦虑或抑郁情绪。尽管患者症状的发生与不愉快的生活事件或心理冲突密切相关，但患者常常否认心理因素的存在。病程多为慢性波动。它包括：躯体化障碍、未分化躯体形式障碍、躯体形式自主神经紊乱、疑病症和躯体形式疼痛障碍。

美国躯体化障碍的终身患病率为0.13%，国内尚无明确数据，据一项3346例综合医院门诊患者调查显示，躯体化障碍的患病率约为18.2%。起病年龄多在30岁以前，女性多见。一般认为，急性起病、有明显精神诱发因素者预后较好；若起病缓慢、病程持续2年以上者，预后较差。

【病因与发病机制】

1．个性因素 人格缺陷与本病有一定关系，如：自恋倾向、多疑、孤僻、主观、固执，对自身过分关注等性格特点，为本病的发生提供了重要的条件。

2．心理社会因素 错误的传统观念，过分、不恰当的宣传及以往经历，特别是医源性影响，都有可能导致本病的发生。

3．其他 青春期和更年期，常会出现自主神经症状，老年人独处时间长、各器官功能衰退，均会导致疑病观念的出现。

【临床表现】

1．躯体化障碍（somatization disorder） 又称Briquet综合征。是一种以多种多样、经常变化的躯体不适症状为主的神经症。可涉及全身各器官系统，各种医学检查均不能证实有任何器质性病变足以解释其躯体症状，常伴有明显的焦虑、抑郁情绪，导致患者反复就医和明显的社会功能障碍。常在成年早期起病，女性多见，病程持续2年以上。临床表现除了符合躯体形式障碍的诊断概念以外，还必须以多种多样、反复出现、经常变化的躯体症状为主，在下列 4 组症状中至少有 2 组共 6 个症状：①胃肠道症状（反酸、呃逆、恶心、呕吐、腹痛、腹胀等）；②呼吸、循环系统症状（心悸、胸闷、气短等）；③泌尿生殖系统症状（有尿频、排尿困难，生殖器或其周围不适感，性冷淡等）；④皮肤症状或疼痛症状（痒、麻木感、刺痛、烧灼感、酸痛等）。

2. 未分化躯体形式障碍（undifferentiated somatoform disorder）　患者常诉一种或多种躯体症状，症状具有多变性，临床表现类似躯体化障碍，但不够典型，其症状涉及的部位不如躯体化障碍广泛，也不那么丰富，或者完全不伴发社会和家庭功能的损害，病程在半年以上，但不足 2 年。

3. 躯体形式自主神经紊乱　是指一种由自主神经支配的器官系统发生躯体形式障碍所致的神经症样综合征。患者在自主神经兴奋症状（如脸红、出汗、颤抖、心悸等）的基础上，又发生了非特异性的、更具有个体特征和主观性的症状，如部位不确定的烧灼感、疼痛感、紧束感等，经检查均不能证明这些症状系相应的器官或系统发生障碍所致，但患者坚持将这些症状归咎于某一器官或系统发生了严重的障碍，为此痛苦，医生反复的解释与保证也无济于事。

4. 疑病症（hypochondriasis）　即疑病性神经症，特征是患者存在先占观念，坚持认为自己可能患有一种或多种严重进行性的躯体疾病，正常的感觉被患者视为异常，为此很苦恼。患者把注意力集中在身体的一或两个器官或系统，其关注程度与实际健康状况很不相称，经常诉述不适，并四处求医，但各种客观检查的正常结果和医师的解释均不能打消患者的疑虑。对身体畸形（虽然根据不足甚至毫无根据）的疑虑或先占观念（又称躯体变形障碍）也属于本症。

本病无明显的家庭特点，很少在 50 岁以后首次发病，病程常为慢性波动性。很多患者，特别是轻症患者，仅在基层保健机构或非精神科的医疗机构就诊，转诊精神科常常招致不满；伴发残疾的程度变异很大；某些患者用症状左右或操纵家庭及社会关系，少数患者的社会功能几乎正常。

5. 躯体形式疼痛障碍（somatoform pain disorder）　是一种不能用生理过程或躯体障碍予以合理解释的持续、严重的疼痛。情绪冲突或心理社会因素直接导致了疼痛的发生，经医学检查不能发现相应主诉的躯体病变。患者声称疼痛剧烈，但可能缺少器质性疼痛时所伴有的那些生理反应。躯体形式疼痛障碍的患者主诉最多的是头痛、腰背痛、不典型的面部疼痛和慢性盆腔痛，疼痛可位于体表、深部组织或内脏器官，性质可为钝痛、胀痛、酸痛或锐痛。患者常以疼痛为主诉反复就医，镇痛剂、镇静剂往往无效，而抗抑郁剂可能获意外的功效。不过这一症状的澄清并非易事，必须小心地排除许多相关疾病。发病高峰年龄为 30～50 岁，女性多见，病程迁延，常持续 6 个月以上，并使社会功能受损。

【治疗要点】

1. 心理治疗　心理治疗的目的在于让患者逐渐了解所患疾病的性质，改变错误的观念，解除或减轻精神因素的影响，使患者对自己的健康状态有一个相对正确的评估。目前以支持性心理治疗为本病的治疗基础，同时辅以暗示治疗、工娱治疗。森田疗法对消除疑病观念可能有效，值得试用。

2. 药物治疗　应用精神药物进行对症治疗非常重要，由于患者的症状多样，常合并使用精神药物，如三环抗抑郁剂、SNRI 对躯体形式疼痛障碍有效。另外，对确实难以治疗的病例可以使用小剂量非典型抗精神病药物，如喹硫平、利培酮等，以提高疗效。

在治疗实践中，尚需注意医患关系。对患者的主诉和症状不要急于否认，需认真检查以确定是否存在躯体疾病，以免漏诊误诊、延误治疗。在查明病情的基础上，巧妙机敏地婉拒不必要的检查。

五、神经衰弱

神经衰弱（neurasthenia）是以精神易兴奋和脑力易疲劳为主要特点的一组神经症。其特点是脑力工作不能持久；情绪不稳定，易激惹、烦躁；睡眠障碍；不是继发于躯体或其他脑器质性疾病。

该病多数病例发病于16～40岁之间，男女性别发病有明显差异，女性高于男性。据全国流行病学调查，总患病率为13.03‰。青壮年期发病较多，脑力工作者较常见，占门诊就诊神经症患者的半数以上。起病多缓慢，病程可迁延数年，症状呈波动性，时轻时重。预后一般良好，适当治疗能够恢复。

【病因与发病机制】

1．神经系统功能过度紧张　是本病最常见的原因。神经衰弱患者的易感素质主要表现为中枢神经系统的两种特性：一是易兴奋性：即患者的反应阈值低，对微弱的刺激都易产生反应，因而敏感、警觉性增高；二是易消耗性：即患者的能量容易消耗，表现为易疲劳，很难长时间思考问题和集中注意力。这两种特性是相关的，因为敏感，即使很微弱的刺激也能引起反应，所以容易消耗能量，引起疲劳。

2．长期的情绪紧张和思想矛盾　是诱发神经衰弱的重要原因，凡能引起脑力活动过度紧张如工作、学习负担过重，睡眠不足、长期对工作情绪不满、体力超负荷、亲人死亡、家庭不和睦、事业失败、人际关系紧张、生活节律颠倒及长期心理矛盾得不到解决，这些因素容易使人感到压抑、怨恨、委屈、悲观等负性情感而诱发本症。

3．个性因素　高级神经活动属弱型或中间型的人，其性格往往表现为自卑、敏感、多疑、胆怯、急躁、主观、依赖、自制力差等，加之以上心理社会因素的长期影响，较无人格缺陷的人群更易发病。

发病机制尚未阐明，巴甫洛夫学派认为：在性格特征或躯体因素基础上，精神因素使中枢神经系统功能长期过度紧张，导致内在抑制功能活动削弱和兴奋相对亢进，从而出现易兴奋、易疲劳状态；也削弱了对皮质下自主神经中枢的控制与调节作用，而出现各种自主神经功能紊乱的症状。

【临床表现】

1．精神易兴奋　患者对指向性思维感到吃力，而非指向性思维却很活跃，如看报纸看电视时，不由自主的联想和回忆增多且杂乱，患者感到分心且无法控制；另一方面表现为对声光感觉过敏。

2．精力易疲劳　为本病基本症状。患者常感精力不足，思维迟钝，工作不能持久、注意力不易集中，脑力劳动效率下降，做事丢三落四。

3．情绪障碍　神经衰弱的主要情绪症状是烦恼，易激惹与紧张。患者常感现实问题困难重重，无法解决而烦恼；另一方面自控能力下降，遇事易激动，好发脾气，但事后又后悔、或伤感、落泪。约1/4的患者有焦虑情绪。另外约40%患者在病程中出现短暂、轻度的抑郁情绪，但汉密尔顿抑郁量表得分多在 10 分以下，一般不产生自杀意念或企图。

4. 睡眠障碍　是患者主诉较多的症状。最常见的是：入睡困难、难以熟睡，多梦、易醒，早醒，再入睡困难，无睡眠感。

5. 其他　患者可有紧张性疼痛，以头痛最多见，往往持续存在，但程度不严重，多无明显固定部位。另外自主神经紊乱症状也较多见，可出现心动过速、心慌、胸闷、消化不良、尿频、多汗、厌食、便秘、月经不调、遗精、早泄或阳痿等。

【治疗要点】

1. 心理治疗

（1）认知疗法：神经衰弱多可找到一些心理冲突的原因，心理冲突的产生除与外界因素有关外，也与患者的心理素质有关；因此，促进患者的认知转变，尤其是帮助患者调整对生活的期望，减轻现实生活中的压力，有较好的效果。

（2）放松疗法：神经衰弱患者多有紧张情绪，也可伴紧张性头痛、失眠等，指导患者运用各种放松方法，如瑜伽、生物反馈训练等，对帮助患者放松、缓解紧张有一定效果。

（3）森田疗法：是治疗本症较为有效的方法之一。神经衰弱患者部分有疑病素质，但求生愿望强烈，森田疗法利用这一精神活力，将患者注意点从自身引向外界，消除患者对自身感觉的过分关注，往往对消除症状有一定效果。

2. 药物治疗　①抗焦虑药：可先用地西泮、阿普唑仑、艾司唑仑；失眠严重者可给予劳拉西泮、三唑仑或催眠药；②抗抑郁药：可选用小剂量三环类；③中医中药：可在辨证论治的基础上选用中药方剂或中药治疗。

3. 工娱治疗和体疗　有助于改善脑神经活动的功能，如体育锻炼、太极拳、跳舞等。

4. 其他　可采用中药、针灸、耳针等方法治疗。

六、分离(转换)性障碍

以往也称癔症、歇斯底里，系由于明显心理因素引起的一种以解离症状和转换症状为主的精神症状。解离症状表现对自我身份识别和对过去记忆部分或完全丧失；转换症状表现为在遭遇无法解决的问题和冲突时所产生的不快心情，以转化为躯体症状的方式出现，但症状与患者的现实不相符，也无可证实的器质性病变。

该病的患病率报告不一。我国 1982 年 12 地区精神障碍流行病学调查普通人群本病患病率为 3.55‰，占神经症的 16%，首次发病多在 35 岁以前，40 岁以后初发者少见。女性患病率高于男性，文化落后、经济状况差的地区患病率较高。绝大多数急性起病，病程短暂，预后良好。如病程持续超过一年，慢性化的可能较大。

【病因与发病机制】

1. 心理社会因素　国内非常重视心理因素在本病中的致病作用。常见的心理因素为家庭、工作、人际关系等，往往使患者感到委屈、气愤、羞愧、窘迫、恐惧等。这些精神刺激均直接致病或为第一次发病的因素。部分患者多次发病后可无明显诱发因素，而可能通过触景生情，联想呈自我暗示而生病。

2. 遗传因素　本病最早的遗传学研究是 Kraulis 在 1931 年完成的，1957 年 Ljungberg(进行了类似的研究)对 281 例患者的一级亲属进行研究，发现男性亲属的患病率为 2.4%，女性亲属的患病率为 6.4%，高于一般居民的患病率，表明本病与遗传有关。

但 Slater 在 1961 年进行的孪生子研究（在 12 对单卵双生子中未见相同的发病者）不支持遗传的假说。Cloninger 等认为本病是一种多因素遗传疾病。

3. 个性因素 患者病前性格特点显著，与本病有明显的关系。此类性格特点是：

（1）情感丰富：情感鲜明强烈但不稳定，容易从一个极端走向另一个极端。总是以自己的情感体验来判断外界事物和指引自己的行为。

（2）自我中心：即处处吸引他人对自己的注意，总是希望自己成为别人注意的中心或成为一个群体的中心，喜欢将自己的意志强加于别人，爱炫耀自己，富夸张、表演色彩。

（3）暗示性高：本病患者具有高度暗示性，表现易轻信，即在一定的环境气氛及情感基础上，对外界某种观念或者某种影响易于接受；另一方面，容易对自身感觉或者某种观念无条件接受，称自我暗示。

（4）富于幻想：指在情感的基础上，想象丰富、生动、活泼，使人产生难以分辨现实与虚幻的印象。可有幻想性说谎现象。

4. 其他 脑外伤及某些躯体疾病可促成发病。

【临床表现】

1. 转换性障碍 患者的躯体症状没有任何可以证实的相应的器质性改变，也常与生理或解剖学原理不符。旁人可以明确感到患者症状带有情绪性，如逃避冲突、对内心欲求或怨恨的指向等，但患者一概否认，有时还会伴有形式不同、数量不等的寻求他人关注的行为。转换性障碍表现为运动障碍与感觉障碍。

（1）运动障碍：包括异常运动、步态异常、肢体麻木、震颤、舞蹈样抽动和瘫痪。①肢体瘫痪：可表现为单瘫、截瘫或偏瘫，伴有肌张力增强或弛缓，无神经系统损害的体征，但病程持久者可有失用性肌萎缩；②肢体震颤、抽动和肌阵挛：表现为肌肉粗大阵挛或不规则抽动，肌阵挛则为一群肌肉的快速抽动，类似舞蹈样动作；③起立不能、步行不能：患者双下肢可活动，但不能站立，扶起需人支撑，否则向一侧倾倒，但通常不会跌伤，也不能起步行走，或行走时双足并拢，或呈摇摆步态；④失音症：患者想说话，但发不出声音，或只能用耳语或嘶哑的声音交谈。

（2）感觉障碍：可表现为躯体感觉缺失、感觉过敏、感觉异常、视觉障碍和听觉障碍。①感觉缺失：可以是半身感觉缺失、也可以表现为呈手套、袜套型感觉缺失，缺失的感觉可为痛觉、温觉、冷觉、触觉，且缺失范围与神经分布不一致；②感觉过敏：皮肤对触摸特别敏感，很轻的抚摸都会感到疼痛不堪；③感觉异常：是指患者在咽部检查无异常的情况下感觉到咽部异物感或梗阻感；④视觉障碍：可表现为失明、管窥、视野缩小等。常突然发生，可也经过治疗，突然恢复正常。患者虽有视觉丧失的主诉，但却惊人地保留着完好的活动能力；⑤听觉障碍：多表现为突然听力丧失，电测听和听诱发电位检查正常。

2. 分离性障碍 又称解离性障碍，是较常见的临床类型，起病常与精神因素有关，病前往往有较明显的人格缺陷。表现为急骤发生的意识范围狭窄、具有发泄特点的情感爆发、选择性遗忘及自我身份识别障碍等。

（1）分离性遗忘：在没有器质性病变或损伤的基础上，突然丧失对某些事件的记忆，被遗忘的事件往往与患者的精神创伤有关，遗忘常具有选择性，也有部分患者表现为丧失全部记忆。

（2）分离性漫游：发生在觉醒状态下，患者突然离开日常生活环境进行旅行。患者给人清醒正常的感觉，能自我照顾、进行简单的人际交往，有明确的目的地，有些病例甚至采取新的身份去完成旅行。此时患者意识范围缩小，自我身份识别障碍，但日常的基本生活（如饮食起居）能力和简单的社交接触（如乘车、购物、问路等）依然保持。往往持续几天，突然结束，清醒后均有遗忘。

（3）分离性身份识别障碍：又称双重人格或多重人格，表现为两种或两种以上不同的人格，每种"人格"或"身份"均各有其独特的个性、行为和态度，完全独立，交替出现，互无联系。这种表现也称双重人格。若同一患者先后表现为两种以上的身份则称为多重人格。不同人格间的转换常很突然，对以往身份遗忘而以另一身份进行日常活动，每种人格都较完整，甚至可与患者的病前人格完全对立，首次发作常与精神创伤有关。

（4）分离性精神病：包括分离性木僵和分离性附体障碍。①分离性木僵：往往发生于精神创伤或创伤性体验后，呈木僵或亚木僵状态，但姿势、肌张力等无明显异常，一般数十分钟可自行醒转；②分离性附体障碍：发病时患者意识范围缩小，往往只限于当前环境的一两个方面，处于自我封闭状态。常见亡灵、神鬼附体，从言谈到举止都似被外界力量控制。处于出神状态的人，如果声称自己是和神或已死去的某人在说话，称为附体状态。出神或附体是不由自主、非己所欲的，有别于迷信活动的神鬼附体。

（5）其他分离障碍：除以上类型分离障碍外，临床上还可见到以下特殊类型。①情感暴发：常在与人争吵、情绪激动时突然发作，意识障碍较轻，表现为哭泣、叫喊、在地上打滚、捶胸顿足、撕衣毁物、扯头发或以头撞墙，言语行为有尽情发泄内心愤懑情绪的特点，在多人围观的场合发作尤为剧烈。一般历时数十分钟可安静下来，事后可有部分遗忘。② Ganser 综合征：患者有轻度意识模糊，对提问可以理解，但经常给予近似的回答，如患者回答 1＋1＝3，一个手有 8 个指头等。③童样痴呆：精神创伤后突然表现为儿童样的幼稚语言和动作，患者以幼儿自居，逢人就称"叔叔""阿姨"。

3．分离（转换）性障碍的特殊表现形式　集体发作是本病的特殊形式，多发生于常在一起生活的群体中，如学校、教堂、寺院等。首先为一人发病，围观和目睹者受到感染，在暗示和自我暗示下相继出现类似症状，短时内暴发流行。

【治疗要点】

1．心理治疗　本病的症状是功能性的，因此，根本治疗应以心理治疗为主，包括暗示、催眠、解释性心理治疗等。暗示治疗时，应把注意的重点放在讨论促发症状的心理因素，利用暗示的治疗效应，减轻或消除患者的症状。也可借助药物进行催眠暗示治疗，使易暗示性增高，治疗效果更好。

2．药物治疗　根据病情对症选用药物。如失眠、紧张可用抗焦虑药，情感爆发、朦胧状态可选用地西泮或抗精神病药注射，以尽快恢复意识状态。

第三节　神经症患者的护理

【护理诊断】

1．认知缺乏　与对情境评价不当有关。

2. 有暴力行为的危险 与焦虑、恐惧、易激惹有关。

3. 焦虑 与焦虑症状,担心再次发作有关。

4. 恐惧 与惊恐发作有关。

5. 个人恢复能力障碍 与精力状态改变有关。

6. 社交障碍 与对社交活动的恐惧和回避有关。

7. 营养失调:低于机体需要量 与焦虑症状导致的食欲差有关。

8. 自我认同紊乱 与人格转换有关。

9. 睡眠型态紊乱 与严重焦虑引起的生理症状有关。

10. 疼痛或躯体不适 与自主神经功能紊乱、神经症性障碍有关。

11. 舒适度减弱 与疑病症状有关。

12. 皮肤完整性受损 与分离(转换)性障碍有关。

13. 潜在并发症:自杀、自伤行为 与疾病久治不愈,自卑和无望有关。

【护理措施】

1. 安全和生活护理

(1)安全护理:急性焦虑反应的患者,强迫症状较重的患者均可引起继发性情绪低落,患者可能出现自伤、自杀行为,故对这类患者不能放松其自杀的预防。应为他们提供安全的治疗环境,减少心理压力,缓解内心冲突,病房内应避免自杀工具的存在,避免患者接触刺激性和危险性物品,防范措施及环境设备应完善,并定期实施检查;一旦发现自杀、自伤等意外,应立即隔离保护患者,上报医生实施有效救护措施;做好自杀自伤后心理护理,根据患者心理状况,进一步制定针对性的防护措施,重点交班、重点防范。

(2)饮食护理:患者可能出现食欲减退、体重下降、消瘦等。其原因大多与紧张、焦虑、恐惧、抑郁等负性情绪以及胃肠不适、腹痛、腹胀、恶心、便秘等胃肠功能紊乱有关。因此,应鼓励患者进食,选择易于消化,富于营养,色、香、味俱全的可口食物。

(3)排泄护理:观察大小便情况,患者可能因药物副作用出现便秘,应鼓励患者多食蔬菜、水果、多喝水、多活动,对便秘超过2~3日的患者,可按医嘱给予缓泻剂或进行灌肠等处理。

(4)睡眠护理:睡眠障碍是神经症患者最为苦恼的症状之一。患者常有入睡困难、似睡非睡、易惊醒等,因而白天疲倦常卧于床上。护士应协助患者制定合理的作息制度与计划,鼓励参加病区工娱活动和体育锻炼,减少白天卧床时间,创造良好的睡眠环境,安抚患者情绪,教会促进睡眠的措施,必要时遵医嘱使用镇静催眠药,保证睡眠质量。

2. 特殊护理

(1)焦虑患者的护理:加强与患者的沟通,护士要态度和蔼,注意倾听患者的心声,提问要简单,着重当前问题。对不太合作的患者,护士应耐心等候,给患者足够的时间以作调整,或择期再询问;患者愿意诉说时,要及时给予鼓励,逐步深入,帮助患者识别自己的焦虑情绪,共同来寻找出负性情感发生前有关的事件,制定相应的护理措施。

(2)强迫症患者的护理:注意观察患者症状,适当地控制患者的强迫动作,出现强迫动作时,护士可以用言语或行为帮助患者减少强迫动作的时间和次数,并转移其注意力缓解症状。

（3）惊恐发作的护理：①患者在惊恐发作时，护士应镇静、稳重，防止将医护人员的焦虑传给患者，立即让患者脱离应激源或改换环境，有条不紊地进行治疗和护理。②惊恐发作急性期的患者，应陪伴在患者身旁，态度和蔼，耐心倾听与安抚，对其表示理解和同情，并可给予适当的安慰和按摩。对患者当前的应对机制表示认同、理解。鼓励患者按可控制和可接受的方式表达焦虑、激动，允许自我发泄；如患者表现为挑衅和敌意，要适当限制，并对可能的后果有预见性，针对可能出现的问题，预先制定相应的处理措施。③惊恐发作的间歇期教给患者关于惊恐障碍及其他生理影响的知识能够帮助患者战胜惊恐。患者理解什么是惊恐障碍和有多少人在遭受惊恐障碍的痛苦，能够使之症状减轻；运用认知干预的方法，帮助患者辨别出可能诱发惊恐发作的因素，如特殊的情景或者想法。当患者明白惊恐发作是与哪些诱发因素相分离和独立的，这些诱发因素引起惊恐发作的能力就会降低甚至消失；用想象暴露疗法帮助患者减轻症状；首先让患者反复想象处于惊恐发作时体验到的感觉中，比如心悸或者头晕的感觉。其次，教会患者通过控制过度换气或体力活动（比如跑步、疾步上楼以引起心动过速）减轻恐惧感。最后，让患者体会和了解到这些感觉不一定进一步发展成为完全的惊恐发作；教会患者放松技术，以便患者在急性发作时，能够自我控制；做好家属工作，争取家庭和社会的理解和支持。

（4）神经衰弱患者的护理：缓解其精神压力，帮助患者学会放松治疗，增进放松的方法很多，如听舒缓音乐、静坐、气功、慢跑、打太极拳以及利用生物反馈以训练肌肉放松等。

（5）分离（转换）性障碍发作的护理：①分离（转换）性障碍发作及时采取保护措施，同时将患者和家属隔离。不过分关心，不表示轻视，不表现惊慌失措，避免他人围观，以免对患者造成暗示作用，加重症状。②分离（转换）性障碍相关的焦虑反应表现为挑衅和敌意时，须加以限制。如出现情感爆发或痉挛发作，应安置单间，适当约束。③患者出现意识朦胧时，需加强生活护理和观察，防止发生意外，同时强化其原来身份，促使恢复自我定向。④分离（转换）性障碍性失明、失聪患者，应让其了解功能障碍是短暂的，在暗示治疗见效时，应加强功能训练。⑤在发作间隙教患者放松技术，遵医嘱使用相应的治疗药物。

3．用药护理　遵医嘱给予相应的治疗药物，控制症状发作。对于严重的强迫行为患者、严重的疑病症患者可用少量的抗精神病药。镇静催眠药物对所有具有失眠症状的神经症均有效，但需注意尽可能少量、短时用药，以免产生对药物的依赖性。督促患者完成药物治疗计划，注意观察药物疗效和不良反应。

4．心理护理

（1）建立良好的护患关系：能使患者对医务人员产生信任，对治疗抱有信心。以真诚、理解的态度接触患者，当患者述说躯体不适时，不能简单的否认或评判，应耐心倾听。因为对患者而言，表现的躯体症状并非患者可以控制的，所以耐心倾听让患者感受到自己的痛苦能被护理人员所理解和接受，并得到心理的安慰。

（2）与患者共同探讨解决问题的方法：与患者讨论与疾病有关的应激源，改变应对应激的方式，帮助其认识这些应激源对个人健康的影响。重建正确的疾病概念和对待疾病的态度，顺其自然，接受症状，转移注意力，尽量忽视它；参加力所能及的劳动。

（3）鼓励患者表达：如表达自己的情绪和不愉快的感受，将有助于释放其内心储积的焦虑能量，为护理创造帮助患者认识自身负性情绪的宣教时机，所以应认真的倾听，鼓励患者正确的情感表达，当患者表达自己的想法和感受时，护士作出一定的反应，表示同情与理解，针对患者表达的问题，制定相应的护理措施。

（4）教会放松技术：交给患者应用意向引导、深呼吸或其他放松技术来逐步放松肌肉。

5.家庭干预和社会功能训练

（1）通过告知和宣教向家属讲解症状及疾病相关知识，帮助家属接受和理解患者的痛苦，减少因患者的怪异行为而感到的羞耻和难堪感受。

（2）鼓励家属参与治疗计划，与患者和家属一起讨论疾病对家庭的影响，帮助患者获得良好的社会及家庭支持系统。

（3）协助患者及家庭维持正常角色行为，提倡家属以平和的心态对待患者，帮助患者改善自我照顾能力，协调患者增强对社会环境和家庭的适应能力，鼓励患者努力学会自我调节，尽早摆脱依赖性。

（4）帮助患者分析现有的人际资源，鼓励患者扩大社会交往的范围，以最大限度地满足自身的心理需求。与此同时鼓励患者积极参加团体治疗，增加人际交往机会，以此获得情感上的支持，消除或减少寂寞、孤独感；鼓励患者加入群众互助团体，发展新的社会支持系统。

【健康指导】

帮助患者或家属正确了解疾病的知识，以免患者和家属担心疾病会演变成精神病或其他疾病，同时还应指导家属做好患者出院后的家庭治疗及护理。因为家庭是患者的主要社会支持系统，一方面可帮助患者缓解压力，另一方面也可能是造成或加重患者压力的根源。协助患者分析可能的家庭困扰，并对存在的困扰进行分析，寻求解决方法。

第四节　应激相关障碍及其护理

　　　　　　　　　　　　　　　案例分析

　　李某，女，35 岁，已婚，工人，大专文化。因言行紊乱 3 小时被送往医院急诊室。患者某晚上夜校下课回家，路上碰到两名陌生男子，将患者劫持到偏僻小巷内，逼迫患者交出财物。患者当时惊恐万分，欲呼救，但小巷内空无一人。一男子用匕首抵住患者脖子，威胁患者交出财物，否则就杀死她。另一男子则抢夺患者的手包。患者最终被抢走了两千元现金和一部手机。患者深夜回到家中，表情迷茫，不语不动。家人安慰她让她上床休息，却发现患者烦躁不安，双腿抽搐，惊恐万分，自言自语，不知所云。被家人送到医院急诊室。经检查未发现器质性疾病，给予镇静治疗并留院观察。第二天患者醒来后仍惊恐不安，满头大汗。经系统治疗 3 天后，患者言行基本恢复正常。但不敢独自上街，对发病当夜之事不能完全回忆。经过一段时间的心理治疗后，完全恢复正常。

　　临床诊断：急性应激障碍。

应激相关障碍（stress related disorders）是一组主要由心理 - 社会（环境）因素引起异常心理反应所导致的精神障碍，也称为反应性精神障碍，包括急性应激性障碍、创伤后应激障碍和适应障碍。其共同特点为：①心理社会因素是发病的直接原因；②症状表现与心理社会因素的内容有关；③病程、预后与精神因素的消除有关；④病因大多为剧烈或持久的精神创伤因素，如战争、亲人突然死亡、经历重大灾害事故、罹患重大疾病、被强奸、失恋、家庭矛盾等；⑤一般预后良好，无人格方面的缺陷。

由于应激相关障碍的概念和诊断标准不一致，以及由于该疾病病程短暂、部分病例可自行缓解，因而对该病患病率的统计产生影响，导致不同国家报道的患病率存在一些差异。在我国，据 12 个地区精神疾病流行病学调查，应激相关障碍总患病率为 0.68‰（1984 年）。单从创伤后应激障碍来看，虽然普通人群 50% 以上的人一生中至少有一次曾暴露于创伤事件，但并不是所有的创伤幸存者都会发展为创伤后应激障碍（PTSD），普通人群中 PTSD 的患病率为 7%～12%。适应障碍的患病情况国外认为较为常见，但无精确的数字统计，据美国 Lowa 的报道，在收入精神机构的 2699 例患者中，有 5% 的患者以适应性反应入院。从患病年龄来看，应激相关障碍的患病年龄分布较广，从少年到老年均可见，尤以青壮年为多见。

【病因与发病机制】

引起应激相关障碍的病因有以下几个方面。

1. 社会环境因素　自然灾害和人为灾害，如战争、洪水、地震、车祸、风暴等严重威胁生命安全和财产巨大损失的灾害，都可引起应激相关障碍。

2. 严重的生活事件　主要包括失恋、分居、离婚、外遇、配偶患病或死亡等。家庭矛盾包括家庭几代成员之间的矛盾，家庭经济上的矛盾以及教育子女等方面的重大分歧等。

3. 个体因素　个体的人格特点、教育程度、智力水平，生活态度和信念以及社会文化背景等，对应激相关障碍的发生发展有着重要影响，如敏感、自我中心、固执等个人易感素质者易发生此病。还与个人当时的健康状态及造成内心冲突的严重程度有关。如慢性躯体疾病、月经期、产褥期、过度疲劳等，在遭受强烈刺激时，较易发生本病。

应激相关障碍的发病机制至今仍未完全阐明。一般认为机体在上述病因造成的应激状态时通过中枢神经系统、神经生化系统、神经内分泌系统、免疫系统等相互作用，影响机体内环境平衡，引起各器官功能障碍、组织结构变化，从而导致各类应激相关障碍的发生，出现一系列生理、心理的改变。生理方面表现为心率增快、呼吸急促。血压增高、肌肉紧张、出汗、尿频；认知方面表现为记忆力下降、注意力不集中；情感方面表现为情绪不稳、焦虑不安，紧张恐惧；行为方面表现为兴奋激越或意志行为减退。

【临床特点】

应激相关障碍分为急性应激障碍、创伤后应激障碍和适应障碍三大类。

1. 急性应激障碍（acute stress disorders）　又称为急性心因性反应，是指由于遭受急剧的、严重的心理社会应激因素后，在数分钟或数小时之内所产生的短暂心理异常。表现为强烈恐惧体验的精神运动性兴奋，行为有一定的盲目性，或者为精神运动性抑制，甚至木僵。如果应激源消除，症状一般历时短暂，在几天至一周内完全恢复，预后良好，缓解完全。

急性应激障碍的临床表现形式丰富，变化多端。可表现为：

（1）以意识障碍为主的表现：多数患者初期表现为"茫然"或"麻木"，伴有一定程度的意识范围狭窄、意识清晰度下降、定向力障碍、不能理会外界的刺激等，也有的会有片言碎语，但言语零乱不连贯，令人难以理解，事后对发病情况出现部分遗忘。

（2）以伴有情感迟钝的精神运动性抑制为主的表现：多数患者出现精神运动性抑制，表现为目光呆滞，表情茫然，呆若木鸡，情感迟钝，少语少动，甚至可达到木僵或亚木僵状态，呼之不应，对外界刺激毫无反应。此型历时短暂，一般不超过一周，事后不能回忆应激性事件。

（3）以伴有强烈恐惧体验的精神运动性兴奋为主的表现：患者表现为激越兴奋、活动过多、心悸、面色苍白等。

（4）部分患者可伴有严重的情绪障碍，如焦虑、抑郁；也可同时伴有自主神经症状，如大汗、心悸、面色苍白。

以上症状可单独出现，也可混合出现，在不同患者的表现上有较大差异。

急性应激障碍出现与否及严重程度取决于个体的易感性和应对方式，因为并非每个人在面临重大打击时都出现这一障碍。

2. 创伤后应激障碍（post-traumatic stress disorder，PTSD） 又称为延迟性心因性反应，是指突发性、威胁性或灾难性生活事件导致个体延迟出现和长期持续存在的精神障碍。其临床表现以再度体验创伤为特征，并伴有情绪的易激惹和回避行为。简而言之，PTSD 是一种创伤后心理失平衡状态。其核心症状有三组：

（1）闯入性症状

1）短暂"重演"性发作，即在无任何因素或相关物的影响下，创伤情景经常不由自主地出现在患者的联想和记忆中，或使患者出现错觉、幻觉，仿佛又完全置身创伤性事件发生时的情景，重新表现出事件发生时所伴发的各种强烈情感反应和明显的生理反应，如心跳加快、出汗、面色苍白，持续的时间可从数秒钟到几天不等。此种短暂"重演"性发作的现象称为"闪回"。

2）暴露于创伤性事件相关联或类似的事件、情景或其他线索时，出现强烈的情感痛苦或生理反应。如事件发生的周年纪念日、相近的天气及各种场景因素都可能促发患者的心理与生理反应。

3）闯入性症状还会在睡眠状态中以梦魇的形式出现，表现为患者梦中反复重现创伤性事件或做噩梦。

（2）回避症状：即回避与创伤性事件有关的刺激，以及对一般事物的反应显得麻木，反映了患者试图在生理和情感上远离创伤。主要表现为：

1）回避表现：回避谈及与创伤有关的话题，回避可能勾起恐怖回忆的事情或环境，或不能回忆（遗忘）创伤性经历的某些重要方面。

2）麻木表现：患者整体上给人以木然、淡然的感受。表现为对周围环境的一般刺激反应迟钝，过去热衷的活动也无法激起患者的兴趣，情感淡漠，与人疏远，有脱离他人或觉得他人很陌生的感受；难以体验和表达细腻的情感（例如，无法表达爱恋）；对未来失去憧憬，如很少考虑或计划未来的学习、工作或婚姻等。

（3）警觉性增高症状：表现为自发性的高度警觉状态，反映患者长时间处于对创伤事件的"战斗"或"逃跑"状态。警觉性过高的症状在创伤暴露后的第一个月最为普遍，表现为睡眠障碍（难以入睡、易惊醒）、易激惹、容易受惊吓，出现惊恐反应，如紧张、恐惧、心慌、心跳、面色苍白、出冷汗等；难以集中注意力等。

（4）临床表现随年龄的不同有所差异，主要为年龄愈大，重现创伤性体验和易激惹症状越明显。成人大多主诉与创伤有关的噩梦、梦魇；儿童因为语言表达、词汇等大脑功能发育尚不成熟等因素限制，常常无法清楚叙述噩梦的内容，仅表现为从梦中惊醒，在梦中尖叫或主诉头痛、胃肠不适等躯体症状。

（5）少数患者可有人格改变或有神经症病史等附加因素，从而降低了对应激源的应对能力或加重疾病过程。

（6）症状通常在创伤后延迟出现，即经过一段无明显症状的间歇期后才发病、间歇期为数日至数月，甚至长达半年以上。症状一旦出现，即可持续数月至数年。大多数患者可自愈或治愈，少数患者由于病前人格缺陷或有神经症病史导致预后不良，迁延不愈或转化为持久的人格改变或社会功能缺损。

3. 适应障碍（adjustment disorder） 是因长期存在应激源或困难处境，加上患者有一定的人格缺陷，产生以烦恼、抑郁等情感障碍为主，同时有适应不良的行为障碍或生理功能障碍，并使社会功能受损的一种慢性心因性障碍。疾病的发生是对某一明显的生活变化或应激性生活事件所表现的不适反应，如更换新的工作、移居国外、离退休后等引起的生活适应性障碍。是一种短期的和轻度的烦恼状态和情绪失调，常影响社会功能，但不出现精神病性症状。

根据临床症状不同，可分为以下几种类型：

（1）以焦虑、抑郁等情感障碍为主的抑郁型和焦虑型

1）抑郁型适应障碍：是成人中最常见的适应障碍表现。主要表现为无望感、哭泣、心境低落等，但比抑郁症轻。

2）焦虑型适应障碍：以惶惑不知所措、紧张不安、注意力不集中、胆小害怕和易激惹为主要表现，还可伴有心慌和震颤等躯体症状。

3）混合型适应障碍：表现为抑郁和焦虑的综合障碍。

（2）以适应不良行为为主的品行障碍型和行为退缩型

1）品行障碍型适应障碍：表现为对他人的利益的侵犯或不遵守社会准则和规章、违反社会公德，如逃学、说谎、打架斗殴、毁坏公物等。

2）行为退缩型适应障碍：主要表现为孤僻离群、不注意卫生、生活无规律、尿床、幼稚语言或吸吮手指等。

以上类型均可出现生理功能障碍，如睡眠不好、食欲缺乏、头痛、疲乏、胃肠不适等症状，同时可因适应不良的行为而影响到日常活动，导致社会功能受损。

患者的临床表现可以某一类型为主要症状，也可以混合出现，如情感障碍合并品行障碍出现。部分患者表现为不典型的适应障碍，如社会退缩，但不伴有焦虑、抑郁心境；或社会功能突然下降，但无明显的焦虑、抑郁情绪。

患者通常在应激性事件或生活改变发生后一个月内起病。病程较长，但一般不超过 6 个月。随着时过境迁，刺激的消除或者经过调整形成了新的适应，精神障碍随之缓解。

【治疗要点】

应激相关障碍的治疗，主要为心理治疗与药物治疗相结合。治疗的关键在于尽

可能去除精神因素或脱离引起精神创伤的环境,转移或消除应激源。

1. 心理治疗　是主要的治疗手段,比药物治疗更加持久而有效。心理治疗能够改善患者症状,提高药物疗效,并能巩固治疗效果促使患者早日康复。根据患者病情的特点,选择指导性咨询、支持性心理治疗、精神分析治疗、认知行为治疗等方法。通过疏泄、解释、支持、鼓励、指导等手段,帮助患者摆脱痛苦,认识疾病,面对现实,配合治疗,提高适应能力。

2. 药物治疗　精神症状明显的患者,需要用药物治疗进行对症处理,为心理治疗打好基础。对焦虑、恐惧不安者,可使用抗焦虑药;对抑郁症状突出者,可选用丙米嗪、阿米替林或选择性 5- 羟色胺再摄取抑制剂(SSRIs)等抗抑郁药;对有妄想、幻觉、兴奋躁动者,可短期应用抗精神病药物。但要注意,药物剂量不宜过大,疗程应因人而异,一般治疗 3～6 个月。

3. 其他治疗　对于严重抑郁、有自杀自伤行为,或明显冲动、有伤人毁物行为的患者,可采用电抽搐治疗,以迅速控制症状,保证患者和周围人的安全。对于木僵、抑郁等进食较差的患者,可给予补充营养、纠正水电解质平衡等支持疗法。

【护理诊断】

1. 创伤后综合征　与强烈的应激事件的刺激有关。

2. 急性意识障碍　与强烈的应激刺激、应对机制不良有关。

3. 有自杀自伤的危险　与应激事件引起的焦虑、抑郁情绪有关。

4. 有暴力行为的危险　与应激事件引起的兴奋状态、冲动行为有关。

5. 有外伤的危险　与意识范围狭窄、兴奋躁动、行为紊乱有关。

6. 迁居应激综合征　与居住环境改变有关。

7. 恐惧　与经历强烈的应激、反复出现闯入症状有关。

8. 焦虑　与长期面对应激事件、主观感觉不安、无法停止担心有关。

9. 睡眠紊乱　与应激事件导致的情绪不稳、主观感觉不安、无法停止担心、环境改变、精神运动性兴奋有关。

10. 个人应对无效　与应激持续存在有关。

11. 环境认知障碍综合征　与应激引起的对周围环境认知的不正确有关。

【护理措施】

应激相关障碍的护理包括生理、心理和社会功能等多方面的综合护理措施,由于应激源不同、患者表现不同,因此不同类型的患者,其护理各有所侧重。对急性应激障碍的患者,护理的重点在于保障患者的安全,满足患者的基本生理需要及稳定患者的情绪。对创伤后应激障碍患者的护理主要在疾病早期,以保障患者安全、消除情绪障碍为主,后期则以帮助其建立有效应对机制为主。对适应障碍患者的护理,主要在于帮助患者提高对应激的应对能力。

1. 脱离应激源　对于应激相关障碍,最首要的护理措施是帮助患者尽快消除精神因素或脱离引起精神创伤的环境,包括对患者康复后生活或工作方面的指导或安排、必要时重新调换工作岗位、改善人际关系、建立新的生活规律等,以转移或消除应激源,最大限度地避免进一步的刺激和丧失。同时,提供安静、宽敞、温度适宜、色彩淡雅以及陈设简单、安全的环境,减少各种不良环境因素对患者的刺激和干扰。

2. 安全护理　急性应激障碍的患者常常由于意识障碍、精神运动性兴奋、精神运动性抑制等症状导致跌倒、出走、伤人、自伤等安全问题。而创伤后应激障碍患者和适应障碍患者，常常因情绪低落导致自杀、自伤行为。因此，对于以上患者须严加观察和护理，防止各种安全问题发生。具体措施为：

（1）评估患者意识障碍的程度，评估自杀自伤、暴力行为的危险度。

（2）密切观察患者的各种表现，注意有无自杀自伤、暴力行为的征兆出现。一旦发现患者有明显的自杀自伤、暴力行为征兆时，应立即采取措施，保证患者及周围人员的安全。

（3）提供安全舒适的环境，将患者安置于易观察的房间，并保证房间内设施安全、光线明亮、整洁舒适、空气流通。对各种危险品，如刀剪、绳索、药物、玻璃等尖锐物品，需妥善保管。定期进行安全检查，发现危险物品或安全隐患要及时处理，杜绝不安全因素。

（4）对有自杀危险的患者，需加强沟通，掌握其病情、心理活动的变化，并利用各种机会，运用沟通技巧，鼓励患者表达思想、情感，争取动摇和消除患者的自杀意念。对患者的活动范围需控制在护理人员的视线内，避免患者独处，必要时设专人护理。尤其在夜间、清晨、节假日等容易发生自杀的时段，更要严加防范。

（5）当患者出现严重的精神运动性兴奋导致行为紊乱、冲动时，给予适当的保护性约束，以保证患者安全。

（6）对意识障碍患者加强观察和护理，限制其活动范围，防止丢失、跌伤或受其他患者的伤害。

3．生理护理

（1）维持营养、水、电解质平衡：应激相关障碍患者常常由于抑郁情绪不思进食，或者处于木僵、退缩状态而拒绝进食，导致患者的营养状况较差。因此保证患者的正常入量，维持营养、水、电解质平衡是生理护理中的一项重要工作。护理人员可先了解患者的饮食习惯，尽量满足其口味，以促进和提高食欲；或安排患者和其他患者一起集体进餐，或采用少量多餐的方式，也同样可以取得提高其食欲的效果。对抑郁、退缩或木僵状态的患者，必要时需专人耐心劝导并协助喂饭。如上述方法均未奏效，可按医嘱行鼻饲饮食或静脉补液，以保证患者进食量。

（2）改善睡眠：睡眠障碍是应激相关障碍患者比较常见的症状，尤其是合并抑郁或焦虑情绪的患者其睡眠障碍更为突出。因此，改善患者的睡眠是一项重要的护理工作。具体措施可参阅心理相关生理障碍章节。

（3）协助料理个人生活：木僵或退缩状态的应激相关障碍患者常丧失料理自己日常起居生活的能力，甚至穿衣、梳理、如厕都无法进行。因此，需要护理人员对患者的生活料理提供帮助。对于终日卧床，完全不能自理个人生活的患者，护理人员需要做好各项基础护理，包括口腔护理、皮肤护理、二便护理、会阴护理等，以保证患者的各项基本生理需要得到满足，避免发生长期卧床所致的并发症如褥疮、口腔溃疡等。当患者的病情开始缓解，意志行为逐步增强时，应鼓励患者自行料理个人卫生。

4．心理护理

（1）建立良好的护患关系：良好的护患关系是实施心理护理的基础。如果不能与应激相关障碍患者建立良好的沟通与合作关系，心理干预技术则难以实施，从而难以达到干预的最佳效果。与患者建立良好的护患关系的措施为：

1）主动接近患者：以真诚、友善的态度关怀、体贴、尊重患者；接纳患者的病态行为，不加批评和指责；无条件的积极关注。

2）耐心倾听，不催促患者回答或打断谈话。

3）操作前耐心解释，以取得患者的合作，减少刺激。

4）运用非语言沟通技巧，如静静陪伴、抚触、鼓励关注的眼神，以传达护士的关心和帮助。

（2）给予支持性心理护理：对急性期患者给予支持性心理护理，可使患者的情感得到释放与疏泄，使其情绪尽快稳定，避免因回避和否认而进一步加重损害。具体方法包括：

1）保持与患者密切接触：每日定时或在治疗护理中随时与患者交谈。

2）鼓励表达：鼓励患者倾诉疾病发作时的感受和应对方法。

3）认同接纳：对患者当前的应对机制表示认同、理解和支持，强调患者对应激事件的感受和体验完全是一种正常的反应。

4）合理解释、指导：对患者的症状进行解释，帮助患者认识疾病的性质，解除患者的思想顾虑，树立战胜疾病的信心；对疾病的发生发展情况进行适当的讲解，帮助患者分析疾病的症状和导致不良心境的原因和危害性，使患者认识到恶劣心境有害于身心健康；帮助患者分析病因和如何对待这些病因，如何处理和解决好这些应激源；鼓励、指导患者正确对待客观现实。

5）帮助宣泄：通过鼓励患者用言语描述、联想、回忆、表达及重新体验创伤性经历等，达到让患者宣泄的目的；讨论创伤性事件包括患者的所见所闻、所思所想，减少患者可能存在自我消极评价；鼓励患者按可控制和可接受的方式表达焦虑、激动，允许自我发泄，如来回踱步、哭泣等，但不过分关注。

6）坚定信心：帮助患者强化疾病可以治愈的信念。

7）鼓励患者参加活动：根据患者的承受能力安排适当的活动，让患者多与他人交往，分散其对创伤体验的注意力，减轻孤独感和回避他人、环境的行为。

（3）帮助患者纠正负性认知：积极的、建设性的思维方式可以改变自己对问题的看法，减轻应激与焦虑水平。当患者情绪稳定时，心理护理可进一步加深，采取认知治疗方法帮助患者分析和了解自己的心理状态，认识与情绪抑郁和适应障碍有关的心理因素，纠正自己的负性认知，并建立积极的应对策略。

1）首先帮助患者找到自己的负性自动思维。通过提问、指导患者想象或角色扮演来探寻其在负性情感反应和创伤之间起中介作用的歪曲认知，并要求患者归纳出其中一般规律，自己找出认知上的错误。

2）告诉患者其认知评价（即各种想法）是如何导致不良情绪反应和行为表现的。

3）指导患者通过现实检验来发现自己的消极认知和信念是不符合实际的，并找出认知歪曲与负性情感的关系，从而矫正这些认知障碍。

（4）暴露疗法技术：暴露可以通过想象实现，也可以是真正进入某种情景，如在车祸后重新乘车或驾驶车辆，让患者面对与创伤有关的特定的情景、人、物体、记忆或情绪。反复的暴露可使患者认知到他（她）所害怕和回避的场所已经不再危险，以帮助患者面对痛苦的记忆和感受，控制情绪，理性处事，正视现实，最大限度消除不合理理念。

（5）帮助患者学习应对技巧

1）教会患者管理焦虑的方法，以更好地应对应激。主要的方法有：放松训练（系统的肌肉放松）、呼吸训练（学习缓慢的腹式呼吸）、正性思维（用积极的想法替代消极的想法）、自信训练（学会表达感受、意见和愿望）、思维阻断法（默念"停"来消除令人痛苦的想法）。

2）帮助患者学习以问题解决法消除压力情景。

3）帮助患者学会处理应激的技能：①选择性忽视：有意不去注意自己的挫折和精神痛苦，对创伤性事件不去感知，不接触、不回忆；②选择性重视：重视自己的优点和成绩，以自己的长处比他人的短处；③改变原有的价值系统：用一颗平常心去看待事物，不与他人作对比、不计较得失、学会放弃，接受自己的长处与缺点；④改变愿望满足的方式：放弃目前难以实现愿望的方法，采取其他方式满足愿望；⑤降低自己的期望值：将自己的期望值降低，使之更符合现实；⑥转移刺激：用运动、户外散步、听音乐、看电视、与人交谈等方式，转移自己对应激的注意力。

4）帮助患者运用社会支持系统应对应激：帮助患者知道有哪些人现在或过去能关心、支持自己，以帮助患者寻求适当的支持系统或社会资源；指导患者重新调整和建立社会支持，鼓励其调动一切可以利用的社会支持资源，减轻自己的应激反应，促进身心康复。

【健康教育】

帮助患者和家属学习疾病知识，使患者和家属对应激相关障碍的发生有正确的认识，消除模糊观念引起的焦虑、抑郁。帮助家属理解患者的痛苦和困境，做到既要关心和尊重患者，又不过分迁就或强制患者。指导家属协助患者合理安排工作、生活，恰当处理与患者的关系。

（于丽丽）

复习思考题

1．简述神经症的共性特点。

2．神经症的常见类型有哪些？特点如何？

3．简述各类神经症的护理要点。

4．应激相关障碍包括哪些类型？其表现如何？

5．简述应激相关障碍的护理措施。

课件
09章PPT

第九章

心理因素相关生理障碍患者的护理

扫一扫
知重点

学习要点

进食障碍、睡眠障碍和性功能障碍患者的护理诊断、护理措施、健康教育、临床分型、临床表现、病因及发病机制。

心理因素相关生理障碍（physiological disorder related to psychological factors）是指一组以心理 - 社会因素为主要病因，以生理障碍或精神障碍为主要表现形式的疾病。

睡眠、进食和性是人类的基本生理功能，在心理因素的影响下，相应的自主神经活动发生变化，引起睡眠、饮食、性活动等生理功能发生紊乱，出现相应的进食障碍、睡眠障碍和性功能障碍，总称为心理因素相关生理障碍。

第一节　进食障碍患者的护理

 案例分析

王某，女，15岁，因食欲缺乏、消瘦1年前来就诊。该患者一年前因自感肥胖开始减肥，进食量由少量主食（50～100g），逐渐发展到只进食水果、蔬菜和坚果。同时间断服用番泻叶，并过度增加体育运动。10个月前，该患者体重下降至36kg，仍自觉肥胖，继续节食减肥，方法同前。6个月前，该患者体重下降至30kg，同时出现闭经、双下肢浮肿，就诊于当地医院，行多项检查发现子宫萎缩、贫血。给予对症治疗，体重增加至34kg后出院。3个月前，该患者再次行节食减肥，间断出现乏力、头晕症状，因个人原因未再次就诊。现为求系统治疗前来就诊。

既往：体健，无吸烟、饮酒史，无特殊疾病史，无特殊用药史。

体格检查：血压94/62mmHg，心率96次/分，呼吸22次/分，身高160cm，体重33kg，面色灰暗，毛发稀疏，身体极度消瘦，皮下脂肪极少，皮肤干燥、弹性差，乳房萎缩，双下肢轻度浮肿。

精神检查：神清语明，接触被动，精力不集中，无幻觉、妄想等精神病性症状。自诉父母家教严格，自幼父母过度关注。述自己以前很胖，现在不太胖了，否认自己有病，父母认为她有点瘦，是他们让她来看病的。承认近来情绪不太稳定，常因小事和家人吵架。病前性格：胆小、听话、容易紧张、敏感,非常关注他人对自己的评价,缺乏主见。

临床诊断:神经性厌食。

请思考:

1. 该患者护理诊断/合作性问题是什么?

2. 对该患者如何进行饮食护理?

进食障碍(eating disorders)是指在心理因素、社会因素与特定的文化压力等因素交互作用下导致的,以进食行为异常和心理紊乱为特征的一组精神障碍。主要包括:神经性厌食、神经性贪食和神经性呕吐等。好发于青少年和成年早期人群,尤以女性群体居多,男女发病比例约为 $1:6 \sim 1:10$。

【病因与发病机制】

1. 生物学因素 与进食行为有关的神经内分泌中枢功能失调可能是进食障碍的生物学基础,如下丘脑 - 垂体 - 性腺轴系统异常。研究发现,家族史有抑郁症、酒依赖、肥胖或进食障碍的人群中,进食障碍发生的危险性明显增高。

2. 心理因素 进食障碍患者性格多具有敏感、脆弱、情绪不稳定、依赖性强、对自我要求严格的特点;具有强迫性及神经质倾向,有的存在边缘性人格问题。神经性厌食与家庭环境中的不良因素密切相关,如家庭教育方式不当、过多保护和干涉、家庭破裂、父母嗜酒或家庭中存在过多谈论减肥和体型美的环境等。

3. 社会文化因素 发病率上升与追求苗条的审美文化和对自身形体要求提高有关。

【临床表现】

1. 神经性贪食(bulimia nervosa) 是以反复发作的不可抗拒的摄食欲望和行为以及有惧怕发胖的观念为主要特征的一种进食障碍。患者每次暴食后,在担心发胖的恐惧心理作用下,为抵消暴食引起的体重增加,自我反复采取各种方法(诱吐或使用导泻剂)来减轻体重。发病年龄多在 $18 \sim 20$ 岁,女性多见。可与神经性厌食交替出现,多数是神经性厌食的延续,发病年龄较厌食症晚。

2. 神经性呕吐(psychogenic vomiting) 是反复发生于进食后的呕吐,又称心因性呕吐。患者体重减轻不显著,无害怕发胖和减轻体重的想法,无导致呕吐的神经和躯体疾病,无明显恶心及其他不适,呕吐的发作常与心情不愉快、心理紧张、内心冲突等心理 - 社会因素有关,呈喷射状,可发生于任何年龄,男女均可发病,年轻女性多见。部分患者可有癔症性人格,易受暗示,通常在遭遇不良刺激后发作,无明显器质性病变,可有害怕发胖和减轻体重的想法,但体重无明显减轻,体重保持在正常体重的 80% 以上。

3. 神经性厌食(anorexia nervosa) 是以个体担心发胖而故意节食,以致体重显著下降为主要特征的一种进食障碍。其核心症状是对"肥胖"的恐惧和对自身形体的过分关注。常见于青少年女性,尤其在初、高中女学生中发病率最高。患者主要表现为主动拒食或过分节食,导致体重减轻,体形消瘦、皮肤干燥、脱发、便秘及神经内分泌的改变,严重者可致器官功能低下、水电解质失衡,甚至导致死亡。此类患者往往合并抑郁、强迫等情绪障碍,甚至自杀行为。

【治疗要点】

患者对医护人员的信任和配合是决定治疗成败的关键环节。以纠正营养状况，重建正常的进食行为为治疗的目标。治疗方案包括支持治疗、药物治疗、躯体治疗、心理治疗和家庭治疗。

1. 支持治疗　急性期以支持治疗为主，如供给高热量饮食，补充各种维生素及微量元素，防止脱水，电解质紊乱和营养缺乏导致的衰竭和死亡。

2. 药物治疗　抗抑郁药、抗精神病药、胰岛素低血糖疗法、锂盐等均可使用，虽不能直接改善患者怕胖的观念，但对患者的恐惧、易激惹、沮丧等情绪有明显疗效，可间接促使患者的行为改变，也可适当选用一些中医食疗。有研究显示，与其他大部分的重症精神障碍相比，神经性厌食症对药物干预有明显抵抗，仅有少数人能对药物有反应。

3. 躯体治疗　厌食症餐前肌注胰岛素促进食欲，但要防止低血糖反应，加强营养；贪食症控制暴食行为，打破恶性循环，建立正常进食行为。

4. 心理治疗　急性期过后，针对病因，给予认知治疗、行为治疗和家庭治疗，是治疗的主要方法。认知治疗主要针对患者的体相障碍，进行认知行为纠正。行为治疗主要采取阳性强化法的治疗原则，把物质和精神奖励相结合，重建正常的进食行为。

5. 家庭治疗　对家庭矛盾冲突的患者，给予系统的家庭治疗，通过调整家庭成员的相互关系，改变不良的家庭动力模式，缓解症状、改善抑郁情绪、减少复发。

【护理诊断】

1. 营养失调：低于机体需要量　与限制或拒绝进食或分解代谢增强有关。

2. 营养失调：高于机体需要量　与强迫进食有关。

3. 不合作　与情绪不稳定或自主神经功能异常有关。

4. 有感染的危险　与营养不良、异物滞留、机体免疫能力低下有关。

5. 恐惧　与精神受到强烈刺激有关。

6. 体温过低　与中枢性体温调节失常有关。

7. 体液过多　与生理性水肿或液体摄入量过多有关。

8. 便秘　与过分焦虑的情绪及排便无节律有关。

9. 知识缺乏　缺乏与健康相关的营养方面的知识有关。

10. 身体意象紊乱　与社会文化因素、心理因素导致对身体形象看法改变有关。

11. 有暴力行为的危险　与患者的应对方式不良有关。

【护理措施】

1. 生活护理

(1) 饮食护理：①提供安静舒适的进餐环境，鼓励患者自行选择食物种类，餐前注意适当休息和水分的补充；②制定进食计划，向患者讲解体重异常的危害，解释治疗目的，根据患者的饮食习惯、文化、宗教、经济情况、家庭饮食方式等情况制定患者的每天食谱及进食量，并根据患者的体重情况不断修改食谱及进食量；③护士陪伴患者进餐，并至餐后至少 1 小时，确保无诱吐发生；④必要时给予肠外营养，准确记录进食量；⑤监测体重；⑥对执行饮食和运动计划所产生的冲突和压力给予及时干预，如患者发脾气，与护理人员和病友发生矛盾、争执，拒绝接受治疗等。

知识链接

神经性厌食进食监测

1. 鼓励患者按计划进食，厌食严重者，亦需注意进食、进水速度，要从小剂量、流质饮食开始，逐渐缓慢过渡到半流质、软食、普食，并逐渐增量，使患者胃肠道逐渐适应，不出现饱胀感。

2. 体重恢复过程以每周增加0.5～1kg为宜，过快易导致急性胃扩张和急性心衰。

3. 就餐速度不宜过快或过慢，以15～30分钟为宜。进食时和进食后需严密观察患者，防止患者采取引吐、导泻等清除行为。

（2）排泄护理：①便秘者，应找出诱因，可外用缓泻剂；②帮助患者建立良好的排便习惯，保证每天足够的进食量，提供富含纤维的食物。

2．对症护理

（1）有感染危险：注意感染的预防：①保持病房的清洁卫生，并将患者与感染性疾病患者隔离，给予富含营养的饮食，以提高机体免疫力；②做好患者的口腔、皮肤和外阴护理，密切监测生命体征，如有异常，及时报告医师，并协助医师进行对症处理；③贫血者，需注意休息；严重贫血者，需卧床休息。

（2）不合作：①密切观察患者的进食量、活动量及其与疾病的关系，当症状有所改善时及时给予肯定和表扬，增强患者的治疗信心；②评估不合作的原因，建立良好的护患关系，取得患者的信任，允许患者参与治疗、护理计划的制定；③向患者讲解疾病的相关知识，以取得患者的主动配合，避免使用强制性措施，以免增加患者的抵触情绪。

（3）体温过低：①监测生命体征尤其是体温的变化；②保持病室的温度和湿度的适宜，做好患者的保暖护理。

（4）体液过多：①评估患者出现水肿的部位、程度、发展速度以及引起水肿的原因；②保护好水肿的肢体，避免受到损伤；③指导患者适量活动，经常变换体位；④适当限制液体摄入，减少饮水量；尽可能减少静脉输液量；合理安排膳食，保证适量的蛋白质和盐分的摄入；⑤遵医嘱给予白蛋白、氨基酸、脂肪乳，密切观察疗效及有无过敏反应；⑥详细记录每日液体出入量、监测体重及电解质变化的相关指标。

3．心理护理

（1）评估患者恐惧的来源，并设法减少或消除恐惧情绪。

（2）患者恐惧时，护士应陪伴安慰，并鼓励其表达恐惧的感受，教会患者正确运用放松技巧应对恐惧。

（3）必要时遵从医嘱给予适当的药物治疗减轻不适体验。

（4）鼓励患者学习新的行为方式，帮助患者建立正常的进食行为模式，对患者的进步及时给予肯定，以增强患者的治疗信心。注重其情绪反应以及生理障碍背后所隐藏的情绪冲动，如有无抑郁、自杀的危险，帮助患者掌握切实可行的应对策略，预防复发。

【健康指导】

根据患者知识的需要点，制定健康指导的内容目标，组织学习讨论营养学、美学、生理学、营养与健康方面的知识。讲解有关疾病的病因、相关因素、预防措施、治疗护理知识,提供与疾病有关的健康信息。向患者及家属进行健康指导宣传,传授有关新陈代谢、营养摄入量、健康体重的标准和营养状况判断的知识。

第二节 睡眠障碍患者的护理

案例分析

夏某,男,21 岁,大二学生,因嗜睡进行性加重 1 年入院(瞌睡发作)。

患者 1 年前无明显诱因出现嗜睡,白天上课时尤为明显,不能很好地完成学业,患者自尊心受到伤害,很苦恼,自行口服提神醒脑药物后,症状未见明显好转。此后,嗜睡症状逐渐加重,表现为走路、进餐时入睡,因个人原因,一直未予诊治。现为求系统治疗,前来就诊。既往体健,无吸烟、饮酒史,无特殊疾病史,无特殊用药史。查体:面色疲倦,精神困乏,注意力不集中。余查体未见明显阳性体征。

诊断:嗜睡症。

请思考:

1. 该患者的护理诊断/合作性问题是什么?

2. 对该患者应采取哪些应对措施?

睡眠障碍是指在睡眠过程中出现的各种心理行为的异常表现。睡眠障碍通常可分为四大类:睡眠的发动与维持困难(失眠)、白天过度睡眠(嗜睡)、发作性睡病(醒觉不全综合征)、睡眠中的异常活动和行为(睡行症、夜惊症、梦魇症)。

【病因】

睡眠障碍表现多样,有些病症病因至今未清,在睡眠障碍中以失眠最多见。其常见原因有:①生理因素:饥饿、疲劳、性兴奋等;②环境因素:环境嘈杂、居住拥挤或突然改变睡眠习惯等;③心理因素:生活和工作中的各种不愉快事件造成焦虑、紧张、抑郁,导致失眠,此类患者又对自身健康要求过高,过分关注;④睡眠节律改变:如起居无常、频繁改变工作时间、跨时区旅行等;⑤药物和食物因素:酒精、咖啡、药物依赖等;⑥精神障碍:各类精神疾病大多伴有睡眠障碍,失眠可以是精神症状的一部分;⑦各种躯体疾病;⑧其他:如年龄、遗传和发育因素等。

【临床表现】

1. 失眠症(insomnia) 是指睡眠的始发和维持发生障碍,致使睡眠的质和量长时间不能满足个体正常需要的一种情况。表现形式有难以入睡、睡眠不深、睡后易惊醒、多梦、早醒、醒后不易再入睡、醒后疲乏或白天困倦等,还有表现为睡眠感缺失,即患者体验不到睡眠的感觉,患者诉说自己彻夜不能入睡,但家人却能听到患者的酣睡声,其中以入睡困难最多见。由于长期失眠带来的上述不适以及对失眠的担心常常引起情绪沮丧、紧张、焦虑不安、个性改变等。

2. 嗜睡症(hypersomnia) 是指不存在睡眠质量不足的情况下,出现白天困乏、睡眠过多或醒后达到完全觉醒状态的过渡时间延长的情况。此状况并非由于药物、酒精、躯体或精神疾病引起,患者可不分场合甚至在需要十分清醒的情况下,也出现不同程度的嗜睡。过多的睡眠引起显著痛苦或社交、职业等功能损害,常伴有认知和记忆障碍，意外事故发生率增加，患者会因此出现情绪低落，甚至被他人认为懒惰、不求进取而造成严重的心理压力。

3.发作性睡病（narcolepsy）　也称醒觉不全综合征，是一种原因不明的睡眠障碍，主要表现为长期警醒程度降低和不可抗拒的发作性睡眠。患者白天有不可抗拒的短暂的睡眠发作，发作时常在 1～2 分钟内进入睡眠状态，一般持续数分钟至十余分钟。睡眠发作前常有不可抗拒的困倦感，部分患者可无发作征兆，从相对清醒状态突然陷入睡眠。每天均可发作数次，发作后可自然醒转或被他人唤醒，清醒后有数小时的精神振奋。

4.睡行症（sleep walking disorder）　俗称梦游症，是睡眠和觉醒现象同时存在的一种意识模糊状态。多发生于入睡后的 2～3 小时内，主要表现为患者在睡眠中尚未清醒时起床行走或做一些简单活动，双目向前凝视，虽念念有词，但口齿欠清，答非所问。可有一些复杂的行为，如倒水、抽烟、吃东西、开抽屉等，难以被唤醒，一般历时数分钟，少数持续 0.5～1 小时，继而自行上床，再度入睡，次日醒后对所有经过无法回忆。多发生在儿童，以 11～12 岁年龄段为最多，男孩多见，可伴有夜惊症和遗尿症。目前病因不清。

5.夜惊症（sleep terror）　夜间出现，以极度恐惧和惊恐的动作为特征，伴有强烈的语言，运动形式和自主神经系统的高度兴奋状态。常发生在夜间入睡后的 2～3 小时内，表现为在睡眠中突然惊叫、哭喊、身体扭动或坐起、表情恐惧、大汗淋漓、心率增快、呼吸急促、瞳孔扩大等。每次发作持续约 1～10 分钟。发作时意识模糊，有暂时的定向障碍，清醒后不能回忆。多见于儿童，以 5～7 岁年龄段为最多。

【治疗要点】

1.一般治疗　明确睡眠与觉醒障碍的特点、规律及诱发原因；调整和改善睡眠环境；建立良好的生活习惯。

2.心理治疗　认知治疗可以帮助患者正确认识睡眠障碍的症状及后果，减少消极情绪；行为治疗，如放松训练、刺激控制训练和自由想象训练，可以帮助患者建立新的良好的睡眠行为方式，代替原来不健康的睡眠行为方式；还可提供一般性的支持性心理治疗。

3.药物治疗　镇静催眠药物可作为治疗失眠症的辅助手段，但应注意避免长期用药，一般以 1～2 周为宜，防止药物依赖的形成；低剂量中枢兴奋剂可用于嗜睡症的治疗。

【护理诊断】

1.有外伤的危险　与精神障碍或遭遇生活事件等精神应激因素有关。

2.睡眠型态紊乱　与环境改变、睡眠节律或精神障碍等有关。

【护理措施】

1.睡眠护理　观察：①患者的睡眠型态：有无早醒、睡眠维持困难、入睡困难，睡眠时数、入睡方式、深度和辅助药物等，消除或减轻其诱发因素，以减少发作次数；②对患者进行睡眠卫生宣教，教会患者自我处理各种失眠的措施，包括：睡前不要喝咖啡、浓茶、洗热水澡；避免阅读小说或看惊险的电视节目；白天多进行户外活动，接收太阳光照；营造最佳的睡眠环境；③纠正不良习惯，重建规律、有质量的睡眠模式；④有计划地安排活动及治疗护理，尽量减少对患者睡眠的干扰，减少睡前的活动量；

⑤对于睡眠严重障碍的患者，遵照医嘱给予镇静安眠药物，并密切观察患者用药后的治疗效果和不良反应。

2．安全护理

（1）防范患者睡眠环境中的危险因素，如清除环境中的障碍物、收好各种危险品、门窗加锁等。

（2）评估患者异常睡眠的表现形式及发作的危险因素。

（3）异常睡眠发作频繁的患者特别是儿童不能单独居住，以便及时发现患者的异常睡眠，防止意外受伤。

（4）减轻白天的劳动强度，减少精神刺激。

（5）发作频繁者可遵医嘱给予安定药物睡前服用。

3．心理护理　结合患者的实际情况展开，对失眠患者的护理重在心理护理，帮助患者认识失眠，运用支持性心理护理和认知疗法帮助患者了解睡眠的相关知识，引导患者以正确的态度对待失眠，解除患者心理负担，纠正恶性循环状态；对嗜睡症、睡行症、夜惊等患者的护理主要侧重于保证患者症状发作时的安全，并消除患者和家属的恐惧心理。

【健康指导】

讲解引起睡眠困难的主要因素，教会患者自我处理失眠的各种措施，如放松技术、暗示疗法等；指导患者正确服用镇静安眠药，说明服用药物的注意事项及副反应。

第三节　性功能障碍患者的护理

性功能障碍（sexual dysfunction）是一组与心理－社会因素密切相关的性活动过程中的某些阶段发生的性生理功能障碍。由于其症状持续或反复存在，致使个体不能有效地进行他（她）所期望的正常性行为，不能产生满意的性交所必需的生理反应和体会不到相应的快感，影响了患者的日常生活和社会功能，患者为此感到明显的痛苦。常见的非器质性功能障碍有阳痿、早泄、阴冷、性交疼痛、性欲减退、性高潮障碍、阴道痉挛等。

【病因】

性功能障碍的病因比较复杂，包括器质性、功能性、药源性等多种因素。多由患者的个性特点、生活经历、应激事件、心理－社会因素和躯体状况等相互作用引起。

【临床表现】

1．阳痿（impotence）　是指成年男性在性活动的场合下有性欲要求，但不能产生或维持满意性交所需的阴茎勃起或勃起不充分或持续短暂，以致不能插入阴道完成性交过程，但在手淫、睡梦中与性对象性交时可以勃起。

阳痿分为原发性和继发性，从未完成性交的阳痿为原发性阳痿，与躯体先天解剖结构异常或神经系统原发性损害有关。既往有正常性生活而出现勃起障碍者为继发性阳痿，常与躯体疾病、药物等因素有关。另外，仅仅在某种特定情况下出现的勃起障碍称为境遇性阳痿，与性环境、性伴侣、性行为时的情绪状态、性的创伤经历等心理因素有关。阳痿患者常感到沮丧、悲观和挫败感，也因此影响夫妻关系。性发育不充分或年龄过大都可能出现阴茎不能有效勃起，因此，《中国精神障碍分类与诊断标准》

第3版（CCMD-3）的诊断范围是20～65岁。另一方面，大部分男性均经历过短暂或偶尔不能勃起的现象，因此只有持续3个月以上并排除器质性原因方可诊断。

2. 早泄（premature ejaculation） 指持续地发生性交时射精过早，在同房时阴茎进入阴道之前，或正当进入阴道时，或进入阴道不久尚未充分勃起即发生射精。早于本人意愿，无法控制，随后阴茎疲软，致使性交双方都不能得到性快感或满足。早泄多数由心理原因所致，与年龄、性伴侣的状态以及近期性活动的频度也有一定关系。几乎每一个男性都曾有过早泄的经历，偶尔在一些特定场合出现者属于正常现象。因此只有持续3个月以上的射精过早并排除器质性原因方可诊断。

3. 阴冷（female failure response） 指成年女性有性欲，但难以产生和维持满意的性交所需要的生殖器的适当反应，如阴道的湿润差和阴唇缺乏适当的膨胀，以致阴茎不能顺利插入阴道。

4. 性交疼痛（dyspareunia） 指性交过程中或之后引起男性或女性生殖器疼痛。具体表现为男性在性交过程中感到阴茎疼痛或不舒服，女性在性交全过程或在阴茎插入很深时阴道疼痛。这些疼痛的产生并非由于生殖器的器质性病变、阴道痉挛或阴道干燥缺乏润滑性，也不是由药物、躯体情况的直接生理效应所致，而是与焦虑、紧张等心理因素密切相关，多见于敏感、焦虑、强迫个性的人。也有部分女性是由于性交前的准备工作不充分，如无拥抱、爱抚等而致阴道润滑不足，男性的性交疼痛主要是由于生殖道的感染和激惹所致。性交疼痛常使双方性交过程产生不愉快，甚至影响夫妻感情和正常的性生活。

5. 性欲减退（sexual hypoactivity） 也称性冷淡，指成年人持续存在性兴趣和性活动的降低甚至丧失。主要表现为性活动不易启动，对配偶或异性缺乏性要求，性思考和性幻想缺乏，即使为满足配偶的性要求而勉强启动性活动，也体会不到一点性快感。当个体持续或反复出现性欲下降或缺乏，并且排除年龄、躯体等因素造成的个体差异时，即可诊断为性欲减退。性欲减退常导致夫妻关系紧张、婚姻危机甚至家庭破裂。

【治疗要点】

1. 心理治疗 对于起病与心理精神因素关系密切的患者可对其采取心理治疗方法，包括：认知疗法、家庭治疗、婚姻治疗、行为治疗、精神分析治疗等。认知疗法是帮助患者增强对性行为的正性感受和满意度，消除负性性行为，建立新的适应行为；家庭治疗是着重调整家庭中各个成员之间的人际关系；婚姻治疗是帮助调整夫妻二人之间的关系，增进夫妻感情；行为治疗是夫妻双方共同参与的性感集中训练，夫妻双方通过渐进的相互触摸身体，使注意力集中在对触摸的感觉中，并从中体验愉悦，降低患者对性交是否成功的关注和焦虑；精神分析治疗着重于处理患者的恋父或恋母情结。

2. 药物治疗 枸橼酸西地那非片治疗阳痿有效。它的作用是在有性欲及性刺激的情境下发挥的。枸橼酸西地那非片不能增强性欲，也不能解决心理问题，所以它只能辅助心理治疗。

3. 其他治疗 激素替代疗法用于治疗内分泌异常。

【护理诊断】

1. 无效性生活型态 与怕怀孕、对生活应激缺乏有效应对及性伴侣关系紧张有关。

2．焦虑 与长期不能获得满意性生活有关。

3．个人应对无效 与性问题长期存在有关。

4．知识缺乏 缺乏性相关知识。

【护理措施】

1．寻找影响患者性功能的因素以及患者对性和性生活的认知水平，帮助患者理解生活压力与性功能的关系，讨论变通解决问题的方法，提高对性生活的认识。

2．了解患者性问题的表现、程度和持续时间，协助创造良好的家庭环境，提高配偶对性生活积极的态度，从而改变患者压抑、低自尊、内疚恐惧或厌恶的情绪。

3．解答患者的疑问，让患者对于自己的疾病有一个正确的认识，鼓励患者树立战胜疾病的信心。

4．帮助患者寻找增加性满意度的方法，提供相关资料，有效提高性欲或消除性交疼痛。

【健康指导】

1．加强患者性相关知识的宣教，鼓励患者增加夫妻间的感情交流，杜绝一切影响夫妻生活的因素。

2．积极治疗躯体疾病，减少使用对性功能有影响的药物，消除负性性行为，建立新的适应行为，预防性功能障碍的发生。

（姚 壮）

扫一扫
测一测

 复习思考题

1．神经性厌食症的诊断要点有哪些？

2．简述神经性厌食症患者常见的性格特点。

3．进食障碍患者恐惧的相关因素有哪些？

4．引起失眠的主要原因有哪些？

5．常见睡眠障碍有哪些，应采取哪些护理措施？

6．对性功能障碍患者心理治疗的方法是什么？

第十章

人格障碍与性心理障碍患者的护理

 学习要点

人格障碍和性心理障碍的护理、临床表现、治疗、病因、发病机制。

 案例分析

　　王先生，母亲为精神分裂症患者。自幼得不到母爱，由祖母抚养。8岁上小学，学习成绩一般，21岁到工厂上班。从小性格内向，不愿与人交往，倔强、固执、争强好胜，易发火。他26岁结婚，爱人为小学教师，性格开朗、好交朋友，工作责任心强，关心爱护学生。婚后二人感情尚好，妻子由于工作等原因提出过两年后再要孩子，王先生表示同意，但内心有些想法。工作责任心强的妻子，常提前上班或晚下班，对此他产生怀疑，认为妻子作风不好，与单位领导有不正当关系。为此，经常争吵，毁物，跟踪妻子，遇有妻子与男同志打招呼、交谈，则认为"她与外人有不正当关系"，在妻子回家后，即行讯问，若回答含糊，则大吵大闹，甚至做出冲动行为。事后他也后悔，知道对妻子的怀疑毫无根据，应当相信爱人。遇到一点不顺心的事，则大发脾气，无法控制。

　　临床诊断：偏执型人格障碍。

第一节　人格障碍患者的护理

　　人格障碍（personality disorder）的基本特征是人格发展的内在不协调，根据ICD-10的定义，指对广泛的人际和社会处境产生的固定反应，他们与在特定的文化背景中一般人的感知、思维、情感，特别是在待人方式上有极为突出或明显偏离。人格障碍主要表现为持久的心理、行为模式社会适应不良，突显在情感、情绪反应、本能欲望和行为方式等方面的异常，而思维和智能活动并无异常。这些行为模式相对稳定，对行为及心理功能的多个环节均有影响。他们常常，但并非总是伴有不同程度的主观的苦恼及社会功能与行为方面的问题。

　　值得注意的是，人格障碍和人格改变不能混为一谈。一般而言二者出现的时间

有强烈的敌意,甚至有回击、报复之心;⑥易感委屈;⑦评价自己过高,自命不凡,总感自己怀才不遇、不被重视、受压制、被迫害,甚至上告、上访,不达目的不肯罢休,对他人的过错不能宽容,固执地追求不合理的权力或利益;⑧忽视或不相信与己想法不符的客观证据,因而很难用道理或事实来改变患者的想法。

2. 分裂型人格障碍(schizotypal personality disorder) 以观念、行为、外貌装饰奇特、情感冷漠、人际关系明显缺陷为特点。男性略多于女性。表现为:①面部表情呆板,对人冷漠,对批评和表扬无动于衷,缺乏情感体验,甚至不通人情;②常不修边幅,服饰奇特,行为古怪,不能顺应世俗,目的不明确或行为不合事宜;③性格明显内向或孤独、被动、退缩,与家庭和社会疏远,独来独往,除生活或工作中必须接触的人外,基本不与他人主动交往,缺少知心朋友;④言语结构松散、离题,用词不妥,模棱两可,繁简失当,但非智能障碍,系由文化程度所致;⑤爱幻想,别出心裁,脱离现实,有奇异信念(如相信心灵感应、特异功能、第六感觉等);⑥可有猜疑、牵连、偏执观念及奇异感知体验,如一过性错觉或幻觉等。

3. 社交紊乱型人格障碍(dissocial personality disorder) 也称反社会型人格障碍(antisocial personality disorder),以行为不符合社会规范,经常违法乱纪,对人冷酷无情为特点。男性多于女性。主要表现为价值观念取向与常人不同,缺乏法纪观念。如:①经常旷课、旷工,不能维持持久工作或学习;②对家庭亲属缺乏爱和责任心,不抚养子女或不赡养父母,待人冷酷无情;③经常撒谎、欺骗,以获私利或取乐;④缺乏自我控制,易激惹、冲动,并有攻击行为,如斗殴;⑤无道德观念,对善恶是非缺乏正确判断,不吸取教训,无内疚感;⑥极端自私,以自我为中心,往往是损人利己或损人不利己,以恶作剧为乐,无羞耻感,故使其家属、亲友、同事、邻居感到痛苦或憎恨。本型患者往往在少儿期就出现品行问题,如:①经常说谎、逃学、吸烟、酗酒、外宿不归、欺侮弱小;②经常斗殴、赌博、偷窃、故意破坏他人或公共财物,无视家教、校规、社会道德礼仪,甚至出现性犯罪行为,或曾被学校除名或被公安机关管教等。以上各种特征中应当强调的是综合症状,即由总体人格构成而不是由某一单独行为决定。

4. 情绪不稳型人格障碍(emotionally unstable personality disorder) ICD-10将冲动型和边缘型人格障碍合并称为情绪不稳型人格障碍。此类人格障碍有一个突出的倾向,即行为不计后果,伴有情感不稳定。事先进行计划的能力差,强烈的愤怒爆发常导致暴力行为。

(1)冲动型人格障碍(impulsive personality disorder):以情感爆发,伴明显行为冲动为特征。男性明显高于女性。常表现:①人际关系强烈而不稳定,时好时坏,几乎没有持久的朋友;②激情发作时,对他人可作出攻击行为,也可自杀、自伤;③在日常生活和工作中同样表现出冲动性,缺乏目的性,缺乏计划和安排,做事虎头蛇尾,很难坚持需长时间才完成的某一件事;④情感不稳,易激惹,易与他人发生冲突,可因点滴小事爆发强烈的愤怒情绪和攻击行为,难以自控,事前难以预测,发作后对自己的行为虽懊悔,但不能防止再发。

(2)边缘型人格障碍(borderline personality disorder):是一种人际关系、自我意识和情感的不稳定,并有明显的冲动性的普遍模式,可有自伤行为,也可出现一过性的精神病性症状,而这种情况应该是在童年或青春期就开始的,不是成年以后才出现的。边缘型人格障碍有四个方面的特征,即"不稳定的人际关系,不稳定的情绪,不稳定的自我意象和明显的冲动性"。边缘型人格障碍的突出表现是人际关系、情绪、自我意象的不稳定和行为的冲动性，持久的空虚、孤独感及一些短暂的精神症状，这种所有的"不稳定表现"的"稳定不变"的模式就是边缘型人格障碍的基本特点。

5. 表演型人格障碍（histrionic personality disorder）　既往称为癔症性人格障碍，以过分感情用事或夸张言行以吸引他人注意为特点。此种人格障碍以中青年女性多见。表现：①爱表现自己，行为夸张、做作，犹如演戏，经常需要别人注意，为此常哗众取宠、危言耸听，或在外貌和行为方面表现过分；②情感体验较肤浅，情感反应强烈易变，常感情用事，按自己的喜好判断事物好坏；③常渴望表扬和同情，经不起批评，爱撒娇，任性、急躁，胸襟较狭隘；④爱幻想，不切合实际，夸大其词，可掺杂幻想情节，缺乏具体真实细节，难以核实或令人相信；⑤自我中心，主观性强，强求别人符合其需要或意愿，不如意时则强烈不满，甚至立即使对方难堪；⑥暗示性强，意志较薄弱，容易受他人影响或诱惑；⑦喜欢寻求刺激而过分地参加各种社交活动，甚至于卖弄风情，喜爱挑逗，给人以轻浮的感觉。

6. 强迫型人格障碍（compulsive personality disorder）　以过分的谨小慎微、严格要求与完美主义，及内心的不安全感为特征。男性是女性的 2 倍。常表现为：①对任何事物都要求过严，循规蹈矩，按部就班，否则感到焦虑不安，并影响其工作效率；②常有不安全感，往往穷思竭虑或反复考虑，对计划实施反复检查、核对，唯恐有疏忽或差错；③拘泥细节，甚至对生活小节也要程序化，有的好洁成癖，若不按照要求做就感到不安，甚至重做；④主观、固执，要求别人也要按照他的方式办事，否则即感不愉快，往往对他人做事不放心；⑤遇到需要解决问题时常犹豫不决，推迟或避免做出决定；⑥过分沉溺于职责义务与道德规范，责任感过强，过分投入工作，业余爱好较少，缺少社交友谊往来，工作后常缺乏愉快和满足的内心体验，相反常有悔恨和内疚；⑦常过分节俭，甚至吝啬。

7. 其他类型　如依赖性人格障碍（dependent personality disorder）、焦虑性人格障碍（anxious personality disorder）等。焦虑性人格障碍特征是一贯感到紧张、提心吊胆、不安全和自卑，总是需要被人喜欢和接纳，对拒绝和批评过分敏感，因习惯性地夸大日常处境中的潜在危险，所以有回避某些活动的倾向。依赖性人格障碍特征是依赖、不能独立解决问题，怕被人遗弃，常感到自己无助、无能和缺乏精力。

【治疗要点】

迄今为止，人格障碍尚无特殊的治疗方法，采取各种相应的治疗措施，仅能改善或限制其不良的行为，并且需要医患双方均有毅力，进行长期治疗。

1. 心理治疗　心理治疗对人格障碍很有帮助，通过深入接触，同障碍者建立良好关系，帮助其认识自己的个性缺陷，进而使其明白个性是可以改变的，鼓励他们重建健全的行为模式。可采用分析治疗、认知治疗、行为治疗、家庭治疗等不同的心理治疗方法，治疗形式上可以实施个别治疗或小组治疗。心理治疗的有效取决于在治疗前能否真正建立医患之间的信任关系，同时治疗过程中家庭成员的行为会对患者的行为与心理产生重要影响，因此家庭成员的介入对治疗也是十分必要的。

2. 药物治疗　无特效药物能治疗人格障碍，药物治疗只能对症治疗，改善症状，但不能解决根本问题。治疗主要针对冲动、攻击行为、情绪不稳等极端行为。对冲动性人格障碍伴有脑电图改变者可试用苯妥英钠或卡马西平；反社会性人格障碍出现兴奋躁动时，可给予抗精神病药；对具有焦虑表现者可用抗焦虑药物等。药物治疗一般不主张长期和常规使用。

【护理诊断】

1. 有暴力行为的危险　与缺乏自我控制、情绪不稳易激惹、冲动有关。

2. 偏执观念　与无道德观念、对善恶是非缺乏正确判断有关。

3. 个人调适不良　与缺乏信任感、操纵行为有关。

4. 自我概念紊乱　与自卑、不安全感、社交改变有关。

5. 社交障碍　与社会行为和社会价值不被接受，与无责任、爱心及冲动行为有关。

【护理措施】

1. 安全护理　提供安全、安静的环境，避免各种激惹因素，安定患者的情绪，有药物滥用者应观察其行为反应和戒断症状，并提供急性解毒药，保证患者的用药安全。按规定定时巡视病房，及时发现病情变化，并做好护理记录。同时，护士也应注意自己的安全，做好自我保护。

2. 生活护理　根据患者的病情确定护理等级、饮食种类，合理地安排患者的生活起居。同时应向患者详细介绍病室情况及各种规章制度。加强患者的生活管理，按时让患者休息、服药，熟记患者的面貌，督促患者参加集体活动，培养患者养成良好的卫生习惯。

3. 心理护理

（1）主动接触患者，体现对患者的尊重和关怀，了解其心声，理解其感受，满足其合理需求，以取得信赖。

（2）在良好护患关系基础上，适时地以诚恳的态度明确地告知患者，不能接纳其反社会行为，与患者讨论、分析不良行为对人对己的危害性，并鼓励其改进。

（3）要求患者尊重他人的人格和人权，不能只考虑满足个人需要，学会凡事要为别人着想，逐步做到能根据实际情况适当延迟满足个人的欲望。

（4）创造条件让其表现个人的合理行为。当理想的行为出现时，及时给予鼓励和肯定，逐步学会适当的人际交往和培养正向情感。

（5）帮助患者建立正确的价值观和人生观，树立信心，努力纠正自身的个性缺陷。帮助患者练习和增进社交技巧，如会谈技巧、交友技巧等，增进人际关系。

4. 特殊护理

（1）与患者商讨制订行为限制的条例，告知违规的后果，增强其自控能力，防止发生冲动行为。

（2）鼓励患者用语言表达愤怒和敌意，指导患者用社会所能接受的方式表达内心感受。

（3）当患者出现暴力行为先兆时，应有相当数量的工作人员出现在患者周围，展示力量以暗示患者要克制自己的行为。

（4）当患者出现冲动行为时，要及时用简明的言语、坚定的语调劝说患者，可采取保护性隔离，必要时加以约束；按医嘱给予镇静药物；向患者讲解目前所作处理的必要性；对于暴力行为，工作人员必须采取坚决和一致的态度，以及相应护理措施。

5. 康复治疗和护理　提供适宜的环境，制订特定的规则和限制，定期召开会议，开展集体治疗，使患者学习按规范进行日常生活、人际交往、参加工作、劳动等，以利于建立起新的行为模式。

【健康指导】

1. 生活指导　一般来说，与人格障碍形成密切相关的品行障碍，在童年或少年阶段即可出现，并贯穿整个生命过程，因此，预防尤为重要。应重视儿童早期教育，家庭、幼儿园、学校要对孩子的不良行为及时纠正；社会应大力开展心理健康知识的宣传，实现家庭和睦，使孩子在民主和谐的家庭气氛中健康成长；学校教育要提倡团结友爱、互相帮助；社会要创造一个良好的人际关系和生活氛围，从而有利于人格的健康成长和不良行为的纠正。

2. 疾病知识指导　人格障碍的特点决定了患者行为方式的改变非常缓慢。治疗及护理的目标应注重长期目标。短期目标必须与现实情况相符合。若治疗期间未达到目标，应将情况介绍给家属和社会相关机构，使治疗能继续下去。

第二节　性心理障碍患者的护理

性心理障碍又称性变态，泛指以两性性行为的心理和行为明显偏离正常，并以这类性偏离作为性兴奋、性满足的主要或唯一方式为主要特征的一组精神障碍。特征是：有变换自身性别的强烈欲望（性身份障碍）；采用与常人不同的异常性行为满足性欲（性偏好障碍）；不引起一般人们性兴奋的人物或情景，对患者有强烈的性兴奋作用（性指向障碍）。除此之外，与之无关的精神活动均无明显障碍。不包括单纯性欲减退、性欲亢进及性生理功能障碍。

【病因与发病机制】

性心理障碍表现形式多种多样，关于其形成原因目前并无一致看法。

1. 生物学因素　有研究认为遗传和体质上的细微差别可能对性心理产生影响，也有研究认为胎儿时期的雄激素水平影响到成人后大脑对性活动的控制能力，但迄今对生物学原因不能得到大家公认的确切证明和结论。

2. 心理因素　心理因素可能在性心理障碍的病因学中占主导地位，弗洛伊德认为性变态与其性心理发展过程中遇到挫折走向歧途有关。父母对子女的性教育失当与社会不良影响也具有重要意义。出于自身的喜好和期待，有些父母有意无意地引导孩子向异性发展，如将男孩打扮成女孩或将女孩打扮成男孩。自幼生长于异性的包围圈中容易导致儿童心理朝异性化方向发展。

3. 社会因素　儿童早期的不良性刺激或经验可能影响性心理发育，正常的异性恋遭受阻挠、与配偶或异性相互关系（尤其是性关系）困难或不满意以及淫秽、色情物品都可能导致性行为偏离。

【临床表现】

1. 性身份障碍　主要指易性症，患者对自身性别的认定与解剖生理上的性别特征呈持续性厌恶的态度，并有改变本身性别的解剖生理特征以达到转换性别的强烈愿望（如使用手术或异性激素），其性爱倾向为纯粹同性恋。

易性症患者少见，其发病率约为1/10万。其中又以男性多见，男女之比约为3∶1。

易性症患者往往为自己的性别而深感痛苦，为自己不是异性感到遗憾。病情严重者渴望自己是异性或坚持自己是异性。男性患者期望自己长成女人，明确表示阴茎和睾丸令人厌恶或即将消失。男性患者约有 1/3 结婚，即使结婚，离婚比例亦较高。而女性患者明确表明厌恶女装并坚持穿男装，否定自己的女性解剖结构，有的表示即将长出阴茎，不愿意乳房发育或月经来潮，有的偷偷地甚至公开地上男厕所并取立位排尿。

2. 性偏好障碍

（1）恋物症：在受到强烈性欲和性兴奋的联想驱使下，反复收集异性使用的某种物品。几乎仅见于男性。所恋物品均系异性身体接触的东西，如胸罩、内裤、鞋袜、月经带、饰物等。通过抚摸闻嗅这类物品，并伴有手淫获得性满足，所恋物品成了性刺激的重要来源或获得性满足的基本条件（对刺激生殖器官的性器具的爱好不属恋物症）。一般说来，他们对未曾使用过的物品兴趣不大，往往喜欢用过的甚至是很脏的东西，且一般并不试图接近物品的主人，对异性本身并无特殊的兴趣，一般不会出现攻击行为。这些表现至少已持续 6 个月才可诊断。

（2）异装症：是恋物症的一种特殊形式，表现对异性衣着特别喜爱，反复出现穿戴异性服饰的强烈欲望并付诸行动，由此可引起性兴奋。当这种行为受抑制时可引起明显的不安情绪。几乎仅见于男性，患者并不要求改变自身性别的解剖生理特征。这种表现至少已持续 6 个月。

（3）露阴症：反复多次在陌生异性面前暴露自己的生殖器，伴有性唤起或手淫，以达到性兴奋的目的，但没有性侵犯行为施加于对方。这种表现至少已存在 6 个月。几乎仅见于男性，多发生在青春期。如在中老年首次出现，应疑及器质性原因。

（4）窥阴症：反复窥视异性裸体或亲昵行为或他人的性活动，以满足引起性兴奋的强烈欲望，可当场手淫或事后回忆窥视景象并手淫，以获得性满足。没有暴露自己的愿望，也没有与受窥视者发生性交的愿望。除窥视行为本身，一般不会有进一步的攻击和伤害行为。几乎仅见于男性。观看色情影片、录像、画册等获得性的满足，不属于本诊断。

（5）摩擦症：男性患者在拥挤场合或乘对方不备之际，伺机以身体某一部分（常通过反复地靠拢异性，紧密接触和摩擦自己的阴茎）接触和摩擦女性身体的某一部分，以达到性兴奋的目的。没有暴露自己生殖器的愿望，也没有与摩擦对象性交的要求。这种行为至少已存在 6 个月。

（6）性施虐与性受虐症：以向性爱对象施加虐待或接受对方虐待的一种性活动的异常偏好，作为性兴奋的主要手段。其手段为鞭打、绳勒、撕割对方躯体等，甚至可造成伤残或死亡。提供这种行为者为性施虐症。以接受虐待行为来达到性兴奋者为性受虐症。这种行为至少已持续 6 个月才可诊断。

（7）混合型性偏好障碍：最常见的组合是恋物症、易装症及施虐-受虐症。应根据对性偏爱的不同类型，以及对个人的重要性依次列出各种并列的亚型。

3. 性指向障碍　或称性取向障碍，是指与各种性发育和性定向有关的心理及行为问题，其性爱本身不一定异常，但某些个体的性发育和性定向问题因个人不希望如此或犹豫不决而伴发心理障碍，表现为感到焦虑、抑郁及内心痛苦，并试图寻求治疗加以改变。根据 ICD 及 DSM 的诊断分类系统，单纯的性指向问题一般不视为一种障碍，在这两大系统中都剔除了"同性恋"和"双性恋"这样的诊断名称，而仅仅作为"个人在努力与性伙伴建立有效关系时遇到困难"的问题之一。

【治疗要点】

1. 性心理教育

（1）儿童期性别角色教育：性别角色的健康指导，应从四个方面着手：给予正确的角色期盼和性别角色装扮，使子女能根据自己的服式、颜色等装扮来识别性角色；要予以正确的性别角色行为引导，根据儿童性别特点开展有益于性别形成的游戏活动，从小形成与性别角色相适应的男子汉与姑娘行为；给予相应性别角色的知识教育（性知识、性道德）和心理诱导；家长要认真扮好自身的性别角色，给子女做好榜样。

（2）性知识教育：青少年时期性知识教育是至关重要的课题。青少年甚至大学生的性知识目前主要来源于科普书刊和文艺宣传，极少得到父母及社会的关注和指导。针对不同年龄段青少年，应进行有关性生理、性心理、性解剖、恋爱婚姻等方面的知识教育。

（3）性道德教育：性道德是指规定每个人性行为的道德规范。性道德标准应具备自愿的原则、无伤原则、爱的原则。具备性道德观念，可以正确控制生理本能表现出的性要求，可以使自己的恋爱及以后的家庭组成沿着健康、美好的方向发展。

2. 性心理咨询与治疗

（1）评估：首先应排除器质性原因。医生应克服同患者谈性问题时的羞怯，语言应接近患者，恰如其分，避免用生僻的专业术语或较庸俗的语言，应详细了解患者的一般情况、个人史及性问题的过去史（早期性体验、性知识学习史、过去与现在的性行为及夫妻关系）。

（2）治疗：①行为治疗的方法以指导和练习为主，治疗时常需要将伴侣请来，单独或成双进行治疗。对于心理动力学因素上较清楚的性心理障碍行为，建议进行围绕着冲突和改变结构的心理治疗。②对伴有攻击行为或伴有较强的自我伤害的性心理障碍者，可进行激素治疗（所谓的一时性药物阉割）。对青少年或年轻人的性心理障碍行为不适于激素治疗。③对易性症，患者一般期望接受激素治疗，或用手术改变性别，其他的治疗建议多被强烈地拒绝。用性激素进行治疗（一般男患者用雌二醇，女患者用睾酮），可使患者感到卸掉了负担。手术改变性别如今已有了肯定的评价。一些人手术后有令人满意的发展过程，另一些人术后效果不理想或带来不幸的后果。

【护理诊断】

1. 性生活型态改变　与社会普遍公认的性观念偏离有关。

2. 有暴力行为的危险　与性施虐等异常性心理有关。

3. 个人应对无效　与性别认同与实际现实性别差异有关。

4. 社交障碍　与性心理异常导致的羞愧、自卑等心理有关。

【护理措施】

性心理障碍者，以变态性行为获得快感。这些行为有悖于道德和法律观念。因此，多具有隐匿性。即使本人感觉到是一种病态，也不积极求医。有的导致犯罪，受到法律的制裁。有的被配偶或亲人发现后，强迫去就医，因这种行为被揭露，常表现为抑郁、焦虑、自责心境等。护理要点主要有：

1. 安全护理　性变态患者多自卑及唯唯诺诺，不敢主动与护士接触。在与患者的接触过程中，护士既要大方，又要严格要求，要求患者在住院期间克制自己病态行为，不能侵犯周围患者，遵守法律及道德规范。

2．生活护理　合理地安排患者饮食及睡眠，在治疗期间应适当安排患者参加工娱治疗，注意观察患者病情变化，一旦发现患者出现性变态行为应立即报告医生给予及时处理。

3．心理护理　对于性变态行为，只要患者愿意治疗，护士首先要向患者宣传法制观念，要让患者明白，性变态行为是违法行为，破坏社会风俗道德，而且触犯法律；其次要告诉患者想取得治疗的成功，还必须有毅力，对治疗是否有决心和信心是治疗成败的关键。另外还要引导性变态者向正常性行为的方向发展，如对于同性恋者要设法解决或消除对异性恋的障碍，使其性对象从同性身上转向异性，使对异性发生性兴趣，逐渐亲近，直至结婚。帮助患者分析造成自己性变态的根源，向患者宣讲社会伦理道德规范，并加以正确引导及解释。

4．特殊护理　针对护理对象的抑郁、焦虑、自责心境等，做出恰当的护理诊断，制定可行的护理计划（短期目标和长期目标）、护理措施，并及时评价结果，从中找出新的问题等。这一护理过程是一个动态的长期过程。

5．健康教育　性心理障碍者不能长久住院，因此护士要向其家属及亲人宣教有关护理（心理护理、行为护理）知识，以巩固疗效。

（王　平）

　复习思考题

1．简述偏执型、反社会型及分裂型人格障碍的临床特点。

2．简述人格障碍患者的护理要点。

3．简述性心理障碍患者的护理要点。

扫一扫
测一测

第十一章

儿童少年期精神障碍患者的护理

 学习要点

儿童少年期精神障碍的护理、临床表现、治疗、病因。

儿童少年期精神障碍包括精神发育迟滞、言语和语言发育障碍、广泛性发育障碍，均起病于童年与少年期的行为与情绪障碍，如注意缺陷与多动障碍、品行障碍、抽动障碍和特发于儿童少年期的情感障碍等。本章简要介绍几种临床常见的儿童少年期精神障碍的临床特点和护理。

第一节　精神发育迟滞患者的护理

 案例分析

患者男性，小学二年级学生。因学习成绩差就诊。患者 1 岁半开始学会走路，2 岁开始学会喊"爸爸，妈妈"，4 岁时进幼儿园，自我照顾能力比其他同龄儿童差。患者 7 岁入小学，老师发现患者上课时能安静听课，但反应慢，记忆力差，经常不能独自完成课堂作业，小学语文、数学最多考 10 多分，在班级学习成绩倒数。在家里也需要母亲辅导才能完成家庭作业。在家性格温顺，能从事打扫卫生、叠被子等简单家务，患者系第一胎，母孕期正常，分娩时发生脐带绕颈。过去无重大疾病史。父母非近亲结婚。无精神和神经疾病家族史。躯体检查无阳性体征。精神检查时合作，安静，能认真回答问题，语言表达简短。韦氏儿童智力测验智商 64，言语智商 60，操作智商 62。

临床诊断：精神发育迟滞。

精神发育迟滞是指个体在发育阶段（通常指 18 岁以前），由于生物因素、心理因素、社会环境因素等各种原因导致精神发育迟滞或受阻，临床表现为智力明显低下和社会适应能力缺陷为主要特征的一组疾病。精神发育迟滞的患病率及发病率在不同的国家或地区存在较大差异，可能与调查所采用的诊断标准、方法和工具不一致有关。据世界卫生组织（1985 年）调查结果显示，本病的患病率为 3%。1993 年我国 7

个地区流行病学调查9～14岁儿童,本病的患病率为2.84%。

知识链接

精神发育迟滞遗传吗?

回答是肯定的,而且精神发育迟滞的遗传倾向很大。常见的遗传因素有遗传代谢异常、染色体畸变和颅脑畸形等。人体中的蛋白质、氨基酸、脂类、糖类、核酸及胆红素等在体内的合成、代谢和转化均受到酶的催化,染色体上的基因可由各种不利因素而发生突变,造成酶的活性不足或缺乏,形成代谢障碍,一旦影响到中枢神经系统,即可出现智力低下及其他精神异常。

目前已发现可造成智能障碍的遗传病近千种,因先天因素造成的精神发育迟滞大多是遗传的,而后天因素造成的精神发育迟滞不遗传。

【病因与发病机制】

精神发育迟滞的病因复杂,目前已明确的病因主要有以下几个方面:①遗传及先天性因素:包括染色体异常、基因异常和先天性颅脑畸形等。②围生期有害因素:孕产期感染、药物、中毒、妊娠毒血症,均能对胎儿大脑造成损伤。产时的各种并发症,如先兆流产、妊娠高血压、前置胎盘、母亲妊娠年龄偏大、长期心理应激、分娩过程中脑损伤、产程延长、脐带绕颈均可造成中枢神经系统损害。③出生后因素:出生后中枢神经系感染、核黄疸、新生儿肝炎、败血症、颅脑损伤、营养不良、中毒,均可使儿童大脑功能损害。导致智力低下和社会适应不良。④社会心理因素:发育期的社会环境因素,特别是婴幼儿期的教育、心理都会影响脑发育。儿童不能接受文化教育或接受文化教育的机会被剥夺,也是引起精神发育迟滞的原因,但此类儿童智力发育受损的程度一般不严重,适应能力一般不影响或影响程度小,且很少有其他方面的损害,一旦有接受文化教育的机会,患者的智力水平可有提高。

【临床表现】

根据ICD-10,使用适当的标准化智商测验,精神发育迟滞的临床表现与智力缺陷程度密切相关。WHO根据智商(IQ)将精神发育迟滞分为以下四个等级。

1. 轻度 约占全部精神发育迟滞中的85%,智商在50～69之间,成年以后可达到9～12岁的心理年龄。患者在幼儿期即可表现出智力发育较同龄儿童迟缓,如语言发育迟滞,词汇不丰富,理解能力和分析能力差,抽象思维不发达,适应社会能力低于正常水平。就读小学以后学习困难,学习成绩经常不及格,如经努力可勉强完成小学学业。患者能进行日常的语言交流,但对语言的理解和使用能力差。

2. 中度 约占精神发育迟滞的10%,智商在35～49之间,成年以后可达到6～9岁的心理年龄。能做简单的家务劳动,但质量差、效率低。部分自理日常简单的生活,成年时期不能完全独立生活。少数患者伴有躯体发育缺陷和神经系统异常的体征。

3. 重度 约占精神发育迟滞的3%～4%,智商在20～34之间,成年以后可达到3～6岁的心理年龄,从小就发现有躯体及运动功能发育迟缓,在监护下生活,不能进行生产劳动。社会适应能力明显缺陷,日常一切生活均须别人照护,不知危险和防御。言语发育明显障碍,或只能学会一些简单的词句,不能理解别人的言语。运动功能发育受限,严重者不能坐、立和走路。常合并较重的脑部损害。

4. 极重度　约占精神发育迟滞的 1%～3%,智商在 20 以下,成年以后可达到 3 岁以下的心理年龄,终生需别人照料,无法接受训练。患者没有语言能力,既不会说活也听不懂别人的话,仅以尖叫、哭闹等来表示需求,感知觉明显减退,对危险不会躲避,不认识亲人及周围环境。多数患者因生存能力薄弱及严重疾病而夭折。

【治疗要点】

精神发育迟滞一旦发生难以逆转,因此重在预防和早期发现、早期诊断、早期训练治疗。其原则是以教育训练为主,药物治疗为辅。对某些精神发育迟滞类型病因明确者,在特殊教育训练同时,应针对不同的病因,对症治疗,促进或改善脑细胞功能,以防止病情发展,有利于康复。

【护理诊断】

1. 有受伤危险　与低智能、认知功能障碍有关。

2. 生活自理能力缺陷　与智力发展水平低下、认知功能障碍有关。

3. 营养失调　与智力水平低下所致贪食、食欲减退及消化不良等有关。

4. 社交障碍　与智能低下、丧失语言能力及缺乏社会行为能力等有关。

5. 角色冲突　与智能低下,需要照顾增多有关。

6. 语言沟通障碍　与语言发育障碍和听力障碍有关。

【护理措施】

1. 安全护理　患儿的居住环境应简单实用,随时检查有危险隐患的物品和设施,如锐器、火柴、药品等。房间窗户应有相应的安全措施,禁止患儿进行攀爬、打闹等危险活动。

2. 生活护理　评估患者的生活功能,按程度分别进行生活能力的训练,由简到繁,重复强化,帮助患者保持现存的自理能力。轻度精神发育迟滞的孩子生活尚能自理,中、重度以上患儿生活自理困难,理解能力差,常需别人监护。这就要求护理人员要密切观察患儿的进食情况、睡眠情况、大小便次数,并针对所出现的问题进行护理干预。

3. 教育培训　教育训练对精神发育迟滞的患儿来说具有很大的实际意义。这项工作不仅涉及家庭和医疗部门,还涉及教育及社会福利部门,是一项社会性问题。应设立专门机构和学校,在专业人员指导下对患儿进行针对性训练和教育。

(1) 生活自理能力训练:轻度精神发育迟滞孩子生活尚能自理,中、重度以上患儿生活自理困难,理解力差,常需要别人监护。首先从自我生活服务培养开始,如洗脸、穿衣、吃饭、扫地等,逐渐进入社会生活服务劳动技术的培养。在实际的劳动中进行日常工具的性能和使用方法的教育,进而到职业技术教育,并根据患者的心理上、生理上和疾病上的差异,掌握每个人的特点进行选择职业的指导。

(2) 品德教育:由于患者认识水平低,对事物的分析能力差,常常不能预见自己的行为后果,应激能力差,会出现一些不自觉或不符合社会要求的行为和活动,甚至导致犯罪行为。因此要注重患者的品德教育。尊重患者与严格要求相结合,集体教育与个别教育相结合,同时还要注意患者的生理、心理特点,充分了解每位患者的缺陷,对不同情况不同处理,爱护和保护患者的自尊心,把缺陷行为和不道德行为严格区别开来,对患者尽量少批评,少惩罚,多给予表扬和鼓励。

(3) 保证营养:保证患儿的营养供给,为患儿创造良好的饮食环境,餐前应使患儿情绪稳定,必要时协助进餐,以保证进食量的充分,防止发生营养不良,对不能控制食量的患儿要防止暴食,以免发生消化不良,还要纠正个别患儿偏食行为。

(4)排泄护理:患者受疾病影响,不能自行管理排泄,护士要观察患者的排泄情况,防止尿潴留、尿失禁、腹泻、便秘和肠梗阻等异常。

(5)睡眠护理:患者在疾病影响下,睡眠节律可发生颠倒,夜间常吵闹不入睡,护士要做好睡眠护理。

4. 技能训练 由学校教师、家长、临床心理治疗师以及职业治疗师相互配合进行。由简单内容开始,逐渐增加其复杂性,尽量培养其独立生活的能力,以利日后能自食其力。主要有:①个性化训练,培养自我照顾生活的能力;②音乐训练,提高语言交流能力;③集体训练,培养社交技巧和情绪的稳定性。

【健康指导】

1. 避免近亲结婚,加强孕期保健,妊娠期间注意营养,避免接触有害化学物质,戒烟、戒酒、绝对禁止摄入毒品,避免服用可能致畸药品,避免接触放射线;预防病毒及原虫感染;防止中枢神经系统疾病。

2. 帮助家长了解正常儿童心理发育规律,对儿童的动作、行为、语言进行早期观察。帮助家长判断孩子是不是与同龄儿童有比较大的差异,如果发现落后,则需做智力测验。

3. 指导家庭成员认识患者的症状,掌握疾病的性质,减少对疾病的恐惧心理和对孩子的自责感、内疚感。帮助患者保持生活功能的训练方法。

4. 指导家庭成员了解患者所服药物的名称、剂量、服药方法及药物的常见不良反应,坚持治疗的重要意义。

第二节 儿童孤独症患者的护理

案例分析

徐某,男,3岁,其父亲诉在患儿6个月大的时候便觉得有异于其他小孩,在吃奶的时候从不看着母亲的脸,也不抚摸母亲的乳房。大一点时不能参与到周围小朋友的游戏中,喜欢呆在偏僻的角落,对亲人的关爱不予理睬。1岁半时会叫爸爸和妈妈,也会说一些简单的话。后来逐渐沉默不语,不与父母交流,拒绝父母的拥抱。对正常儿童喜欢的游戏玩具不感兴趣,喜欢长时间盯着天花板,别人叫他也没有反应。

临床诊断:孤独症。

儿童孤独症是一种广泛性发育障碍,起病于婴幼儿期,在3岁以前出现发育异常和(或)受损。主要表现为不同程度的人际交往障碍、语言发育障碍、兴趣狭窄和行为方式刻板。此病以男孩多见。

【病因与发病机制】

孤独症的病因尚未阐明,可能与遗传因素、孕期及围生期并发症、神经解剖学、神经生化及免疫学等因素有关。

1. 遗传 遗传因素对孤独症的作用已趋于明确,估计遗传度在90%以上。

2. 围产期因素　围产期各种并发症，如产伤、宫内窒息等。

3. 免疫系统异常　T淋巴细胞数量减少，辅助T细胞和B细胞数量减少、抑制-诱导T细胞缺乏、自然杀伤细胞活性减低等。

4. 神经生化　研究发现孤独症患者的单胺系统，如5-羟色胺（5-HT）和儿茶酚胺发育不成熟，松果体-丘脑下部-垂体-肾上腺轴异常，导致5-HT、内啡肽增加，促肾上腺皮质激素（ACTH）分泌减少。

【临床表现】

1. 语言交流障碍　患者语言发育明显落后于同龄儿童，通常在2～3岁时仍然不会说话，4～5岁开始说单词、简单的句子，如常用"你"和"他"来代替自己，说话语句平淡，缺乏抑扬顿挫和感情，不会主动找人交流。

2. 社会交往障碍　患者不能与他人建立正常的人际关系。在婴儿期表情贫乏，缺乏期待父母和他人拥抱、爱抚的表情或姿态，也无享受到爱抚时的愉快表情，甚至对父母和别人的拥抱、爱抚予以拒绝。患儿的临床表现为极度孤独，亲情淡漠，与自己的家人及其周围的人都没有太多的情感联系。他们常常回避与他人的目光接触，对环境缺乏兴趣，也不与外界接触。

3. 兴趣狭窄、行为刻板　患儿对于正常儿童所热衷的游戏、玩具都不感兴趣，而喜欢玩一些非玩具性的物品，如瓶盖或观察转动的电风扇等，并且可以持续数十分钟，甚至几个小时而没有厌倦感。患者固执地要求保持日常活动程序不变，如每天吃同样的饭菜，出门走同样的路线，在固定时间和地点解大小便，上床睡觉的时间、所盖的被子都要保持不变。若这些活动被制止或行为模式被改变，患者会表示出明显的不愉快和焦虑情绪，甚至出现反抗行为、发脾气。患者可有重复刻板动作，如反复拍手、转圈、用舌舔墙壁、跺脚等。

4. 智能障碍　75%～80%的孤独症儿童中伴有不同程度的精神发育迟滞。智能损害模式具有特征性，即智能的各方面发展不平衡，智力测验显示患儿的操作智商高于语言智商，一些患儿有较好的机械记忆力、空间视觉能力、患儿能熟记日历、火车时刻表、汉字、车牌号、广告词等。50%左右的孤独症儿童为中度以上智力缺陷（智商小于50），25%为轻度智力缺陷（智商为50～69），25%智力正常（智商大于70），智力水平正常或接近正常者称为高功能孤独症。

5. 其他症状　多数患者有注意缺陷和多动症状，约20%合并抽动症状，30%患者有脑电图异常，12%～20%患儿伴有癫痫发作以大发作类型居多。其他症状有强迫行为、自伤行为（如咬手腕）攻击破坏行为，违拗、作态、拔毛行为、偏食、拒食。怪癖，视觉、听觉迟钝或过分敏感，对疼痛和外界的刺激麻木、而对狗叫声和光线敏感。

【治疗要点】

迄今为止，儿童孤独症尚无特效治疗方法，但综合治疗对多数患儿都有所帮助，其中少数可获得明显好转。

1. 教育和训练　教育训练和行为治疗是治疗儿童孤独症最有效、最主要方法。目标是促进患者语言发育，提高社会交往能力，掌握基本生活技能和学习技能。

2. 心理治疗　多采用行为治疗。方法有：①强化训练：以正性强化为主促进孤独症儿童各项能力发展。训练强调高强度、个体化、系统化。②儿童治疗教育课程训练：根据孤独症儿童能力和行为的特点设计个体化的训练内容，对患儿语言、交流以及感知觉运动等各方面所存在的缺陷有针对性地进行教育,核心是增进孤独症儿童对环境、教育和训练内容的理解和服从。③人际关系训练:包括 Greenspan 建立的地板时光疗法和 Gutstein 建立的人际关系发展干预(RDI)疗法。

3.药物治疗　目前治疗尚无特异性药物,药物治疗也无法改变孤独症的自然病程,但药物可以改善患者的一些情绪和行为症状,如情绪不稳、注意缺陷和多动、冲动行为、攻击行为、自伤和自杀行为、抽动和强迫症状以及精神病性症状等,药物治疗仍然有效。有利于维护患者自身或他人安全、顺利实施教育训练及心理治疗。药物治疗应遵从小剂量、短疗程原则。

【护理诊断】

1.营养失调:低于机体需要量　与自理缺陷、行为刻板有关。

2.有自伤的危险　与认知功能障碍有关。

3.有暴力行为的危险　与情绪不稳有关。

4.社交孤立　与语言沟通障碍有关。

5.进食、卫生自理缺陷　与神经精神发育异常、认知功能障碍有关。

6.语言沟通障碍　与语言发育障碍有关。

7.执行治疗缺陷(家庭)　与监护人缺乏疾病知识有关。

【护理措施】

1.生活护理　首先要保持患儿的正常生活需求,评估患儿的生活自理能力,按程度分别进行进食、排泄、个人卫生等方面的不同方式的照顾护理。保证营养和入量,培养按时就餐的饮食习惯;合理安排作息时间,保证患儿充足的睡眠和良好的生活规律。观察患儿的饮食、睡眠、大小便次数、性质及量是否正常,并进行针对性护理干预。做好晨晚间护理,定期为患儿洗澡、更衣、理发、修剪指(趾)甲,随季节变化增加衣物。保证患儿良好的个人卫生。

2.安全护理　提供安全、安静的治疗环境,保护患儿的安全。特别是对情绪不稳、注意缺陷和多动、冲动行为、攻击行为、自伤和自杀行为、抽动和强迫症状以及精神病性症状等有可能出现暴力行为时,护理人员应密切观察暴力行为发生的特点,对有兴奋躁动征兆者及时处理,减少兴奋躁动引起的伤害事故。已出现兴奋躁动者,给予保护性护理措施,减少不良刺激,积极治疗,尽量缩短兴奋过程,防止过度兴奋导致患者脱水,躯体衰竭和并发症的发生。加强巡视,掌握患儿冲动攻击暴力行为发生的先兆,避免伤害自身及他人。在护理过程中,护理人员一定要保持耐心、态度和蔼,避免激惹患儿,减少对患儿的不良刺激。

3.教育训练　包括父母训练和老师训练,强化保护因素,消除不利因素,增强患儿的社交能力,减少患儿的应激,避免负性强化,限制看电视、玩电子游戏,尤其是与暴力、物质滥用、性行为有关的内容等生活技能训练。

(1)生活技能训练:根据患儿智力以及现有的生活技能状况,制定明确的可行性训练计划,由简到繁,将每个训练计划分成具体训练步骤。如穿衣分为披衣、穿袖、扣钮扣、翻衣领、整理等几个步骤,要求重复强化,直至患儿能根据指令完成规定动作。对患儿的每一点进步应及时给予言语、行动、表情及物质上的奖励,每天的训练内容根据患儿接受和掌握的程度而定。鼓励患儿持续不断地完成每一项训练内容,切不可半途而废。

（2）语言能力训练：语言交流障碍是孤独症的特征症状之一，将影响患儿的社会适应能力。根据患儿言语能力的水平，选择适当的语言训练内容。在日常生活中边做边学，将语言渗透到生活的每个环节。从认物、命名、到表述，从简单的音节到完整的句子，来锻炼患儿用语言表达自己的需要，达到一定程度时，让其参加语音交流游戏，此外，经常带领患儿接触社会、自然环境，如动物园、公园等，使其在感知事物中进行语言功能强化，扩大语言范围。

（3）人际交往能力训练：社会交往训练可改善患儿对社会的适应能力，帮助患儿自立，训练可从以下几方面入手：

1）训练注意：眼神对视训练与情感表现相应行为训练。如父母见到患儿立即热情去拥抱他，吻他，抱着他走来走去，并给予亲切、温暖的语言，"如亲爱的小宝贝，快快让爸爸（妈妈）好好亲亲"，即使孩子根本不注意父母亲的言语，也要努力地对着他们的耳朵低声说话，当患儿出现执行命令的行动时，立刻给予行动的鼓励。

2）姿势性语言的学习和表情动作的理解：帮助患儿学习姿势性语言如点头、摇头等，给患儿做出示范，要求其模仿，然后反复训练，直到能理解为止。此后可利用实际动作或画片训练患儿理解身体动作及表情，并对患儿的正确回答及时予以强化，逐渐减少提示，直到正确辨别和理解为止。

3）提高语言交往能力：观察和关心患儿的兴趣、爱好，做他感兴趣的事给他看，待患儿能参加集体游戏时，游戏内容要逐渐注入购物、乘车等日常活动，让患儿扮演不同角色，掌握各种角色的行为方式，学习各种社会规范，使他们逐渐学会如何与他人交往，完成日常活动，之后逐渐延长，反复强化此训练，将使患儿能主动与他人建立关系，改善交往。

（4）行为矫正训练：利用阴性强化法、阳性强化法、系统脱敏法、作业疗法等方法。从简单到复杂，方法要形象生动，具体直观，针对不同行为，采取不同的矫正方法。

1）发脾气、尖叫和自伤行为矫正：尽快找出原因，或带患儿离开原环境，或采取不理睬的态度；待患儿情绪平息后，给予关心和爱抚，对他停止发脾气和尖叫加以表扬，当患儿出现自伤行为时，立即给予制止，如马上抓紧患儿的手，或给患儿戴上手套，并利用情景或利用患儿提出要求时进行语言训练，使患儿在想满足某种要求时，能用语言表达自己的愿望。利用游戏改善交往。

2）孤独行为矫正：父母应熟悉患儿的兴趣和爱好需要，尽量融入孩子们的生活中，让患儿逐步接受大人的帮助，逐步接受外面的世界，同时进行语言训练和社会交往训练，走出孤独。

【健康指导】

1．对患儿家属进行疾病知识的宣教和针对患儿训练的培训，让父母了解本病的性质，消除他们的恐惧心理和忧郁情绪。

2．指导家长按照医嘱护理患儿进食、排泄、如厕、洗漱和穿着、服药、活动、安全。

3．传授有关药物知识，药物副反应知识，服药后检查口腔，确保服药到肚。不能随意停药或更换其他精神科药物，发现问题及时处理；实施家庭心理支持治疗。

4．让父母正视现实，理智接纳患儿，并传授行为矫正、语言训练的方法，使家长能独立操作。掌握基本的训练技巧。

第三节　注意缺陷与多动障碍患者的护理

案例分析

患儿邢某，男，6岁，平时性格外向、胆大、多动，上学期间经常注意力不集中，东张西望，不停转动手中铅笔，将橡皮滚来滚去，不停地翻书并将书本撕成一条一条的，坐在椅子上来回扭动，并且爱发出怪异的声音，扰乱课堂秩序，经常忘记完成老师布置的作业。做事丢三落四，经常遗失自己的随身物品。

临床诊断：多动症。

注意缺陷与多动障碍（attention deficit and hyperactive disorder，ADHD），又称多动症，是儿童期常见的行为问题，主要表现为与年龄不相称的注意力不集中和注意持续时间短暂；不分场合的过度活动或情绪冲动；常伴有认知障碍、学习困难或品行障碍；大多数患儿的智力正常。本病的病因及发病机制不清，目前认为本病由多种因素相互作用所致。

知识链接

儿童多动症的孩子应该吃什么

如果没有得到及时的治疗和纠正，多动症孩子的童年以及日后的生活会受到极大的影响，所以在发现孩子出现多动症的时候一定要第一时间带孩子就医治疗，同时在饮食方面也需要做出一些调整，下面列举适合多动症患儿食用的食物：

1. 早餐要吃好　多动症患儿的早餐宜选用鸡蛋、面包、豆浆、牛奶、肉松等高热量食物。

2. 多吃鱼　"喜欢吃鱼的人聪明"，此话不假。因为鱼所含的廿二碳六烯酸对大脑细胞，尤其对脑神经的传导和细胞间触突的生长发育有着重要的作用。

3. 注意微量元素的摄入　如果锌元素缺乏，可影响智力；若铁元素缺乏，会发生缺铁性贫血，影响脑功能和患儿情绪。蛋、肝、牡蛎、花生中含锌较多，肝、禽血、瘦肉中含铁丰富，应多吃一些。

4. 高蛋白质饮食　蛋白质能促进脑细胞的生长发育。蛋、瘦肉、鱼含有较多的蛋白质，平时可以多食用。正确的药物治疗，再配以科学的膳食，可帮助患儿早日康复。

【病因与发病机制】

本病的病因与发病机制尚不清楚，可能与以下因素有关：

1. 患儿母亲在孕期或围产期有较多并发症和大量吸烟或酗酒史。

2. 遗传因素　患儿父亲、血缘兄弟有较多多动或注意力不集中表现；双生子中单卵双生子的患病率较高；亲属中酒精中毒、反社会人格及癔症者患病率较高。

3. 神经生理生化　脑电图检查发现患儿多有中枢神经系统成熟延迟或大脑皮质觉醒不足的特点，提示本病具有生物学基础。神经生化研究认为本病患儿存在神经递质及酶的异常。

4．中毒　严重的铅中毒可产生致命的中毒性脑病、痴呆等神经系统损害。

5．社会、家庭和心理因素　均可为发病的诱因，并影响病程的发展和预后。

【临床表现】

1．注意障碍　是本病的最主要症状。患儿的注意力易受环境的影响而分散，注意力集中的时间短暂、易分散。

2．活动过多和冲动　与年龄不相称的活动过多为特征性表现。活动过多开始于幼儿早期，进入小学后因受到各种限制，表现得更为显著。表现为不论在家或在学校都格外兴奋，不能安静听课，小动作多，坐不住，常干扰别人。

3．神经和精神的发育异常　患儿精细动作、协调动作、空间位置觉等发育较差，如翻掌、对指运动、系鞋带和扣纽扣不灵便，视 - 听转换困难、听觉综合困难、空间位置感觉障碍等神经系统体征。还可伴有言语发育迟滞、言语异常等。

4．学习困难　本症患儿大多数智力正常，但由于注意力不集中和活动过多而影响学业，造成学业不良。

5．品行障碍　约半数患儿合并品行障碍，表现为攻击性行为，如辱骂、打人、性攻击、破坏物品等，或一些不符合道德规范及社会准则的行为。

【治疗要点】

1．药物治疗　常用药物为中枢神经兴奋剂如哌甲酯或匹莫林，也可小剂量使用抗抑郁剂。药物能改善注意缺陷，降低多动水平，在一定程度上提高学习成绩。

2．心理治疗　主要有行为治疗和认知行为治疗，行为疗法是根据患儿的主要症状进行具体分类，对于不良的社会心理因素，常用正性强化、行为矫正、观察学习，或消退法。认知治疗用于大龄患儿，帮助认识造成不良行为的原因以及用正确的认知来纠正错误的认知行为。

3．针对父母的教育训练　主要对家长的心理教育和教养技巧训练。采用单个家庭或小组的形式。内容包括：给父母提供良好的支持性环境，让他们学会解决家庭问题的技巧，学会与孩子共同制定明确的奖惩协议，有效地避免与孩子之间的矛盾和冲突，掌握正确使用阳性强化方式鼓励孩子的良好行为。

【护理诊断】

1．社交障碍　与注意障碍、活动过度有关。

2．知识缺乏　与智力下降及监护人缺乏疾病知识有关。

3．进食、卫生自理缺陷　与注意缺陷、活动过度有关。

4．有对自己、他人施行暴力行为的危险　与患儿情绪不稳、易冲动有关。

5．营养失调：低于机体需要量　与活动过度有关。

【护理措施】

1．安全和生活护理　创造安全舒适的环境，为患儿提供喜爱的游戏设施，保证患儿的营养供应，做好个人卫生及二便护理。

2．心理护理　关爱患儿，与其建立良好关系，提高其自尊心、价值感，并争取家长及老师的主动配合。

3．特殊护理

（1）密切观察病情变化，防止患儿因精细协调动作笨拙而造成损伤，防止由于冲动行为发生毁物、自伤和伤人的行为。

（2）指导患儿进行躯体训练，逐步控制冲动和攻击行为，使其听从指挥，增强自尊心和自信心。

（3）进行社会化的技能训练，如让多动症儿童与有同情心的伙伴多接触，参加某些运动队的活动。

【健康指导】

使家长和老师明确患儿所患疾病的性质，避免歧视、粗暴对待、打骂患儿。严格管理，建立简单的规矩，培养良好的习惯，如一心不能二用，吃饭时不能做其他事情，写作业时不能玩耍等。培养其有始有终的良好习惯。在训练中要有耐心，不断给予强化鼓励。加强家庭、学校的联系，共同教育。

第四节　青少年品行障碍患者的护理

案例分析

孙某，男，14岁，初一学生，学习一般，父母在外地工作，从小由爷爷奶奶养大，由于家庭条件不好，在家很少能够吃到零食。在上学期间，经常在上学放学的路上勒索其他学生，跟其要钱去买吃的，不给钱就打其他同学，在校期间经常偷东西，看见谁的文具好就偷偷地据为己有，老师多次叫家长到学校，但没有明显改善。

临床诊断：品行障碍。

品行障碍（conduct disorders）指儿童少年期反复出现的持久的反社会性行为、攻击性行为和对立违抗性行为，这些异常行为严重违反了相应年龄的社会道德准则和规范，较之正常儿童的调皮或少年的逆反行为更为严重。国内调查发现患病率1.45%～7.35%，男性高于女性，男女之比9:1，患病高峰年龄为13岁。品行障碍主要由生物学因素、家庭因素和社会环境因素相互作用引起。

【病因与发病机制】

品行障碍由生物学因素、家庭因素和社会因素相互作用所致。

1. 生物学因素　经研究发现，在双生子中，单卵双生子患病率高于双卵双生子，雄性激素水平高的男性儿童出现攻击和破环行为的倾向高，智商低、围生期并发症等因素也与品行障碍的发生有关。

2. 家庭因素　不良的家庭因素是品行障碍的重要病因。这些因素包括：父母患精神疾病；父母与子女之间缺乏亲密的感情联系，对待孩子冷漠或忽视、虐待孩子；父母之间不和睦，经常吵架、分居或离异；父母有违法犯罪行为等。

3. 社会因素　经常接触暴力或黄色媒体宣传，接受周围人不正确的道德观和价值观，结交有酗酒、抽烟、打架、偷窃等行为的同伴等都与品行障碍的发生有关。

【临床表现】

1. 反社会行为　指一些不符合社会准则和道德规范的行为。表现为有猥亵行为，或强迫他人发生性关系；从家里或外面盗窃大量钱物，或勒索、抢劫他人，或入室抢劫钱财；对他人进行躯体虐待或伤害。经常逃学，有时擅自离家出走或逃跑，或不顾父母的禁令在外过夜。

2. 攻击性行为 表现为对他人的财产或人身进行攻击。采用折磨、打骂、威胁或长期骚扰等手段欺负他人;故意损坏公共财物、他人财产,虐待动物;虐待小动物、残疾人或弱小的人。女性患者常表现为言语性攻击,男性则表现为躯体性攻击。

3. 对立违抗性行为 对家长规定或要求不服从,常说谎,怨恨他人,怀恨在心或心存报复;自私,好支配和指责他人,缺乏同情心,缺乏人际关系的协调性和友谊感;好发脾气,难以接受批评,好为自己辩护,故常被伙伴厌恶。

4. 合并问题 常合并注意缺陷与多动障碍、抑郁、焦虑,也可伴有发育障碍,患儿一般以自我为中心,好指责和支配别人,自私自利,缺乏同情心。

知识链接

品行障碍与违法

关于品行障碍的性质,一直存在不同见解。或认为是精神障碍,主张通过医疗手段给予治疗;或认为是道德问题,主张通过教育加以矫正;或认为主要是违法活动,主张由公安及司法部门进行干预。目前多认为品行障碍是属于医学范畴的精神障碍,处理上应由医疗部门、家庭、学校、司法部门和社会公众通力协作,共同努力进行防治。

品行障碍易与违法相混淆,其实这是两个既有联系又有区别的不同概念。前者指经常性的性格和行为格局,是医学诊断名称;后者指未成年人(18岁以下)被指控有对成人来说是违法的行为,是法律学概念。很多品行障碍者会作出违法行为,但也有相当一部分患儿虽有不良行为,但不构成违法;而且仅局限于行为的某个方面,而非整个人格都发生障碍。此外,品行障碍指长期一贯的行为问题,而违法行为只要发生一次便可以构成违法。

【治疗原则与预后】

品行障碍患者的治疗原则是通过心理治疗或联合药物治疗,改善患儿行为。

少部分患者预后较好,大多数预后不良。部分患者的行为问题会一直持续到成年,给就业、婚姻、人际关系等方面带来很大困难,其中约半数会出现违法犯罪行为或反社会人格障碍。

【护理诊断】

1. 儿童的社会退缩行为 与焦虑、社交技能缺乏有关。

2. 有对他人施行暴力行为的风险 与冒险、情感易激动有关。

3. 有照顾者角色紧张的风险 与家庭破裂或不当的教育方式有关。

【护理措施】

1. 对儿童的退缩行为,要减少或消除其焦虑情绪,灌输社交技能,逐步增加社交活动量,形成良好的社交行为模式。

2. 对品行障碍和攻击行为等,可采取:①不理睬的方法,使患儿感到得不到注意而减少攻击行为。也可让患儿观察其他有攻击行为的儿童被惩罚或禁止,或将这类儿童置身于无攻击行为的儿童之中,由此减少其攻击行为。②鼓励患儿参加合作游戏或集体游戏,强化良性行为。③遵医嘱进行行为治疗,如:正向强化法,即在良性行为之后加以强化,促进其适应社会和亲社会行为,消除不良行为。

3. 以耐心、关爱、同情的态度与患儿建立良好的护患关系,取得患儿的信任与合作。帮助患儿建立正确的人生观和价值观,努力转变其不正确的观念。

【健康指导】

讲解疾病的性质,使患儿和家长对病态的行为有正确的认识。掌握正确的教育方式,包括父母训练(提高家长的识别和处理能力,正确认识疾病,如何协调家庭关系等)和老师训练(协助家长观察患儿表现,强化在家庭中所取得的成绩,提高老师识别和处理问题的能力等),强化保护因素,消除不利因素,如增强患儿的社交能力,减少患儿的应激,避免负性强化,限制看电视、玩电子游戏,尤应限制与暴力、物质滥用、性行为有关的内容等。

第五节　儿童少年期情绪障碍患者的护理

案例分析

10 岁患儿,1 周前母亲因工作需要出差 3 天,此后患儿总怕母亲离开自己,又哭又闹,不能安静上课。中午也要跑回家看看妈妈是否回来了。老师问他上课为什么不安心时,患儿突然哭了起来,说:"我想妈妈,怕妈妈再也不回来了。"妈妈回来后寸步不离妈妈,不愿去上学,怕母亲离开自己,母亲多次保证自己不会离开他,患儿仍不放心,怕母亲欺骗自己,离开自己。母亲一离开视线就又哭又闹,怎么劝都不停。

临床诊断:儿童分离性焦虑障碍。

【病因与发病机制】

儿童少年期情绪障碍(emotional disorders of childhood and adolescence)是指特发于童年时期的焦虑、抑郁、恐惧、羞怯、强迫等异常情绪。引起儿童情绪障碍的因素较多,可能和以下因素有一定关系,如遗传易感素质(如幼儿期敏感、胆怯或过分依赖、易于焦虑等)、家庭教养方式不当(如对儿童过分保护、过分放纵,过于苛求或严厉惩罚等)、家庭结构缺陷(如父母离异、单亲家庭、儿童由其他人抚养等)、学习或生活条件改变(如由普通学校转入重点学校或班级,使学习成绩下滑;家庭经济状况遇到危机等)、躯体疾病或者一些心理应激因素等,均可使儿童容易产生情绪问题。国内调查显示各类情绪问题的发生率为 17.17%,女性较男性为多,城市患病率高于农村。

【临床表现】

1. 儿童分离性焦虑障碍(separation anxiety disorder of childhood)　是指儿童与其依恋的对象分离时所产生的一种过度焦虑情绪,依恋对象一般为其母亲、父亲、祖父母或其他照顾者。该病多起病于 6 岁以前,患儿表现为过分担心与自己的依恋对象分离,或害怕自己在与依恋对象分离后可能遇到各种伤害,甚至再也无法相见。患有分离性焦虑障碍的儿童一旦离开家或自己熟悉的地方,就会感到浑身不舒服或极度不安,如害怕在学校、不愿去朋友家过夜等。当与其依恋的人分离后,他们会被一种强烈的、极度的恐惧所占据,即害怕其依恋的人患上疾病或发生事故。除此之外,此类儿童还害怕一些动物、怪兽或他认为对其自身或家人有危险的情境。焦虑状态常常伴有生理功能改变与症状,如多汗、心跳加快、皮肤苍白、小便次数增多、头痛、睡眠障碍等。

2. 儿童恐怖症(phobic disorder of childhood) 指儿童不同发育阶段特定的异常恐惧情绪。表现为对日常生活的一般客观事物和情境产生过分的恐惧情绪。另外,在不同的年龄阶段,此类儿童所恐惧的对象和内容也不同,如幼儿期主要是害怕与亲人分离,害怕陌生环境和陌生人,害怕某些昆虫和动物,害怕黑暗,害怕闪电雷击,害怕凶恶面孔的怪人等,而青春期则是对社会情境的恐惧。

3. 儿童社交焦虑障碍(social phobia of childhood) 指对新环境或陌生人产生恐惧、焦虑情绪和回避行为。在新环境中,或与陌生人,包括同龄人交往时,持续性紧张不安,过分害羞,过分关注自己的行为;进入新环境时过分纠缠父母、尾随父母、与父母寸步不离,或哭喊、发脾气、退缩、冷漠。但是患者与家人或熟悉者在一起时社交关系良好。

4. 儿童强迫症(obsession compulsive neurosis) 儿童强迫症较为常见,表现为反复的、刻板的强迫观念或强迫动作,此类患儿大约占儿童心理门诊的10%。强迫性回忆及强迫性穷思竭虑对此类儿童生活与学习影响很大,患儿可以反复回忆一些无关紧要的事情,如听过的歌曲或者看过的事情、为什么"书"叫书等。在强迫行为方面,可表现为强迫洗涤、强迫检查和强迫计数等都较为多见;一般而言此类儿童的反强迫症状不是特别明显。

【治疗要点】

儿童少年期情绪障碍的治疗原则以心理治疗为主,药物治疗为辅。

1. 心理治疗

(1)支持性心理治疗:又称一般心理治疗,这是目前国内最普遍采用的一类心理治疗方法。主要通过耐心倾听患儿的诉说,同情患儿的痛苦体验,消除顾虑,以帮助患儿控制感到不安全和失败的心情;也要帮助患儿消除各种不利因素,如适应环境困难或适应较慢的儿童,要防止太多环境的变迁,并且要让他们有足够长的时间去适应。对有焦虑倾向的父母,要帮助他们认识父母自己的个性缺陷可能对儿童产生的不良影响。

(2)行为治疗:以巴甫洛夫经典条件反射原理及班杜拉的行为学习理论为指导,来消除或纠正患儿的异常或不良行为。包括系统脱敏法、阳性强化法、冲击疗法和示范法等。

(3)家庭治疗:改变父母不良的教养模式,改善其不良的生活习惯,加强和孩子的沟通和交流,多给孩子情感上的鼓励和支持。

2. 药物治疗 通过使用一些药物可以减轻患儿痛苦,为心理治疗创造一定的条件。常用药有:抗焦虑药如地西泮,抗抑郁药如氟西汀、帕罗西汀、舍曲林等。以上药物的副作用有口干、多汗、震颤、视物模糊等;开始使用时应小剂量并缓慢逐渐加量,病情缓解后应逐渐减药,不宜长期用药。

多数患者病程短暂,不会持续到成人期,预后较好。

【护理诊断】

1. 有暴力行为的危险 与缺乏自我控制、情绪不稳易激惹、冲动有关。

2. 焦虑 与父母分离有关。

3. 恐惧 与对客观事物的恐惧有关。

4. 社交障碍 与社会行为和社会价值不被接受,与无责任、爱心及冲动行为有关。

5. 知识缺乏　与家庭破裂或不当的教育方式有关。

【护理措施】

1. 安全护理　提供安全、安静的环境,避免各种激惹因素,安定患者的情绪。

2. 生活护理　协助患者摄入足够的营养;保证充足睡眠;密切观察生命体征;鼓励、陪伴患者参加作业劳动、体育、文艺等群体活动,让患者感受到与他人受到同等尊重,自己未被遗弃,并通过集体活动感染和学习到他人的良好行为。

3. 心理护理　主动接触患者,体现对患者的尊重和关怀,了解其心声,理解其感受,满足其合理需求,以取得信赖。在良好护患关系基础上,耐心倾听儿童的诉说,对他们表示同情、关心、鼓励,逐步训练儿童去适应环境,增强他们的信心并逐渐克服心理障碍。帮助患者建立正确的价值观和人生观,树立信心,努力纠正自身的个性缺陷。帮助患者练习和增进社交技巧,如会谈技巧、交友技巧等,增进人际关系。

4. 康复治疗和护理　提供适宜的环境,制订特定的规则和限制,定期召开会议,开展集体治疗,使患者学习按规范进行日常生活、人际交往、参加工作、劳动等,以利于建立起新的行为模式。

【健康指导】

向患儿家长宣传有关儿童精神卫生知识,使其掌握教育孩子的正确方法,不要以离别来要挟孩子,对待孩子惧怕上学不要打骂和责怪,不要在他人面前训斥孩子,切忌将患儿独自关闭在家中与社会隔绝。对孩子的微小进步要给予充分肯定,锻炼孩子的独立社交能力,切忌过分地爱护和恐吓。

(何勇玥)

复习思考题

1. 简述精神发育迟滞的护理措施。
2. 简述儿童孤独症的护理措施。
3. 简述注意缺陷与多动障碍患者的护理措施。
4. 简述青少年品行障碍的护理措施。
5. 简述儿童少年期情绪障碍患者的护理措施。

扫一扫
测一测

第十二章

精神科治疗的观察与护理

 学习要点

精神障碍的药物治疗与护理；改良电痉挛的治疗与护理；重复经颅磁刺激的治疗与护理；心理治疗及在护理中的应用；工娱治疗及护理；中医药和针灸治疗的护理。

第一节　精神障碍的药物治疗与护理

案例分析

患者女性，18岁，高三学生。学校老师发现她近期突然变得孤僻，不爱与人交往，上课总是自言自语，有时突然大声笑谈或尖叫。老师找她谈话，她却说她能听到某某同学的心声，会趁她不注意的时候要杀害她。后与家长联系到精神专科医院就诊，确诊为"精神分裂症"入院治疗。经一段时间的药物治疗后，患者出现焦虑不安、情绪激动、静坐不能，自觉吞咽困难。

患者用药后为何出现这些症状？应如何处理？

精神障碍的药物治疗是指通过应用精神药物（psychotropic drugs）改变患者病态行为、思维和心境的一种治疗手段。精神药物按临床作用特点一般分为以下几类：①抗精神病药（antipsychotics），主要用于治疗精神分裂症和预防精神分裂症复发，控制躁狂发作及其他精神病性精神障碍；②抗抑郁药（antidepressants），主要用于治疗情绪低落、消极、悲观等抑郁状态；③心境稳定剂（mood stabilizers），又称抗躁狂药（antimanic drugs），主要用于治疗躁狂症，以及预防躁狂或抑郁发作；④抗焦虑药（antianxiety drugs），主要用于治疗紧张、焦虑和失眠。

一、抗精神病药

（一）抗精神病药分类

1. **典型抗精神病药**　典型抗精神病药又称传统抗精神病药物、神经阻滞剂，主要与多巴胺 2 受体（D_2 受体）结合，竞争性的抑制多巴胺功能，通过减弱多巴胺中脑-边缘通路的过度活动，进而改善精神分裂症的幻觉、妄想、兴奋等阳性症状；治疗中

也可抑制黑质 - 纹状体和下丘脑 - 漏斗结节部位多巴胺传导而产生锥体外系反应和催乳素水平升高等不良反应。代表药物氯丙嗪、氟哌啶醇等。

2. 非典型抗精神病药　非典型抗精神病药又称新型抗精神病药,此类药物中一部分除了作用于 D_2 受体外,还对 5- 羟色胺受体(5-HT 受体)有明显的阻断作用,可以间接降低中脑 - 皮质和黑质 - 纹状体多巴胺通路中的 5-HT 活性,增加多巴胺的传递,从而逆转这些药物的 D_2 拮抗作用,改善精神分裂症的思维贫乏、社交活动退缩、情感淡漠等阴性症状,降低锥体外系反应和催乳素水平升高等不良反应,代表药物利培酮和喹硫平等;另一部分药物为选择性的多巴胺 D_2/D_3 受体拮抗剂,代表药物氨磺必利;还有部分药物为多巴胺受体部分激动剂,代表药物阿立哌唑;其他部分药物为多受体作用药物,代表药物氯氮平。

（二）抗精神病药的临床应用

抗精神病药的治疗作用主要包括:①消除或改善精神病性症状,如幻觉、妄想等;②激活或振奋作用(改善阴性症状);③非特异性镇静(控制激越、兴奋、躁动或攻击行为);④巩固疗效、预防发作。

1. 适应证　精神分裂症、分裂情感障碍、躁狂发作、偏执性精神障碍以及其他伴有精神病性症状的精神障碍。

2. 禁忌证　严重的心血管疾病、肝脏疾病、肾脏疾病以及有严重的全身感染时禁用,甲状腺功能减退和肾上腺皮质功能减退、重症肌无力、昏迷、血液病、闭角型青光眼、既往同种药物过敏史也禁用。白细胞过低、老年人、儿童、孕妇和哺乳期妇女等应慎用。

3. 用药方法

（1）急性期治疗:用药前首先排除禁忌证,做好常规体格和神经系统的检查以及血常规、血生化和心电图等辅助检查。首次发作、首次起病或复发、加剧患者的治疗均应视为急性期治疗。此时患者往往以兴奋躁动、幻觉妄想、联想障碍、行为怪异及敌对攻击等症状为主。对于合作的患者,给药方法以口服为主。大多数情况下,对于症状较轻者,通常采用逐渐加量法,从小剂量开始,一般 1～2 周逐步加至有效治疗量。对于症状比较严重,无自知力,不愿或甚至拒绝服药的患者,常采用注射给药。注射给药应短期应用,注射时应固定好患者的体位,避免折针等意外,一般采用深部肌内注射。急性期的治疗疗程一般为 6～8 周,但是不同的患者,症状的缓解程度不一,恢复时间长短不定。

（2）巩固期治疗:精神病性症状缓解后仍要以急性期有效剂量巩固治疗至少 6 个月,然后进入维持期。

（3）维持期治疗:抗精神病药物的长期维持治疗可以显著减少精神分裂症的复发。维持剂量比治疗剂量低,维持治疗的疗程长短根据不同的病例有所差别。对于首发的、缓慢起病的精神分裂症患者,维持治疗时间至少需要 2～5 年。反复发作、经常波动或缓解不全的精神分裂症患者常需终身治疗。

（三）临床常用的抗精神病药

1. 氯丙嗪（又称冬眠灵）　氯丙嗪是临床上应用最早的抗精神病药,1952 年开始应用于临床治疗精神分裂症和躁狂症。起效快,抗精神病作用显著,镇静作用也较强。主要用于治疗急、慢性精神分裂症,心境障碍的躁狂发作,尤其对精神运动性兴奋、幻觉、妄想、思维障碍、躁狂性兴奋、行为离奇等疗效显著。此外,还具有镇吐、降温等作用。不良反应以锥体外系反应最为突出。

2．氟哌啶醇　口服吸收快，药理作用与氯丙嗪相同。主要特点为抗精神病作用强，疗效好，显效快。主要用于精神分裂症。对于改善阳性症状疗效显著，常用于治疗不协调精神运动兴奋、幻觉、妄想、思维联想障碍、敌对情绪、攻击行为。不良反应以锥体外系反应最常见，长期使用可引起迟发性运动障碍。

3．氯氮平　氯氮平口服吸收快，药理作用广泛，具有多受体阻断作用。对精神分裂症的阳性症状、阴性症状均有较好疗效。适用于急、慢性精神分裂症。较少引起锥体外系反应，最严重的不良反应是易引起白细胞减少。

4．利培酮　利培酮口服吸收快、完全，适用于急、慢性精神分裂症，可改善阳性症状、阴性症状、情感症状和认知功能，对激越、攻击行为、睡眠障碍效果较好。易引起高催乳素血症，体重增加，锥体外系副作用。

5．喹硫平　喹硫平的化学结构类似于氯氮平，能明显改善精神分裂症的阳性症状，尤其对老年患者效果好，耐受性好，同时可以缓解阿尔茨海默症伴有的精神和行为症状，治疗阴性症状的疗效与利培酮、奥氮平相当。

6．舒必利　舒必利具有兴奋、激活作用，适用于木僵、缄默、孤僻懒散等以阴性症状为主的紧张型分裂症及慢性精神分裂症。对精神运动抑制症状疗效明显，小剂量能改善患者的焦虑、抑郁情绪。主要副作用是能导致高催乳素血症等内分泌变化，如泌乳、闭经、性功能障碍、体重增加，但锥体外系反应少见。

7．氨磺必利　该药是舒必利的衍生物，对精神分裂症有较好的疗效，低剂量对阴性症状效果显著，高剂量改善幻觉妄想等阳性症状；副作用与舒必利类似。

8．阿立哌唑　对 D_2 和 5-HT1A 双重部分激动，故有利于改善阴性症状和精神运动性迟滞，治疗精神分裂症的疗效与氟哌啶醇相当，用药初期可引起激越、焦虑副作用。极少导致锥体外系反应，几乎不影响体重。

（四）常见不良反应与处理

大多数抗精神病药会产生不同程度的不良反应，特别是长期使用或大剂量使用的时候，更易出现药物的不良反应（表 11-1）。药物引起的不良反应除了药物因素外，还与患者的年龄、性别、遗传因素、体质等有关。

表 11-1　典型抗精神病药与非典型抗精神病药的镇静、不良反应与剂量

分类	药名	镇静	直立性低血压	抗胆碱能作用	锥体外系反应	成人治疗剂量
典型抗精神病药物	氯丙嗪	+++	+++	+++	++	300～600mg/d
	氟哌啶醇	+	+	+	+++	10～20mg/d
	奋乃静	++	+	+	++/+++	30～60mg/d
	舒必利	+	+	+	+	600～1200mg/d
非典型抗精神病药物	氯氮平	+++	+++	+++	0	200～400mg/d
	利培酮	+	+	0	++	2～6mg/d
	奥氮平	++	++	++	+	5～20mg/d
	喹硫平	+++	++	+	0	150～750mg/d
	齐拉西酮	+	+	0	+	80～160mg/d
	阿立哌唑	+	+	0	+	10～30mg/d

注：0 表示轻微或无；"+"～"+++"表示由弱至强。

1．锥体外系反应　最常见，主要表现为：

（1）药源性帕金森症：又称类帕金森症。多数出现在治疗 2 周后，发生率 30%。

临床表现：与帕金森症患者一样，主要表现为静止性震颤，以上肢远端多见，如手部的节律性震颤，呈"搓丸样"动作；其次还表现为肌张力增高，出现肌肉僵直，呈现"面具脸"，走路时双手不摆动、前冲姿态，呈"慌张步态"，严重者可出现吞咽困难、构音障碍、全身性肌强直类似木僵；有的还表现为运动不能，自发活动少，姿势少变；多汗、流涎、皮脂溢出等自主神经功能紊乱症状。

处理措施：若病情稳定，可减量用药；也可遵医嘱换用其他锥体外系反应轻的药物；或采用抗胆碱能药物治疗，如苯海索（安坦）、东莨菪碱；也可以加用抗组胺药物，如苯海拉明、异丙嗪。

（2）急性肌张力障碍（acute dystonia）：出现最早，绝大多数发生在刚开始用药的三四天之内，多见于儿童及青年男性。

临床表现：动眼危象、痉挛性斜颈、吞咽困难、角弓反张、躯干或肢体的扭转性运动，甚至呼吸肌痉挛引起呼吸困难、窒息等，持续时间数秒至数小时，多反复出现。

处理措施：立即安抚患者，遵医嘱予抗胆碱能药物、抗组胺类药物或苯二氮䓬类药物治疗。最有效的治疗方法为肌内注射东莨菪碱 0.3mg，一般 20 分钟见效，必要时 30 分钟后重复注射。

（3）静坐不能：在治疗 1～2 周后最为常见，发生率 50%，以氟哌啶醇发生率最高。

临床表现：轻者主要表现为心神不宁和坐立不安，反复走动或原地踏步。重者出现来回走动、焦虑不安、易激惹、恐惧甚至冲动性自杀。

处理措施：轻者以安抚为主，重者遵医嘱予减量，或应用抗胆碱能药（如苯海索每次 2～4mg，每日 3 次）、苯二氮䓬类药物（如阿普唑仑每次 0.8～1.6mg，每日 3 次）。

（4）迟发性运动障碍：多见于持续用药几年后，极少数可能在几个月后发生，用药时间越长发生率越高，以不自主的、有节律的刻板式运动为特征，临床上称为口、舌、颊三联征（BML 综合征）。目前尚无有效处理方法，重在预防，使用最低有效剂量或换用不易出现锥体外系反应的药物，异丙嗪和银杏叶提取物可能具有一定效果，应避免使用会促进和加重迟发性运动障碍的药物，如抗胆碱能药物。

知识链接

口、舌、颊三联征

口、舌、颊三联征（BML 综合征）表现为口唇及舌头重复地、不由自主地运动，如吸吮、鼓腮、舔舌、转舌、咀嚼等，严重时构音不清或影响进食。

2．心血管系统反应　体位性低血压最为常见，多发生在抗精神病药治疗的初期，肌内注射半小时或口服 1 小时后即可出现降压反应。以氯丙嗪、氯氮平、奥氮平常见。增量较快、年老体弱、基础血压偏低者易发生。

临床表现：突然改变体位时出现头晕、眼花、心率增快、面色苍白、血压下降等表现，易引起晕厥、摔伤。

处理措施：①轻者立即将患者取平卧位或头低足高位，松解领扣或裤带，短时即可恢复，密切观察生命体征，做好记录；②对年老体弱者，应密切观察服药过程中血压变化，及时发现异常告知医生，严重或反复出现低血压者，应及时通知医生，遵医嘱减药或换药；③严重反应者，应立即通知医生采取急救措施，遵医嘱使用升压药，去甲肾上腺素 1～2mg，加入 5% 葡萄糖溶液 200～500ml，静脉滴注，禁用肾上腺素，因其兴奋 β 肾上腺素能受体，引起血管扩张，加重低血压反应；④患者意识恢复后，护士应做好心理疏导，安抚患者紧张情绪，消除负性体验，同时做好健康教育，嘱其变换体位时，动作要缓慢，特别是起床、如厕时，必须有护士或家属在时进行，应先采用过渡体位 - 半坐卧位，适应后再起身，如感觉头晕，应及时平卧休息，以防意外发生。

其他常见不良反应有心律不齐、心电图异常，严重者可发生心脏猝死，应密切观察患者生命体征、心电图情况，发现异常告知医生立即予对症处理，严重者减药、停药或换药。

3. 恶性综合征（NMS）　恶性综合征是一种少见的、严重的不良反应。其典型症状是高热、肌强直、自主神经功能不稳定和不同程度的意识障碍，可迅速并发感染、心衰、休克而死亡。恶性综合征的症状持续越久死亡率就越高，因此必须尽早作出诊断，立即停用抗精神病药和其他可疑药物，予抗休克、抗感染、纠正电解质紊乱、物理降温等对症治疗。

4. 代谢和内分泌变化　服用抗精神病药物后往往出现体重增加或肥胖，尤以氯氮平最为突出，原因尚未明确。还可导致性欲减退，催乳素分泌增多，女性患者有时会出现闭经或泌乳。

5. 肝功能障碍　常伴有黄疸，以氯丙嗪治疗初期较多见，一旦出现应立即停药，并积极进行护肝治疗；即使无黄疸表现，也需要定期进行肝功检查。

6. 其他　其他副反应如过度镇静或嗜睡、癫痫、皮疹、粒细胞减少（氯氮平多见）、尿潴留、麻痹性肠梗阻等也不少见。

7. 超量中毒　患者可出现从嗜睡到昏迷等不同程度的意识障碍，脑电图显示突出的慢波，并伴有严重低血压和心律失常等。除一般的对症抢救措施外，还可以应用哌甲酯 10mg 肌内注射或静脉滴注。

二、抗抑郁药

抗抑郁药是一类治疗和预防各种抑郁状态的药物，是发展最快的精神药物。抗抑郁药按其机制可分为七类：①三环类抗抑郁药（TCAs）；②单胺氧化酶抑制剂（MAOIs）；③选择性 5-HT 再摄取抑制剂（SSRIs）；④ NE/DA 摄取抑制剂（NDRI）；⑤ 5-HT 和 NE 再摄取抑制剂（SNRI）；⑥ 5-HT$_{2A}$ 受体拮抗剂和 5-HT 再摄取抑制剂（SARI$_s$）；⑦ NE 和特异性 5-HT 抗抑郁药（NaSSAs）。它们多数通过对 5-HT、NE 的再摄取抑制作用，阻断突触后膜的相应受体，促进突触前膜的递质释放，提高突触间隙的 5-HT、NE 的浓度，从而起到抗抑郁作用。

（一）三环类抗抑郁药（TCAs）

三环类抗抑郁药（TCAs）是临床上治疗抑郁症的首选药物之一。1957 年米帕明开始应用于临床，是最早发现的具有抗抑郁作用的化合物。常见药物有三环类丙米嗪、阿米替林、氯丙米嗪、多虑平等，以及在此基础上研究出来的四环类药物麦普替林、米胺舍林等。

1．适应证和禁忌证

（1）适应证：适用于治疗各类以抑郁症状为主的精神障碍，如内源性、非内源性抑郁及其他抑郁状态，亦可用于治疗贪食症、焦虑症、强迫症、某些儿童焦虑恐惧症等。

（2）禁忌证：严重心肝肾疾病、青光眼、尿潴留、前列腺肥大、粒细胞减少症、妊娠前三个月等禁用。癫痫、老年人慎用。

2．药物的选用 米帕明镇静作用弱，适用于迟滞性抑郁及儿童遗尿症。氯米帕明既能改善抑郁也是治疗强迫症的有效药物。阿米替林镇静和抗焦虑作用较强，适用于激越性抑郁。多塞平抗抑郁作用相对较弱，但镇静和抗焦虑作用较强，常用于治疗恶劣心境障碍和慢性疼痛。

3．不良反应及处理 三环类抗抑郁药物的大多数不良反应较轻，但有时也影响治疗。

（1）抗胆碱能副作用：常见有口干、便秘、瞳孔扩大、视力模糊、排尿困难和体位性低血压，在用药过程中能逐渐适应，但常在第一周抗抑郁作用尚未充分呈现时出现，患者一般可以耐受，部分患者可因此而中断治疗。其处理，应减少此类药物的剂量，必要时用拟胆碱能药物对抗副作用。

（2）精神活动：用量过大，增量过快时，老年人易于发生谵妄；偶可致幻视和精神症状恶化，也可促进双相情感障碍患者由抑郁转为躁狂发作；丙米嗪易致焦虑。

（3）心血管副作用：是主要的不良反应。多在用药过量时出现，常见窦性心动过速和直立性低血压。原有心脏病患者有可能产生严重的传导阻滞或心律失常，因此不可用于具有心脏传导阻滞的患者。

（4）神经系统：双手的细小震颤较常见，可能诱发癫痫，剂量过大时可见共济失调。

（5）过量中毒：超量服用或误服可发生严重的毒性反应，危及生命，死亡率高。临床表现为昏迷、癫痫发作、心律失常三联征，还可有高热、低血压、肠麻痹、瞳孔扩大、呼吸抑制、心搏骤停。处理方法：及时洗胃、输液，积极处理心律失常、控制癫痫发作。也可试用毒扁豆碱缓解抗胆碱能作用，每 0.5～1 小时重复给药 1～2mg。

（6）其他：其他不良反应可见过敏性皮炎及肝损害，也可影响代谢，使体重增加，偶可见粒细胞减少及性欲减退等。尚未发现致畸作用，但孕妇慎用。

（二）单胺氧化酶抑制剂（MAOIs）

其作用机制主要是能够抑制中枢神经系统单胺类神经递质的氧化代谢，从而提高神经元突触间隙的神经递质浓度。代表药物：一类是不可逆性 MAOI，以苯乙肼为代表；一类是新一代可逆性 MAOI，以吗氯贝胺为代表。苯乙肼可用于抗抑郁，但因其不良反应较多且饮食上注意事项较多，现已不作为抗抑郁的首选，仅在 TCAs 及 SSRIs 无效时使用。而以吗氯贝胺为代表的新一代可逆性 MAOI，对不典型抑郁特别有效，而不良反应只轻度增加酪胺的升压作用，目前已得到广泛重视与使用。

知识链接

苯乙肼 + 哌替啶 = 死亡？

在电视剧中，有这样一个案例：医生由于不知道患者在进行抑郁症治疗，在患者服用苯乙肼期间，为患者肌内注射了哌替啶，导致患者死亡，医生因过失杀人罪被捕。

苯乙肼＋哌替啶＝死亡？原因何在？

苯乙肼的不良反应有很多，包括直立性低血压、水肿、便秘、恶心等。超量时，可导致昏厥、多汗、速脉、呼吸表浅等，可肌注氯丙嗪对抗。同时，它还能增强巴比妥类及麻醉药等对中枢神经的抑制作用。苯乙肼和哌替啶合用导致患者死亡，原因在于加重对中枢神经系统的抑制作用，导致呼吸抑制而死亡。

在服用苯乙肼期间，饮食上需注意，不能同时大量食用富含酪胺的物质，如干酪、啤酒、肝、酸乳、牛肉汁、无花果罐头、鱼子酱、葡萄酒、野味、腌制鲱鱼、宽豆荚、香蕉、巧克力和大豆制品，以免酪胺蓄积，引起血压升高，甚至高血压危象。

（三）选择性5-羟色胺再摄取抑制剂（SSRIs）

其作用机制主要是选择性阻滞突触前膜5-羟色胺的再摄取，抗抑郁作用与三环类药物相似，适用于各型抑郁症，并可用于器质性疾病伴抑郁状态、老年期抑郁、精神分裂症后抑郁以及强迫症、神经性厌食等。不良反应较少，如恶心、呕吐、失眠及焦虑、心神不宁等，罕见但可危及生命的特殊反应是中枢5-HT综合征，症状有腹痛、发热、心动过速、血压升高、谵妄等，严重者可致高热、休克直至死亡，需及时诊断鉴别，立即停药。目前已在临床应用的SSRIs有：氟西汀、帕罗西汀、舍曲林等。

三、心境稳定剂

心境稳定剂，又称抗躁狂药。主要治疗躁狂以及预防双相情感障碍的躁狂或抑郁复发的药物，包括锂剂和某些抗癫痫药如卡马西平等。碳酸锂是最常用的抗躁狂药物，本节重点介绍碳酸锂。

（一）药理作用及作用机制

锂盐在体内主要由肾脏排出，少量经唾液、汗液、乳汁和粪便排出。锂与钠在肾脏的近曲小管有竞争性重吸收作用，故排出速度和钠盐摄入量正相关，即摄入的钠盐增多，在近曲小管钠的重吸收增多，锂的重吸收减少，锂排出增多。

目前关于锂盐的药理作用及作用机制尚不清楚，主要研究集中在电解质、中枢神经递质、环磷酸腺苷及内分泌方面。

1．电解质 锂能置换细胞内钠离子，引起细胞的兴奋性降低。锂能取代钙、镁离子的某些生理功能，如抑制神经末梢钙离子调控的去甲肾上腺素、多巴胺递质释放，促进神经细胞对突触间隙中去甲肾上腺素的再吸收，降低去甲肾上腺素浓度，以起到抗躁狂发作的作用，另一方面能促进5-HT合成、释放，以稳定情绪。

2．中枢神经递质 锂对儿茶酚胺、吲哚胺、乙酰胆碱及内啡肽等神经递质传递都有影响。

3．抑制腺苷酸环化酶 锂对腺苷酸环化酶有抑制作用，可能抑制脑中肾上腺素的敏感性和腺苷酸环化酶的活性，产生抗躁狂作用。

4．内分泌方面 锂可以阻断甲状腺素的释放和睾酮的合成。有人认为锂盐的抗攻击作用可能与阻断睾酮的合成和释放有关。

（二）临床应用

1．用法及剂量 锂的治疗作用和毒副作用与血锂浓度有关，用锂治疗急性躁狂发作应按照血锂浓度来调整剂量，锂剂的剂量为 0.75～1.0g/d，分 2～3 次口服，具体剂量视治疗效应、不良反应及血锂浓度而定，一般认为治疗的血锂浓度应保持在 0.8～1.2mmol/L，锂盐的治疗剂量和中毒剂量极其接近，如果血锂浓度超过 1.4mmol/L，就容易引起锂中毒，所以应该把血锂测定作为临床常规监测手段。

2．适应证和禁忌证

（1）适应证：目前是治疗躁狂症的首选药物，对躁狂和双相情感障碍的躁狂或抑郁发作还有预防作用。分裂性情感性精神病也可用锂盐治疗。对精神分裂症伴有情绪障碍和兴奋躁动者可以作为增效药物。

（2）禁忌证：急慢性肾炎、肾功能不全、严重心血管疾病、重症肌无力、妊娠前 3 个月以及缺钠或低盐饮食患者禁用。帕金森病、癫痫、糖尿病、甲状腺功能低下、神经性皮炎、老年性白内障患者慎用，孕妇慎用。

（三）不良反应和毒性反应

不良反应发生的频率、严重程度与患者的年龄、用药剂量、疗程有关。根据不良反应出现的时间可分为早期、后期不良反应和中毒反应。

1．早期不良反应　表现为无力、疲乏、嗜睡、手指震颤、厌食、恶心、呕吐、稀便、腹泻、多尿、口渴等。

2．后期不良反应　由于锂盐的持续摄入，可发生粗大震颤、多尿、烦渴、体重增加、黏液性水肿、浮肿、甲状腺肿等。亦可发生类似低钾血症的可逆性心电图改变。

3．中毒反应　明显的中毒表现为粗大震颤、腱反射亢进、锥体束征等，血锂浓度如超过 2mmol/L，可出现意识模糊、共济失调、肌肉抽搐、癫痫发作、发热、肌张力增高，甚至昏迷。

锂剂中毒重在预防，在锂剂治疗过程中严密监测血锂浓度，适当补充钠盐。出现严重毒性反应应立即停用锂盐，给予大量生理盐水或高渗钠盐加速锂的排泄，或进行人工血液透析，一般无后遗症。

四、抗焦虑药

抗焦虑药的应用范围较广，种类较多。是一组用于减轻或消除焦虑、紧张、恐惧情绪，并有镇静催眠作用的药物，又称弱安定剂。目前，应用最广的抗焦虑药是苯二氮䓬类，如地西泮、阿普唑仑等，其他还有丁螺环酮、β 肾上腺素受体阻滞剂，本节主要介绍苯二氮䓬类药物。

（一）药理作用及作用机制

苯二氮䓬类药物的药理作用主要为抗焦虑、镇静催眠、抗惊厥、抗癫痫和中枢肌肉松弛等。随着剂量增加还有催眠作用，但大剂量时会引起昏迷。此外，还有增强麻醉药和巴比妥类药物的抑制作用，大剂量时还可以引起呼吸抑制、血压降低、反射性心率加快、心输出量减少等。其抗焦虑、镇静催眠等作用机制，可能与激活边缘系统苯二氮䓬受体，加强抑制性神经递质 GABA 功能，以及降低 5-HT 活性和直接干扰脑干网状上行激活系统有关。

（二）临床应用

1．适应证与禁忌证

（1）适应证：苯二氮䓬类药物既是抗焦虑药也是镇静催眠药，临床主要用于治疗各型神经症、各种失眠以及各种躯体疾病伴随出现的焦虑、紧张、失眠、自主神经系统紊乱等症状，也可用于各类伴焦虑、紧张、恐惧、失眠的精神病以及激越性抑郁、轻性抑郁的辅助治疗。还可用于癫痫治疗和酒精急性戒断症状的替代治疗。

（2）禁忌证：凡有严重心血管疾病、肾脏疾病、药物过敏、药物依赖、妊娠前3个月、青光眼、重症肌无力、酒精及中枢抑制剂使用时应禁用。老年、儿童、分娩前及分娩中慎用。

（三）不良反应

在治疗剂量时，不良反应轻微，主要为嗜睡、乏力、头昏、眩晕、运动不协调等；剂量过大时可出现震颤、共济失调、视力模糊和意识障碍等。

苯二氮䓬类药物较易产生药物依赖，长期服药可产生耐药性，药物之间具有交叉耐药性和交叉依赖性，长期用药后突然停药可出现戒断反应。

五、精神药物治疗的护理

在药物治疗中，护理人员应按照护理程序有计划地为患者发药，既防止漏服、错服，又能解决患者个体的需要，使药物治疗达到最佳效果。

（一）护理评估

1．患者的基本生理情况　了解患者的年龄、性别、体重、生命体征、视力、听力、睡眠状况、步态、姿势、关节活动范围、肢体的活动能力、日间活动情况、各种反射与运动协调能力、排泄情况及性与生殖功能。对于女患者还应注意是否处于月经期、妊娠期、哺乳期或更年期等特殊时期。

2．患者的病理状况及用药史　了解患者的医疗诊断、主要的精神症状、致病原因和诱因、患病时间、发病次数、发病经过等；了解患者的治疗史、用药史、过敏史、家族史等。此外还应重点了解患者的肝肾功能及心血管功能有无不良，以及目前的用药目的与计划。

3．患者的心理社会因素　了解患者的文化程度、职业、经济状况、应对应激的方式，有无自杀的意念与企图，对治疗的态度，对给药计划的认识程度及服药的依从性，对药物有无依赖以及患者的社会支持系统等。

根据评估找出与用药有关的、可能出现的护理问题，列出护理诊断。

（二）护理诊断

1．营养失调　与药物不良反应和精神症状有关。

2．睡眠型态紊乱　与药物不良反应有关。

3．便秘　与药物抑制肠蠕动和药物的镇静作用有关。

4．尿潴留　与药物不良反应有关。

5．急性肌张力障碍　与药物不良反应（斜颈、扭转、痉挛等）有关。

6．迟发性运动障碍　与药物不良反应有关。

7．有中毒的危险　与服药过量、血锂浓度偏高有关。

8．受伤的危险　与药物不良反应（头晕、体位性低血压、全身无力）有关。

9．皮肤过敏反应　与药物不良反应有关。

10．不合作　与服药依从性（拒服、少服或过量服）有关。

11．知识缺乏　与缺乏使用精神药物知识有关。

12．自理能力缺陷　与药物对中枢神经的抑制和药物不良反应有关。

（三）护理计划

药物治疗的目的是控制患者的精神症状，预防其复发和最大限度地恢复患者的日常生活自理能力，使其早日返回社会，故应按评估过程中所获得的相应信息制定药物治疗的护理计划，并在实施过程中根据患者的病情变化不断做出评价与修改。同时还应针对患者的具体情况进行健康指导等。

（四）护理措施

1．安全护理

（1）用药后，不要让患者活动，防止发生体位性低血压，避免摔伤。

（2）密切观察病情变化，出现异常情况，及时报告医生，采取相应措施。

（3）注意药物剂量，定期检查血药浓度，防止药物中毒。

（4）观察治疗效果，防止患者藏药，及时纠正藏药行为，避免意外事件发生。

2．生活护理

（1）保持室内空气新鲜，防止感染的发生。

（2）保证营养的摄取，以适应机体新陈代谢的需要。

（3）增加患者的活动量，以刺激其食欲，鼓励患者多食用粗纤维食物，以增加肠蠕动，促使排便。

（4）鼓励患者多饮水，并注意观察有无排尿困难等情况。详细记录每日出入量。

（5）创造良好的睡眠环境，帮助患者养成良好的睡眠习惯。如果治疗需要，可给患者安排合适的小房间，以保证患者睡眠环境安静，达到治疗目的。

（6）与患者建立良好的护患关系，以便取得患者的配合，改善患者治疗的依从性。了解患者的病情变化和治疗时的心理状态，查找变化原因，采取相应的护理措施。

3．给药注意事项　精神障碍患者多因精神症状和缺乏自知力，依从性差，不能主动配合治疗，因此给药时必须严格执行操作规程，防止发生意外事件。

（1）坚持三查九对一注意。三查：操作前，操作中，操作后都检查；九对：给药时要核对床号、姓名、容貌、药品名称、效期、浓度、剂量、时间、用法。一注意：注意用药后的反应和药物副作用。经二人核对无误后才能给药。

（2）服药前准备好温度适宜的开水，看着患者把药服下。在发药之前须做好拒药患者的说服解释工作。对劝服无效的患者不可强行灌药，可采用注射给药或鼻饲给药。

（3）服药后在不伤害患者自尊心的前提下检查患者的口腔、舌下、颊部、手和水杯，防止藏药影响疗效和积累顿服自杀。

（4）注射用药，防止注射部位发生硬结，臀部肌内注射部位要有计划，做好记号，深部注射要缓慢。如有硬结发生，可湿敷或用红外线照射红肿部位，以减轻疼痛。静脉注射药物时缓慢推注，密切观察患者的反应，如有异常情况，立即停止注射，报告医生，采取相应处理措施。

（5）观察患者服药后的反应。不但要观察患者的精神症状，躯体症状也不能忽略，如患者的生命体征、血药浓度等以保证生命安全。仔细观察与处理用药后的不良反应并及时报告医生。使用多种药物时应注意配伍禁忌。定期检查血象、肝肾功能、心电图等。

（五）健康指导

1．向患者及其家属宣传和解释相关精神药物的作用、不良反应及相应的处理措施，要向患者和家属交待具体给药方法，按医嘱服药的重要性，并嘱其定期复查。

2．指导患者预防和处理药物不良反应　如多饮水，多食高纤维食物；不要立即改变体位以防发生体位性低血压；主动诉说身体的各种不适；配合各项处理措施等。

3．做好患者家属的指导和教育工作　让他们了解相关精神障碍的诊断、防治知识；让他们意识到药物治疗对预防复发的重要性；了解相关精神药物的给药方法、剂量及对服药的监督、检查的重要性；创造良好的家庭气氛，减少不良刺激；指导患者参加一定的家庭、社会活动，避免其社会功能的丧失。

知识链接

依从性

依从性也称顺从性、顺应性，是指患者按医生规定进行治疗、与医嘱一致的行为，习惯称患者合作；反之则称为非依从性。依从性可分为完全依从、部分依从（超过或不足剂量用药、增加或减少用药次数等）和完全不依从三类。

患者对于具体用药的依从性，即为该具体药物的依从性。

患者的不依从性主要表现为：主动拒绝服药，如口头直接拒绝、吐药、服药后闭紧嘴巴或提出恐吓；被动拒绝用药是忘记服药，服药时磨蹭或将药物含于口中而不咽下；过度用药表现为经常要求给予药物，经常服用过量药物，不经询问即服下药物，不诉说药物的不良反应等；不依从行为与缺乏自知力、拒绝服药或不能耐受不良反应等因素有关。

第二节　改良电痉挛治疗与护理

传统的电痉挛治疗（ECT）又称电休克治疗，是指短暂适量的电流刺激大脑，造成中枢神经系统特别是大脑皮质的电活动同步化，引起患者意识丧失和全身性抽搐发作，以达到控制精神症状的一种治疗方法，其缺点在于患者治疗过程中会造成一定的恐惧感受和心理压力，同时也会造成骨折、头痛、恶心、呕吐等副作用。所以传统的电痉挛治疗现已很少使用，而在此基础上加以改良的无抽搐电痉挛治疗（MECT）在精神障碍治疗中的运用日益广泛。

改良电痉挛治疗（modified electric convulsive treatment，MECT），即无抽搐电痉挛治疗是指在电痉挛治疗前，使用静脉麻醉剂和肌肉松弛剂对骨骼肌的神经 - 肌肉接头进行选择性的阻断，施加电流后肌肉不再抽搐，可减轻肌肉强直，也不会产生骨折、关节脱位，患者的恐惧感也因此明显减轻。

【适应证与禁忌证】

（一）适应证

1．严重抑郁，有强烈自伤、自杀患者；

2．极度兴奋躁动、冲动、伤人患者；

3．拒食，或紧张性木僵患者；

4．精神病药物治疗无效或对药物不能耐受者。

（二）禁忌证

无绝对禁忌证，但有增加治疗危险性的疾病必须注意，相对禁忌证如下：

1．有颅内病变　如大脑占位性病变、颅内压增高、新发颅内出血的患者；

2．有心血管系统疾患　心功能不全、出血或不稳定的动脉瘤畸形、嗜铬细胞瘤患者；

3．视网膜脱落；

4．各种导致麻醉危险的疾病（如严重的呼吸系统和肝肾疾病等）。

【护理】

（一）术前护理

1．治疗前需向患者及家属讲解治疗的目的、过程、必要性等，解除患者紧张情绪，提高患者的合作性与依从性。

2．全面评估患者情况：了解患者既往病史、过敏史、用药史。治疗前应监测患者生命体征及实验室检查结果是否正常，如有异常，暂停治疗一次。首次治疗前应测量体重。

3．患者治疗前清洗头发，以免油垢影响通电效果，去除指甲油，以免影响血氧饱和度测查。禁食禁水至少 6 小时，停用相应的药物。临近治疗前先排空大便、小便，取出活动义齿、发夹、眼镜及其他金属配饰，解开领口及腰带。

4．保持治疗室环境安静，整洁，做好治疗必需物品准备，同时准备好必要的急救药物及器材。

（二）术中护理

1．掌握正确的操作方法　在麻醉师的参与下，治疗前肌注阿托品 0.5mg。按年龄、体重给予 1% 硫喷妥钠 1.0～2.5mg/kg 静脉注射，观察肌肉松弛情况。当腱反射或睫毛反射消失或减弱，面部、全身出现肌纤维震颤，呼吸变浅，全身肌肉放松，呼之不应，推之不动，自主呼吸停止时，放入牙垫，通电 2～3 秒。观察口角、眼周、四肢的轻微抽动，持续 30～40 秒，为一次有效的治疗；抽搐发作时需特别观察氧饱和度，必要时予面罩给氧，确保氧饱和度在 95% 以上。痉挛发作后，取下牙垫，使患者头尽量后仰，保持呼吸道通畅。待患者自主呼吸恢复平稳后，将患者转运至恢复室继续观察。

2．注意事项　在治疗过程中可能出现麻醉意外、延迟性窒息、严重心律失常等意外，所以治疗过程中需要麻醉医生在场，一旦发现异常，及时处理。同时密切监测患者生命体征，一旦生命体征提示患者处于危险状态，立即停止通电，予急救处理。

（三）术后护理

1．患者在恢复室保持卧床休息，监测生命体征，待患者意识完全清醒后方可离开恢复室。注意治疗后让患者去枕休息以减轻头痛头晕症状，起床时注意患者安全，防坠床及跌倒。

2．观察治疗后的不良反应，有头痛、呕吐、背部及四肢疼痛等及时告知医生处理。若无不良反应，经医生同意后可离开治疗室。

3．患者意识完全清醒后 2 小时内勿进饮食和水，2 小时后可少量进食进水，切忌大量、急切进食，防噎食等严重意外。可先进少量流食，待下顿进餐时再进食普食。

4．健康指导。告知患者及家属，患者治疗后可能会出现长时间的意识障碍，患者切勿开车及操作有危险机械,否则会因判断力和反应能力下降而发生意外,治疗全程需要家属或护士的陪同及细心照顾,避免走失、摔伤、交通事故等意外发生;整个治疗过程戒烟戒酒,吸烟会使呼吸道分泌物增多增加治疗过程中窒息和吸入性肺炎的危险,酒精与麻醉药同时使用可能会导致严重的麻醉意外。

【常见不良反应及处理措施】

(一)机械性呼吸道梗阻

1. 舌后坠 采用仰面抬颏法打开气道,必要时安置口咽通气管,保持气道通畅。

2. 口腔内分泌物造成误吸甚至窒息 及时清除口腔内分泌物,患者头偏向一侧;床旁备吸引器和气管切开包,必要时配合医生行气管切开术。

(二)恶心、呕吐

轻者无需特殊处理,严重者密切观察患者有无颅内压增高的体征,是否有脑血管意外表现。

(三)记忆障碍

主要表现在近记忆障碍,部分可逆。一般无需特殊处理,轻者2周左右自行恢复,重者一般在1月左右恢复。

(四)头晕、头痛

可能与患者治疗前紧张,治疗过程中脑内血管收缩,肌肉、神经牵拉或挤压有关,一般治疗后经充分休息2~3天,症状可自然好转。

处理措施:①了解头痛的部位、性质、程度、规律,治疗前缓解患者紧张情绪;②保持环境安静、舒适、光线柔和;③指导减轻头痛的方法,如缓慢呼吸、引导式想象、冷热敷以及指压止痛法等;④遵医嘱予止痛药物,观察药物的疗效及不良反应;⑤予心理疏导,鼓励患者树立信心,配合治疗。

 知识链接

醒复标准

意识、呼吸完全恢复,生命体征平稳,肌张力恢复,躁动平静。可参照 Steward 苏醒评分:①清醒程度:完全清醒(2分),对刺激有反应(1分),对刺激无反应(0分);②呼吸道通畅程度:可按医师嘱咐咳嗽(2分),可自主维持呼吸道通畅(1分),呼吸道需予支持(0分);③肢体活动程度:肢体能做有意识的活动(2分),肢体无意识活动(1分),肢体无活动(0分)。总评分达4分者方可离开 PACU(麻醉恢复室)

第三节 重复经颅磁刺激治疗与护理

经颅磁刺激(transcranial magnetic stimulation,TMS)是由 Barke 在 1985 年创立的一种在人头颅特定部位给予磁刺激的新技术,是一种用于了解、调节和干预大脑功能的方法。目前 TMS 共有 3 种主要的刺激模式:单脉冲 TMS(sTMS)、双脉冲 TMS(pTMS)以及重复性 TMS(rTMS)。

重复经颅磁刺激(repetitive transcranial magnetic stimulation,rTMS)是利用时变

磁场重复作用于大脑皮质特定区域,产生感应电流改变皮质神经细胞的动作电位,从而影响脑内代谢和神经电活动的生物刺激技术。它主要通过不同的频率来达到治疗目的,高频(一般为5～20Hz)主要是兴奋的作用,低频(≤1Hz)则是抑制的作用。rTMS作用于大脑皮质不同区域产生不同效果,高频率rTMS作用于左前额皮质引起悲伤感,而作用于右前额皮质引起愉悦感,高频阈上强度的rTMS可引起运动诱发电位,皮层内兴奋性传播可引起癫痫发作,国外已研究出磁痉挛治疗仪,有望替代电痉挛治疗仪。

　　重复经颅磁刺激治疗的优点在于:①无创性,治疗师通过操作戴在患者头上的金属线圈进行治疗;②定位准确;③无痛性,当治疗师在受试者头皮附近操作TMS线圈时,强力且快速变化的磁场会安全地穿过皮肤及头骨,但不会产生任何疼痛。基于这些优点,此项治疗技术在临床精神病、神经疾病及康复领域获得越来越多的认可。常用于治疗抑郁症、精神分裂症、焦虑症、躁狂症、强迫症、创伤后应激障碍、秽语综合征、肌张力不全症、长期疼痛、帕金森病等,慎用于治疗癫痫。

　　【临床应用】

　　1. 抑郁症　重复经颅磁刺激治疗首次用于治疗抑郁症是由George等人在1995年实施的。治疗机制:重复经颅磁刺激能更多地兴奋大脑皮质水平走向的连接神经元,并可导致大脑皮质局部代谢水平增高,亦可改善其左侧额叶的局部低血流灌注现象。应用rTMS治疗抑郁症既可通过重复高频刺激,也可用重复低频刺激,二者均有效。大量国内外相关文献报道重复经颅磁刺激治疗抑郁症有效率在90%以上。

　　治疗方法:方法各异,无定式。目前对于刺激部位的选择主要是依赖于经验和理论知识。皮质、脑干、小脑和脊髓都可以作为TMS的刺激靶点,但对于皮质的刺激效果更为明显,因此一般选择的实施刺激的部位在左背侧前额叶、右背侧前额叶、左前额叶。刺激频率范围0.3～20Hz,运动阈值为80%～110%,最大不超过120%。一般每分钟的刺激次数为40次,其间休息的时间最短是20秒,每天治疗20分钟,每周5天,持续2周共10个工作日。另外,有研究表明rTMS治疗抑郁症效果与药物氟西汀相似,且具有协同作用,常联合运用于治疗抑郁症。

知识链接

运动阈值

　　运动阈值(motor threshold,MT),是刺激运动皮质在相应靶肌记录肌肉运动复合电位时(即运动诱发电位),能记录到大于20μV MEP输出时最小头部刺激强度。主要用于评价皮质束的兴奋性,脊髓损伤或脑卒中导致皮质脊髓束受损后运动阈值将明显升高,低阈值表示皮质脊髓束的高兴奋性。在TMS中,运动阈值是指将线圈置于运动皮质处,逐渐增加刺激强度,直至对侧手指出现运动的刺激强度。

　　2. 精神分裂症　rTMS治疗精神分裂症的研究相对于抑郁症而言较少,且结果也不一致,疗效不肯定。一般用于治疗精神分裂症顽固性幻听以及改善阴性症状。

　　(1)治疗顽固性幻听:幻听的产生与听觉皮质(左颞上回)激活,听觉皮质过度兴奋有关。精神分裂症患者存在的常见症状,约1/4的患者经抗精神病药治疗幻听效果不明显或无效。采用低频刺激（1Hz），刺激靶点为左、右颞顶皮质及左侧前额叶皮质，治疗后，患者听觉皮质活性下降，幻听大幅减轻。

（2）改善阴性症状：精神分裂的阴性症状的产生，如情感平淡、兴致缺失、意志减退、言语减少和注意力不集中等与背外侧前额叶皮质（DLPFC）、边缘系统、基底核等区域的多巴胺功能下降有关。高频 rTMS 可以通过激活多巴胺的神经传导，增加皮质兴奋性及该皮质区多巴胺水平。治疗方法：一般认为采用高频刺激 10Hz，运动阈值为 110% 时效果理想，刺激部位选择在双背侧前额叶。采用该方法治疗精神分裂的阴性症状效果比抗精神病药效果好，rTMS 联合药物治疗为临床上改善精神分裂症的阴性症状提供了一种新的、有效的方法。

3. 其他　国内外较多的研究表明，rTMS 对强迫症、创伤后应激障碍以及惊恐发作是有效的。当 rTMS 作用于强迫症患者的右眶额叶皮质时，可减轻强迫冲动约 8 小时；rTMS 分别作用于惊恐发作和广泛性焦虑患者的右前额叶区域，可使焦虑明显增加，持续时间约 8 小时；用 1Hz 频率的 rTMS 作用于患者右侧前额叶背外侧皮质（DLPFC）两周后，可显著缓解焦虑症状；rTMS 治疗创伤后精神障碍（PTSD）患者，部位为左前额叶皮质，可诱发为期 7 天的惊恐发作，然后是 2 周的情绪平静期；高频率 rTMS 作用右侧前额叶背外侧皮质对躁狂发作有一定的控制作用。

【不良反应及护理】

（一）不良反应与禁忌证

重复经颅磁刺激治疗的常见不良反应有头痛、头部不适、纯音听力障碍、耳鸣等，高频 rTMS 可诱发癫痫。安装有心脏起搏器、心导管、耳蜗植入器或听力辅助设备的患者禁用。另外，因 TMS 有诱发癫痫的可能，故癫痫患者或有癫痫家族史者慎用。

（二）护理

1. 掌握正确的 rTMS 操作程序　rTMS 操作简单不需要全身麻醉，而且安全性高，不良反应少，故在门诊中即可进行。具体操作如下：连接线圈和高频磁刺激器，打开激发器，在测试选择项目下选择其中运动诱发的磁刺激项目；打开开关，确定刺激强度；rTMS 接收者取坐姿或半卧位，背对仪器，将线圈放在特定的颅骨部位；选定刺激频率、刺激次数，按下"激发"按钮；调整刺激强度，直至在激发器的屏幕上看到合适的反应；治疗结束后关机，取下线圈。

治疗过程中的护理：①要确保线圈和高频磁刺激器相连接之后才能打开治疗仪；②接受 rTMS 时不能携带以下物品：心脏起搏器、金属物品、金属植入物、耳蜗植入物、听力辅助装置、手表、计算器、信用卡、计算机软盘或磁带等电磁设备，有义齿者，也需要取下；③高频刺激 rTMS（>10Hz）可能诱发癫痫发作，特别对有癫痫家族史者要慎重，治疗前确认患者脑电图是否正常，治疗中必须配备所有抢救设施；④温度高时可致皮肤烧伤；⑤受试者和操作者应戴耳罩以保护听力；⑥可采用按摩的方法缓解头痛症状，或遵医嘱治疗前应用镇痛剂进行预防。

2. 做好患者 rTMS 治疗指导　以科学、易懂的语言向患者及家属讲解 rTMS 的治疗目的、效果、必要性、治疗方法、注意事项、不良反应等相关知识，提高患者对 rTMS 的认知程度。

3. 心理护理及支持治疗　在正确而全面评估患者精神状态、心理状况、焦虑及抑郁程度的基础上，对其进行心理健康辅导。尊重患者，引导其诉说内心感受，认真倾听；还可以安排病友同住，引导患者之间相互交流感受，相互支持和鼓励，让病情稳定的患者现身说法。这样可以缓解患者紧张、焦虑情绪，纠正患者不良行为方式和生活习惯，增强其信心及治疗依从性，以良好的心态配合治疗。

第四节　工娱治疗及护理

工娱治疗是通过工作和娱乐促进患者疾病康复、防止精神衰退、提高适应环境能力的治疗方法，是恢复期或慢性期精神障碍患者一种重要的辅助治疗。

（一）工娱治疗的作用

1. 活跃情绪，缓解症状　患者置身于各种工作或娱乐活动中，可转移对疾病的过分关注，减轻病态体验，缓解焦虑、抑郁等不良情绪。

2. 促进患者社会功能的恢复　患者通过参加各种活动，改善认知功能，锻炼意志和毅力，并可结合相应的物质和精神鼓励以促进其学习和工作能力的恢复。

3. 延缓精神活动衰退　通过参加工娱活动可改变患者懒散的生活习惯，密切与周围环境的接触及交往能力，使精神活动与生活协调统一，延缓精神活动衰退。

4. 有利于病房管理　工娱活动使患者在一个相对较为舒适愉悦的环境中过着较为有规律、有意义的生活，增进患者之间的友谊，改善医患关系，维持病房的正常秩序，有利于医疗护理工作的顺利开展。

（二）工娱治疗的活动内容

1. 音乐、舞蹈治疗。

2. 阅读书刊画报，欣赏电视电影。

3. 体育活动。

4. 工疗内容　如简单的作业训练、工艺制作活动及职业性劳动训练。

5. 其他　如集体劳动、竞技性娱乐如拔河比赛、参观展览、服装表演等。

（三）工娱治疗的护理

1. 工娱治疗应建立健全工作人员职责、各项医疗护理常规、器械及用品保管、安全保障等制度。

2. 工娱治疗一般应选择安静、合作的患者参加，并根据病情安排活动。

3. 治疗过程中护士应密切观察患者的精神状态变化，认真管理好各种物品、器材和危险物品，认真清点数目，防止自伤和伤人事件发生。

4. 集体娱疗活动时应随时注意患者的动向，中途离开应予陪伴。住院患者参加工娱治疗应做好交接班，认真清点人数以防患者走失。

5. 组织郊外活动时应经主治医师开医嘱，禁止有自杀、出走等倾向的患者参加，严格按外出活动护理常规实施，做到定人定岗。

第五节　中医药和针灸治疗的护理

（一）中医药治疗的观察和护理

中医治疗是以中草药制成丸、散、膏、丹、汤剂等治疗精神疾病。中药药源丰富，副作用少。常见的方法有清热泻火法、调气破瘀法、滋阴壮阳法及补虚扶正法等。近年来，临床多用中西医结合治疗精神病。具体中医药治疗的观察与护理方法如下：

1. 服药　确保患者将药物服下，防止患者吐药或收藏药丸扔掉，造成浪费，影响治疗。发药时要坚持三查八对制度，防止发错药、服错药。汤剂药物有一定气味，患者一般不愿意服用，应耐心讲解，做好说服解释工作，必要时用白糖与药合服。

2. 温度、剂量和时间　汤剂药的温度以适口为宜，不得过冷或过热。温药时，水温不宜过高，防止药瓶破损浪费药物；药瓶标签要保持完好，防止脱落而出现差错。冲服剂应按要求进行冲服。重要药物服用的剂量和时间应严格遵照医嘱执行。

3. 了解药性，观察反应　护理人员要了解病情及所用药物的成分、性质、作用及副作用，以便在临床中进行观察。尤其要注意药物的副作用，如患者有无恶心、呕吐、腹痛、腹泻等反应，并注意大小便的次数和性状等，了解患者的进食情况，保证足够的摄入量。进食不足时，设法补液，保证水与电解质平衡，并随时注意体温、脉搏、呼吸和血压的变化，发现问题及时报告医生，以免发生意外。

4. 药物保存　丸药应置于干燥、阴凉处保存。汤药以每日煎服为宜。煎好的中药应放入冰箱保存，以防变质，最好现煎现用。发药时，要检查药物质量，若发现药液发霉或有特殊气味时，提示药物变质，应停止服用。

5. 服中药治疗的患者，必要时应详细书写护理记录。记录内容包括患者服药后的精神状态变化，进食、睡眠情况及药物反应等，以供医生参考。

（二）针刺治疗的观察与护理

针刺治疗，是中医学传统的治疗方法，深受广大人民群众的欢迎。目前，针刺治疗在精神病临床已广泛应用。主要治疗神经官能症、睡眠障碍、兴奋状态及其他精神症状，如幻觉等。针刺治疗一般是比较安全的，如若操作不当，也有一定危险，尤其电针治疗，要特别引起注意。

1. 做好解释说服工作　针刺治疗前应详细了解病情、诊断、治疗目的、患者对治疗的态度等。并向患者讲明针刺治疗的优点，解除患者的思想顾虑，避免精神紧张而出现晕针，对治疗不合作的患者，要事先做好说服解释，尽量取得患者的合作，以免治疗过程中发生折针、断针的危险，对说服无效者，在治疗时应予以保护，以防意外。

2. 认真操作　针刺治疗要严格按医嘱执行。治疗过程中操作要认真、细致。合理安置体位，取穴要正确，进针速度要快，以减少疼痛，针刺手法可根据病情而定，进针方向与深度要正确。除暗示治疗需要者外，治疗过程中尽量不与患者讲话，保持环境安静。

3. 观察反应　治疗过程中，护理人员不得离开患者。要随时注意观察患者的治疗反应，若出现面色苍白、出汗、脉搏增快、心慌、头晕等情况，应停止针刺治疗，使患者平卧，饮温开水或针刺人中、足三里，并及时报告医生。

4. 记录、整理　电针治疗结束后，首先关闭治疗机，取下输电线，按顺序起针。并注意清点针数，以防遗失。清洁医针并修理弯针。认真填写治疗单，并作详细记录。

5. 注意事项

（1）做好治疗前的准备：要检查用物及器械是否齐备、安全、适用。如医针有无生锈、弯曲，针柄有无松动，治疗机有无损坏。治疗室温度要适宜，以防着凉。

（2）严格消毒，预防感染：操作要洗手，严格消毒针刺穴位皮肤。医针用毕要高压灭菌消毒或用70%酒精浸泡半小时后方可使用。

（3）严格控制电量、时间及强度：针刺治疗的强度要根据病情、症状及治疗需要而定。治疗开始时患者会比较敏感，应给予弱刺激，待患者慢慢适应后逐步加强刺激。对年老、身体虚弱的患者也应给予弱刺激。严格控制针刺的深度、强度、电量与时间。电流方向不可直接通过心脏，以免发生危险。胸前区禁用电针，胸前区及背部腧穴不宜针刺，以免引起气胸。

第六节　精神障碍的社区康复与家庭护理

一、精神障碍的社区护理

社区（community），是指以一定地理区域为基础的、有组织的社会实体。城市社区，通常指街道、居委会；农村社区，一般为乡、镇、村。社区护理提供的是连续的、动态的、全科性质的服务，它的主要职责是将人群视为一个整体，使用健康教育、健康促进、健康维护和连续性照顾等方式，对社区内个体、家庭和群体进行护理，使全民达到健康。社区精神卫生护理是应用社会精神病学、其他行为科学及护理专业的理论和技术，对社区内人口的精神疾病进行预防、治疗、康复和护理，并进行社会适应的指导和管理，以提高整个社区的精神卫生水平。它是为个人、家庭和社区提供的一种服务，包括对精神疾病的预防、恢复和精神健康的促进。

知识链接

社区精神卫生护理的对象

随着社区精神卫生事业的发展，社区精神卫生从强调精神疾病的预防、治疗，到积极塑造健全人格，进而把重点转移到社区全体成员和不同社会群体的精神卫生方面。社区精神卫生护理工作的对象可以列为如下几类：

1. 对精神疾病患者的服务　治疗、康复、照顾、协调等。

2. 对高危人群（精神疾病发生概率明显高于其他人群者）的服务　监测、预防、干预、指导等。

3. 对重点保健人群（社区内需要得到系统照护的人群，如老人、儿童、妇女等）的服务　监测、指导、咨询、预防等。

4. 对亚健康和健康人群的服务　宣教、咨询、协调、促进等。

二、国内外社区精神卫生服务与护理的发展趋势

中国社区精神卫生工作起步于1958年全国第一次精神病防治会议。20世纪70年代建立了由卫生、民政和公安部门联合组成的精神病防治小组，开始建立精神病三级防治网。1986年召开了全国第二次精神卫生工作会议，全国各地社区精神卫生服务全面展开。2001年全国第三次精神卫生工作会议的召开加速了精神卫生工作的发展。2003年3月，卫生部组织考察了英国和德国的社区精神卫生服务模式。2004年4月，中国疾病预防控制中心和北京大学组织考察了澳大利亚墨尔本的社区精神卫生

服务模式，并决定借鉴。同年 12 月，精神卫生项目获得中央财政专项经费 686 万元的培训经费（因此称为 686 项目），该项目的目的旨在探讨建立适合我国的医院和社区一体化的重性精神疾病连续监管治疗模式，建立重性精神疾病社区防治、康复管理工作机制和网络。2005 年，全国共建示范区 60 个，覆盖人口约 4300 万，建立了示范区精神疾病信息管理系统，分级培训精神科医生、社区医生、个案管理人员等 3 万多人次。到 2008 年，各示范区均建立了重性精神疾病监管治疗网络，各地的重性精神疾病综合防治队伍基本建成。2012 年颁布的《中华人民共和国精神卫生法》进一步明确了医护人员的职责，规范了社区精神卫生服务的内容。北京、上海等城市，在建立健全精神卫生三级防治网的基础上展开了心理保健知识教育，开设了心理咨询服务，对社区慢性精神障碍患者及康复期患者提供治疗、管理、预防复发和康复的全方位服务。

在美国、英国等西方发达国家，他们建立了门诊患者的服务如亚急性期的护理干预和个别护理项目等、精神科家庭照护、跨社区服务、住宅区服务等项目。社区精神科护士还帮助患者和家属成立了各种自助团体，如戒酒者匿名会、进食障碍者互助会、精神障碍患者家属互助会等。

三、精神障碍的社区康复及护理

随着医疗卫生事业的发展和人类对精神健康需求的转变，社区精神卫生护理服务的对象和范围在不断扩大。近年来各地社区有关家庭干预、家庭健康教育、家庭病床等以家庭为单元的社区服务工作也在进一步充实和丰富社区精神卫生服务工作的内容。我国精神卫生服务工作经过近 50 年的探索已形成了"社会化 - 综合性 - 开放式"的工作模式，主要内容是立足社区的"三级预防"战略。不同层次的预防，护理工作的范围和对象不同。

（一）一级预防中精神卫生护理服务的范围和对象

一级预防（病因预防），即通过消除或减少病因或致病因素来防止或减少精神障碍的发生。在此阶段中，护理服务的对象是社区中精神健康和心理健康者，服务的目标是预防精神疾病、心理问题的发生和发展。此期工作的特点是重视精神卫生保健知识的普及和宣传。具体内容包括：

1. 健康指导　面向广大公民，宣传精神卫生促进与保健知识，包括各年龄阶段的精神卫生指导、健康人格的培养、应对应激技巧的培养等。

2. 心理咨询　接受各种健康咨询，如婚姻咨询、家庭咨询、优生优育咨询、高危儿童咨询、青春期少年心理咨询、父母咨询等。

3. 促进精神健康的工作　如普通人群的精神卫生保健、特殊应激事件后的心理干预、社会及环境精神卫生。

4. 特殊预防工作　开展疾病监测；减少心理因素引起的各种疾病；提高个体及家庭成员的适应能力；保护高危人群；创造良好的工作和劳动条件；注意营养及科学的生活方式等。

（二）二级预防中精神卫生护理服务的范围和对象

二级预防，即早发现、早诊断和早治疗，争取良好预后，防止复发。在此阶段中，护理服务的对象是精神障碍发生前期及发病早期的人群，服务的目标是早期发现、早期诊断、及时给予有效的治疗与护理，避免精神障碍进一步发展。此期工作的特点是照护问题家庭、社会心理因素引起精神障碍的高危人群及处于精神症状急性期的患者。对已有精神疾病的人群应定期随访、及时给予护理上的指导和干预,减少疾病的复发。具体内容包括:

1. 早期发现精神障碍患者　定期对社区居民进行调查,确认造成精神障碍的危险因素;定期对社区居民进行精神健康的筛查;指导社区居民进行自我精神健康的评估与报告;早期发现精神疾病边缘状态者及精神障碍患者。

2. 及时帮助和护理精神障碍患者及其家庭成员　督促患者及时就诊、对疑似患者和确认患者及时联系会诊和转诊、及时提供必要的干预、定期进行家庭访视、指导患者坚持治疗和合理用药等。教会家庭成员如何观察患者的病情变化,为他们提供必要的应对措施以防止暴力行为及意外事件的发生、提供预防精神障碍发生的知识等。

3. 为问题家庭宣传精神卫生的知识　与家庭成员一起分析问题的原因,寻找解决问题的途径,共同制定情绪宣泄的方法。

（三）三级预防中精神卫生护理服务的范围和对象

三级预防,是患病后期的危机干预,是防止疾病恶化、防止残疾出现的长期照护,是对精神障碍患者的连续性护理活动。此阶段的护理服务对象是精神障碍发生后期、慢性期和康复期的精神障碍患者,服务的目标是帮助患者最大限度地恢复社会功能,指导患者正确对待所患疾病,协助患者减轻痛苦,提高患者的生活质量。此期工作的特点是重视家庭访视,营造一个医院、社区、家庭之间具有统一性、连续性的医疗服务网,消除或避免一切不利因素,使患者得到家庭和社会的支持与关怀,早日回归社会。具体内容包括:

1. 防止病残　最大限度恢复患者的心理和社会功能,预防疾病复发,尽可能减少功能残疾和并发症。

2. 康复护理　做好康复护理工作,包括功能性或调整性的心理康复、各种康复场所患者的护理与训练、健康指导与咨询等,使患者早日回归社会。

3. 日常生活指导　指导和协助家属调整患者的生活环境、制定生活计划,及时解答患者和家属碰到的问题等。

4. 督促巩固和维持治疗　定期进行家庭访视,帮助患者探讨坚持治疗的重要性,指导和督促患者的药物治疗和其他非药物治疗的执行,给予心理支持。

5. 做好管理工作　制定出比较完善的社区护理管理内容和制度,对各康复机构,如康复之家、患者公寓、各种职业与技能训练场所做好管理,包括制定各种制度、布置环境、安装设施等,使患者在家中和社区中得到很好的服务。

四、精神障碍患者的家庭护理

家庭护理是借助家庭内沟通与互动方式的改变,在患者的居所内对存在健康问题的患者实施护理的实践,以患者和他们的照顾者为家庭护理实践的焦点,帮助患者更好地适应其生存空间。

（一）对患者的健康指导

1. 知识宣教　结合患者的具体情况,对患者进行疾病相关知识的宣教,消除患者对精神障碍的恐惧和焦虑。

2. 心理护理　加强心理疏导,鼓励患者表达心理感受,帮助患者分析产生压力的原因,教会患者一些应对应激的技巧,与患者一起寻找解决问题的办法;指导和鼓励患者多参加社会活动,帮助患者克服各种困难,重建社交能力。

（二）对家属的健康指导

1. 指导家属正确对待精神障碍患者 向家属宣传精神障碍的相关知识,使家属正确认识精神疾病,鼓励家属接收患者,减轻因害怕遭受社会歧视所产生的心理压力;组织家属联谊会分享照护经验和感受。

2. 指导家属对患者进行病情监测,注意安全 观察病情是家庭监护的重要内容,应注意观察患者在睡眠、情绪、自知力、社会功能、精神症状和躯体症状等方面的变化,当患者出现某些异常症状时,应提高警惕,判断是否疾病复发并及时就医。家中的危险物品要收藏好,贵重物品要妥善保管好,并让家属了解意外事件的急救和处理技术。

3. 指导家属做好患者用药的护理 向家属讲解有关药物的知识,如药物的用法、作用与副作用,维持用药的重要性等;指导家属对药品进行妥善保管,防止药品失效;指导家属监督患者按时服药,并做好服药记录,防止患者把药物扔掉或藏药,还应防止患者积攒药物自杀;指导家属密切观察药物疗效及不良反应,如发现患者有明显药物不良反应时应及时与社区护士联系采取适当措施。

4. 指导家属做好患者的心理护理 心理护理是预防疾病复发的重要环节,应将支持性心理护理的方法教给家属,使患者随时能得到家属的心理支持与帮助,尽早从矛盾意向中解脱出来。

（三）针对患者的康复训练

见本书第三章精神科护理技能。

（隋忠庆）

扫一扫
测一测

复习思考题

1. 简述抗精神病药物的不良反应。

2. 简述药物治疗过程的护理措施。

3. 简述无抽搐电痉挛治疗的护理要点。

4. 简述家庭治疗的原则。

5. 简述精神疾病三级预防分别对应的护理工作内容。

6. 对精神障碍患者进行家庭护理时,应从哪些方面对患者家属进行指导?

第十三章

课件
13章PPT

心理治疗及其在护理中的应用

 学习要点

心理治疗的概念；心理护理的原则；常见的心理护理治疗技术及临床常用的心理治疗方法。

扫一扫
知重点

 案例分析

某小学五年级的学生王某某，女性，身高 156cm，体重 55kg，生性活泼，一次上课时偷吃零食被老师发现，老师当时非常生气，随口说了一声："你是猪呀，上课还吃东西。"下课后，同学们纷纷称呼她为猪。放学后，她拒绝进食任何食物，理由是她不想成为猪。父母强迫她吃的话，她就会吃完后找地方吐掉，久而久之出现神经性厌食，其父母将她送往当地的精神病院治疗，使用药物治疗 1 个月，症状未能缓解，体重一直下降，只有 28kg。医生建议送往省级医院救治。

临床诊断：神经性厌食。

请思考：哪种心理治疗适合她？

第一节　心　理　治　疗

【心理治疗的定义】

心理治疗（psychotherapy）是指通过沟通来处理精神障碍、行为适应不良和其他情绪问题的治疗，即一名训练有素的治疗者与患者建立起工作关系，旨在减轻症状、纠正不良行为，以及促进健全人格的发展。

治疗者通过言语、表情、举止行为及特意安排的情境，可以使患者或来自普通人群的"来访者"在思想、情绪、意志行为等方面发生变化，以帮助他们采取正确的应付方式解决学习、工作、生活、健康等方面的心理问题，从而能更好地适应内外环境的变化，保持心理和生理的健康。心理治疗能够对躯体的生理功能产生影响的基础在于心理功能与生理功能是人的生命过程中对立统一的两个方面。

知识链接

新森田疗法

"森田疗法"又叫禅疗法、根治的自然疗法，日本东京慈惠会医科大学森田正马教授(1874—1938)创立，取名为神经症的"特殊疗法"。1938年，森田正马教授病逝后，他的弟子将其命名为"森田疗法"。森田的继承者在对传统森田疗法理论继承的同时，又进行了不断地修改，被称之为"新森田疗法"。其中森田的高徒日本的高良武久是新森田疗法的先驱者。他指出神经质者由于疑病情绪使之对事实的判断失去真实性或歪曲之，所以患者的主诉与事实有很大的差距，高良把它称之为"神经质者的虚构性"，高良的学说更易理解。

【心理护理的原则】

心理护理是在护理程序中，由护理人员通过各种方式和途径(包括应用心理学理论和技术)，积极影响患者的心理活动，从而达到护理目标的方法。心理护理的原则包括以下几点：

1. 和谐性 护患关系的和谐程度对心理护理至关重要。在整个干预过程中，护理人员需要对患者保持尊重、关心、共情和支持的态度，取得患者的信任，建立良好的治疗联盟，这样才能发现患者心理问题，有助于护理人员为患者提供有针对性的建议。

2. 保密性 心理治疗往往会涉及患者的隐私、人际关系和社会问题等，治疗者不得随意泄密，应注意做好保密工作，包括在学术活动或教学等工作中需要引用时，都必须隐去患者的名字。

3. 计划性 实施心理治疗前，应依据收集的患者资料，设计治疗程序及对各种变化的应对等详细记录工作变化，形成完整病案资料。

4. 灵活性 在诊疗过程中密切观察患者的身心变化，随时准备新情况灵活地应对变更治疗，结合社会文化和自然环境因素等，针对不同的患者，灵活采用行之有效的治疗方法。

5. 中立性 护理人员不替患者做出任何选择与决定。

6. 科学性 通过收集资料，了解病因，应用科学的分析，制定科学的计划来缓解患者心理的焦虑、抑郁等。

【常用的心理治疗技术】

1. 认知重建技术 在人际交往过程中有些人会产生理性的信念，有利于采取适应性的方式应对生活的各种刺激和创伤，但是也有一些人会产生一些非理性的信念，使当事人产生情绪和行为障碍等不适应性的应对方式。非理性的信念有以下几种可能：

(1)非黑即白的思维方式：对事件的评价只用非此即彼两个范畴。如现在贫困就代表一辈子贫困，一次考试失败就代表一辈子都失败。

(2)灾难化的思维：将一些鸡毛蒜皮的事情认为是天大的事情，从而变得惶惶不可终日。

(3)情绪化推理：以为自己消极情绪就是对真实事情的反映。如认为消极情绪就是压力直接产生的，其实消极情绪的产生是人脑对压力的观点所致，同样的事情，不同的观点可能会产生不同的情绪，因此情绪是可以通过改变观点而改变的。

（4）戴有色眼镜看事物：看不到事物积极的一面，什么事情都想到的是消极悲观的一面。

（5）自我指向：问题发生后，即使与自己没有关系，也会将事物的原因往自己主观上联系，自寻烦恼。

认知重建技术就是找到以及识别患者的这些非理性的信念，并加以纠正，从而帮助其更好地适应环境变化，正确应对各种生活事件。

2. 处理躯体不适和情绪障碍的技术　我们在受到各种精神或躯体创伤后，或多或少都会产生某种情绪和躯体的不适，有些心理治疗可以提高整体治疗的依从性，使患者减少或免于药物或物理治疗。以下几种心理治疗方法主要针对失眠、高血压、恐惧、疼痛、愤怒、心悸、胸闷、胃肠不适、肌肉颤动等躯体疾病有确切的效果。

（1）放松训练：通过帮助患者体会主要肌群的紧张度与放松感，进而学会调控自己的肌肉放松，自己进行反复的放松练习，达到消除紧张的目的。具体方法是按一定的顺序，让被治疗者从头到脚的逐一对肌群进行"收缩—放松—收缩—放松……"训练，并提示其注意相应的身体感觉。

（2）冥想：常用的方法是坐禅、祈祷等。基本机制是在经过一段时间专业人员指导后进行自我催眠，诱导出生理 - 心理性的放松反应，包括进入催眠性的"出神"或"入境"状态。这种方法需要安静的环境，头脑中有一定的意念、想象作为注意对象，态度被动、自然，采取舒适的体位。常用的方法是：闭目，调整呼吸节奏，并相应地默念简单词汇和无意义单词，或作轻松愉快想象，体会、暗示身体出现放松感。也可在每次吸气时默念一个"数字"，然后在每次呼气时默念"舒服"，每次 5～10 分钟左右。

（3）系统脱敏治疗：系统脱敏属于行为治疗方法。通过让被治疗者循序渐进地接触和适应以前会引起焦虑、恐惧的负性体验的情景，使治疗者对负性体验的情景产生"习惯化"或者"消退"。也有人称之为暴露疗法，这种疗法的机制是"适应"和"习惯"。如人生下来之后是不害怕蛇，但是从出生以后会害怕恐惧的声音。后者称为非条件反射，如果将两者加在一起呈现出来，我们就害怕蛇了，尽管没有恐惧的声音同时出现，我们也会害怕蛇。这就是条件反射。如果我们继续面对蛇，但是没有恐惧的声音，人慢慢会产生习惯和消退，也不会害怕蛇了。这个原理就是系统脱敏治疗。

第二节　临床护理常用的心理治疗技术

【精神分裂症的心理治疗】

虽然药物治疗是精神分裂症的主要治疗方案，但是越来越多的人认识到精神分裂症患者心理治疗的重要性。个体化的心理治疗可以提高患者的心理弹性，帮助患者更好地适应社会。心理治疗在精神分裂症的全程治疗中是非常有必要实施的。有效的心理治疗可以提高精神分裂症患者对药物治疗的依从性，降低复发率和再住院率，减轻精神症状带来的痛苦，改善患者的社会功能和生活质量，为患者、家属和照料者提供支持。

精神分裂症的症状复杂多样，个体之间症状差异较大，即使同一个患者在不同阶段或病期也可能出现不同的症状。而随着疾病的发展，精神分裂的患者的心理需求也随之变化。因此应根据精神分裂症的不同病期、主要症状以及患者的家属的需求选择合适的心理治疗方法。

1. 支持性心理治疗　　是临床上应用较广的心理治疗方法,适用于精神分裂症的各个病期,该治疗方法主要是取得别人信任、激发患者的情绪,使患者重新树立信心、热爱生活、适应社会。较正式的支持性心理治疗在治疗频率和规律方面都可以灵活变通,同时通过治疗师提供的建议、支持和保证,已达到帮助患者适应当前状况的目的。它与其他的心理治疗方法存在着重叠的部分,被称为"非特异性因素",与心理健康教育也类似,通过传授心理健康常识,消除患者的思想顾虑。它是建立医患 / 护患联盟所必需的,并且是任何心理干预成功的前提条件。

支持性心理治疗是以护患关系为中心,干预的内容主要取决于患者具体的问题。该治疗方法是非指导性的,强调移情、倾听。主张积极地接纳他人,往往通过放松的、开放式的身体语言、适当的语气和面部表情表达出来。

2. 认知行为治疗（CBT）　　是基于思维、感觉和行为之间存在联系而发展的一种心理治疗方法,行为的产生是基于人脑对感知到的刺激的认知,认知的改变才能改变人的行为。和其他心理干预一样,它首先取决于医患联盟的有效建立,在此基础上,它的治疗目标是帮助患病个体认知正常化,并使之了解自身的精神症状,从而减少相应痛苦及其对功能的影响。认知行为治疗是根据患者当前和既往的症状和功能,在他们思维方式、感觉和行为之间建立良好的模式,同时重新评估他们对目标症状的感知、信念或推理。此外它的后续干预应包括以下内容:根据患者的症状或症状的复发情况,监测他们的自身想法、感觉或行为。精神分裂症的急性期以及后续阶段（包括住院期间）都可以启用认知行为治疗干预。并且要求一对一的方式提供,干预的次数至少 16 次。

3. 家庭治疗　　有研究发现家庭内部的情感表达是精神分裂症发病和复发的有效预测因子。因此,家庭的干预是精神分裂症治疗的一个重要环节。精神分裂症的家庭干预源自于行为和系统的理念,并与精神分裂症患者家庭的需求相结合。目的在于帮助家庭更有效应对患者的问题,为家庭提供支持和教育,减少痛苦水平,改善家庭沟通问题和处理问题的方式,并尽可能预防复发。

家庭干预的对象应包括与精神分裂症的人共同居住或有密切关系的家庭成员,家庭干预以结构化方式在患者家庭中实施,并尽可能让患者参与。此外,还需考虑整个家庭的喜好,选择单一家庭干预或多个家庭集体干预。

家庭干预可以使干预期间的住院治疗减少,并且在干预期间和干预后 24 小时均观察到症状的严重程度有所减轻。它可以有效地改善其他的关键问题,例如社交功能和患者对疾病的认知等。经回顾性研究:单一家庭干预更容易被患者和照顾者所接受。家庭干预的开始时间可以在急性期或之后,包括住院期间和恢复期。

【抑郁症的心理治疗】

1. 抑郁症的心理治疗特点　　①目标为减轻抑郁症的核心症状;②通常合并药物治疗;③心理治疗关注患者当前的问题,因为抑郁有可能是对不良事件的牢固记忆;④通常要建立心理健康教育的环节;⑤抑郁症状可以通过量表来评估。

2. 抑郁症患者心理治疗方法　　急性期治疗的方法包括认知行为治疗、人际心理治疗（IPT）,这些心理治疗方法对轻到中度抑郁障碍的疗效与抗抑郁药物的疗效相仿,但对严重的抑郁症往往需要与药物联合使用;精神动力学的治疗方法也有人用于抑郁症的治疗。对于慢性抑郁，心理治疗可以有助于改善患者的社交能力及其相关的功能损害。

CBT 通过纠正抑郁障碍患者不合理的信念来减轻症状，鼓励患者在现实生活中改变不恰当的思维和行为。并让患者学会识别负性自动思维和纠正不恰当的认知错误，学习新的适应性行为模式，让患者积极地与所处环境互动并且增加其控制感和愉悦感。其他有效的行为治疗技术和方法包括：安排有计划的活动、自控训练、社交技巧训练、问题解决、逐级加量家庭作业、安排娱乐活动、减少不愉快活动等。

治疗的疗程一般推荐为平均每周 1 次，共 12～16 次。治疗初期可每周 2 次，以利于早期减轻抑郁症。

【焦虑症的心理治疗】

焦虑症的心理治疗技术包括 CBT、正念疗法（包括接纳与承诺疗法，鼓励关注当前及超越症状和疾病的核心价值观）、放松训练。其中 CBT 被认为可做一线治疗。CBT 认为，焦虑障碍患者高估了自己所处的环境的危险程度，难以处理不确定性，低估了自己应对困难的能力。针对焦虑障碍的 CBT 的治疗方法帮助患者了解到他们担忧可能适得其反，甚至是对平常事件的"过敏"反应。采取暴露治疗，使患者领悟到他们的担心及回避行为是不正确的，或者是对正常现象的不正常的想法。CBT 的实施包括每周一次的个体治疗，每次 60 分钟，共 12～16 次；每周一次，共 8～12 次的团队心理治疗。针对农村地区患者的电话治疗也被证明有效。CBT 教授患者管理焦虑的技巧，其影响较药物治疗更加持久。对一些患者，由于种种原因不能够到现场接受治疗，基于互联网的 CBT 也是一种选择。

（李震萍）

复习思考题

1. 简述性心理护理的原则。
2. 简述常用的心理治疗技术。
3. 简述精神分裂症、抑郁症和焦虑症的心理治疗方法。

扫一扫
测一测

第十四章

精神科护理相关的伦理及法律

 学习要点

　　精神科护理伦理的基本原则；精神科护理工作中常见的伦理、法律问题；精神障碍患者、精神科护理人员的权利和义务。

案例分析

　　患者张某，女，29岁，曾因"妄想型精神分裂症"入院治疗，1年前出院回家。患者现已怀孕7周，其母亲与丈夫皆因担心怀孕和分娩的痛苦对她的精神状态有不良影响，于是都劝她去医院流产，但她坚决要求继续妊娠。患者和家属来医院咨询。

　　请思考：本案例涉及哪些精神科伦理问题？应如何解答患者咨询的问题？

　　在临床护理工作中，护士每天要向各种患者提供服务，满足其各种需要，从而面临大量的伦理和法律问题。因此，学习和掌握精神科护理相关伦理和法律内容，不仅有助于提高精神科护理质量，同时对提高精神科护理人员的道德修养和规范职业行为也具有重要意义。

第一节　精神科护理与伦理

　　精神科护理工作相对于其他专业，有更高的伦理道德要求。这一方面是因为疾病给患者及其家人带来深重的伤害，其身心承受巨大压力；另一方面，患者希望医护人员解除他们疾病的同时理解他们的痛苦，给予他们更多的尊重和关怀。在这个过程中有很多伦理要求需要护理人员了解并严格遵守。

一、护理伦理的发展过程

　　护理伦理学伴随着人类文明的进步而产生，其起源可追溯到原始社会，自从有了人类，有了原始的医疗、护理活动，就有了护理道德的萌芽，通过医学实践活动而不断积累和逐步形成，历史悠久。

西方医德的经典文献"希波克拉底誓言"包含四项道德标准：对知识传授者保持感恩之心；为服务对象谋利益，做自己有能力做的事；绝不利用职业便利做缺德乃至违法的事情；严格保守秘密，尊重个人隐私。希波克拉底的医德思想对于整个世界医护道德的建立和发展具有深远的影响。古罗马、古印度、古阿拉伯等也有丰富的医护道德思想。1860 年，南丁格尔护士学校的创办，标志着护理作为一门科学被确定下来，近代护理伦理也随之形成。19 世纪末 20 世纪初，国外护理伦理进入规范、科学的发展阶段。1948 年国际医学会在日内瓦召开，会议以"希波克拉底誓言"为基础制定了"日内瓦宣言"，作为世界各国医务人员的共同守则；1949 年世界医学会通过了《国际医德守则》；1953 年国际护士协会制定了《护士伦理国际法》；1977 年世界精神病大会通过了对待精神病患者应遵循的医德标准"夏威夷宣言"；1981 世界医学大会通过了"病人权利宣言"；2000 年世界生命伦理大会通过了"吉汉宣言"；同时，前苏联、日本、英国、美国等纷纷成立医学伦理促进、教育和研究机构和组织，极大地促进了现代医学道德和护理伦理的发展。

　　我国最早的医护道德思想与活动随着原始医疗活动的出现而萌芽。如《淮南子•修务训》中记载，神农"尝百草之滋味，水泉之甘苦，令民知所辟就，当此之时，一日而遇七十毒"，反映了"舍己为人"的医学道德意识在远古时期就已形成。鸦片战争以后，随着西方医学进入我国，中国传统医德与西方医德交汇并存。新中国成立后，护理伦理随着护理事业的迅猛发展，也得到了前所未有的发展和完善。随着时代的发展，护理伦理的建设得到普遍和高度的重视，国家开始以法律、法规等形式对护理人员执业过程中应该遵守的伦理准则提出明确的规定。如 2013 年颁布实施的《精神卫生法》中要求"尊重、理解、关爱精神障碍病人""精神障碍的诊断、治疗应当遵循维护病人合法权益、尊重病人人格尊严的原则"。

　　随着科技的进步、现代医学与护理伦理的发展及护理模式的转变，社会对护理伦理提出了更新、更高的要求，护理伦理也随着社会的进步在继承传统精髓的同时不断发展。

二、精神科护理伦理的基本原则

　　伦理原则为伦理决策提供基本的指导原则。护理伦理基本原则是指调整护理实践中观察和处理各种人与人之间、人与社会之间关系的行为准则。护理人员在伦理决策时广泛应用的伦理原则包括：不伤害原则、有利原则、尊重原则、公正原则。

　　（一）不伤害原则

　　不伤害原则的前提是珍惜人的生命，尊重人的生命价值。医务人员在医疗活动中应特别珍惜病人的生命，绝不可人为原因而造成病人的身心伤害；尽力使治疗过程中不可避免的毒副作用减少到最低限度，更要防止本可避免的伤害发生；伤害无法避免时，要对利害得失全面衡量，选择受益最大、伤害最小的医学决策；正确处理审慎与胆识的关系，要对风险与治疗、伤害与收益进行比较评价，选择最佳诊治护理方案，并在实践中尽最大努力，把不可避免的伤害控制在最低限度之内。

　　（二）有利原则

　　有利原则是不伤害原则的最高形式，比不伤害原则内容更广、层次更高。强调一切为病人的利益着想、尽量实施对病人有益的事；同时也强调尽量避免伤害病人。一切为病人的利益着想、避免或清除对病人的伤害是护士最主要的职责之一。在实践中护理人员应做到：凡是对病人有益的事情，就应该积极主动地付诸行动；凡是对病人有害的事情。就应该尽量避免。

（三）尊重原则

尊重原则即尊重病人的人格和尊严。由于精神障碍的特殊性，在精神科护理工作中更强调护理人员对病人的尊重。包括尊重病人的人格及自主权两个方面，即尊重病人的尊严、隐私、生命。精神障碍病人由于其特殊性，可以由家属或合法监护人代为行使自主权。

（四）公正原则

公正即公平或正义。公正原则是指在医疗服务中公平、正直地对待每一位病人的伦理原则。当代倡导的医学服务公正观是形式公正与内容公正的有机统一，即具有同样医疗需要以及同等社会贡献和条件的病人，应得到同样的医疗待遇，不同的病人则分别享受有差别的医疗待遇，在基本医疗保健需求上要求做到绝对的公正，在特殊医疗保健需求上要求做到相对公正，即对有同样条件的病人给予同样满足。病人和医护人员在社会地位人格尊严上是平等的，应该享有平等的生命健康权和医疗保健权；医护人员应该以相同的医疗水平、服务态度，对待每一位有同样医护需求的病人；对不同医疗需要的病人应给予不同的医疗待遇。

三、精神科护理工作中常见的伦理问题

（一）知情同意

根据我国有关法律法规，对病人实施临床治疗或进行实验性临床医疗等医疗、科研活动时，应如实向病人或其家属告知病情、措施、风险等，在取得病人或家属同意后方可进行。因此，知情同意（informed consent）是临床和科研工作中尤其是精神科医疗护理工作中一个必不可少的伦理和法律规定的行为准则。

由于精神疾病的影响，有些病人在疾病的某些阶段正确做出决定的能力受到损害。精神疾病病人在接受医疗护理或参与医学研究的知情同意过程中，有两点特别值得注意：有做决定能力的精神疾病病人应由自己完成知情同意过程；没有做决定能力的精神疾病病人的知情同意过程应由合法的代理人来完成，合法代理人的等级一般为配偶、父母、其他直系亲属、一般亲属等。在国外，有些国家认可病人指定的代理人，如律师、雇主等。

护理人员可从以下四个方面判断病人对知情同意过程有无做决定的能力：①病人能否正确地理解相关信息；②病人是否明了自己的状况；③病人能否理性分析接受医疗过程的后果；④病人能否正确表达自己的决定。

精神疾病病人往往因注意力、记忆力、自知力、思维能力的损害，而使正确理解信息的能力、正确判断自己状况的能力受损；重性抑郁、急性躁狂、紧张性兴奋、思维障碍或痴呆等都可能会导致病人不能正确表达自己的决定和选择。一般说来，医护人员对第四条标准较易判断，而另外三条标准往往需要通过医学和心理学的评估来提供依据。临床工作中，通常的做法是依据精神科医生的临床判断来评估，除非病人的行为牵涉到法律问题。

（二）非自愿住院治疗

精神障碍病人非自愿住院涉及的伦理问题由来已久且复杂多样，主要是因为精神障碍病人缺乏自知力或自知力受损所致。我国 2013 年颁布的《精神卫生法》中明确规定："精神障碍的住院治疗实施自愿原则。"这是知情同意原则在精神障碍病人住院治疗上的体现。从这个角度上讲，非自愿住院明显违背了尊重病人自主性和为病人谋利益的伦理原则。但重型精神障碍病人由于缺乏自知力，对自身健康状况或外界客观现实不能完整、正确地认识，或存在严重的自杀、自伤、伤人等行为、风险，这类病人若不能及时住院治疗，可能发生不利于病人或他人的严重后果。因此《精神卫生法》为非自愿治疗的使用条件作出了明确规定："诊断结论、病情评估表明就诊者为严重精神障碍病人并有下列情形之一的，应当对其实施住院治疗：①已经发生伤害自身的行为或者有伤害自身的危险的；②已经发生伤害他人安全的行为或者有伤害他人安全的危险的。"精神科医护人员必须严格遵守该项规定，避免非自愿住院治疗的滥用，最大限度上维护病人的合法权益，同时也避免不利于自身的纠纷，甚至违法事件的出现。

（三）治疗界限的维持

精神障碍病人与护理人员之间治疗关系的建立对于疾病的治疗、康复作用非常重大，这与精神障碍自身的特点有关：精神障碍护理过程中护理人员需要不断鼓励病人说出内心隐藏的真实感受，从而更好地对病人病情和治疗效果进行评定；对病人外在行为的观察，在精神障碍治疗和护理过程中非常重要，但病人的某些行为，可能并非其真实想法，有时甚至是相反的。如重度抑郁病人为达到自杀的目的，可能在医护人员面前表达出愉悦的言语或行为来掩饰自己内心的真实想法。这就需要护理人员与病人建立非常信任的关系才能更好地进入他们的内心世界，良好的护患关系有利于护理人员更好的判断病情，同时也可能因知晓太多病人个人隐私或未能守住伦理底线而导致越过治疗界限，这种超出正常专业关系界限的行为对病人可能是有害的，因此应该避免发生。

（四）通讯和会客

目前我国医疗机构中精神障碍住院治疗主要分为开放式病房和封闭式病房两类。开放式病房管理方式与躯体疾病病房相同，病人与外界、社会保持接触，社会功能基本不因住院而受影响；封闭式病房则采用全封闭式管理，病人住院期间，除了必要的检查、治疗及每天定时的集体外出活动，基本不能外出，与外界接触明显减少，通信、会客等受到限制。为此《精神卫生法》规定：医疗机构及其医务人员应当尊重住院精神障碍病人的通讯和会见探访者的权利。除在急性发病期或者为了避免妨碍治疗可以暂时性限制外，不得限制病人的通讯和会见探访者的权利。这一方面可以维护病人本人的利益，减少住院治疗对他产生的影响；另一方面也有利于发挥外界对医护人员行为监督的作用，进一步规范医护人员的治疗和护理行为。

（五）约束和隔离

根据《精神卫生法》第四十条规定："精神障碍病人在医疗机构内发生或者将要发生伤害自身伤害他人安全、扰乱医疗秩序的行为，医疗机构及其医务人员在没有其他可替代措施的情况下可以实施约束、隔离等保护性医疗措施。实施保护性医疗措施，应当遵循诊断标准和治疗规范，并在实施后告知病人的监护人。禁止利用约束、隔离等保护性医疗措施惩罚病人。"在临床实际工作中,病人入院时都由监护人签署病人保护性约束知情同意书,一般情况下护理人员可根据医嘱执行约束,在紧急情况下也可先实施约束,但需要立即通知医生在三小时内补开医嘱。

第二节 精神科护理与法律

法律狭义上是指国家立法机关制定的规范性文件,广义上的法律除国家机关制定的规范性文件之外,还包括其他国家机关制定或认可的行为规则。精神科护理工作常会涉及一些法律问题,精神科护理人员在从事临床护理工作过程中为了能够合理决策,并且避免违法行为的发生,应该对相关法律知识有所了解,并严格遵守各项法律法规要求。

一、相关概念

(一)权利

法律上的权利是指法律所允许的权利人为满足自己的利益而采取的由其他人的法律义务所保证的一种可能的法律权利。权利的核心是能够"自主决定",其内容表现为:①行为人可以自主决定做出一定行为的权利;②行为人要求他人履行一定的法律义务;③行为人在自己的权利受到侵犯时,有请求国家机关予以保护的权利。

病人权利是公民健康权利的一种,可以理解为法律所允许的病人特有的、为满足自己的利益而采取的、由其他人的法律义务所保障的一种可能的法律手段。

(二)义务

义务与权利相对应,是指法律上和道德上应尽的责任。法律上的义务,是指法律规定的对法律关系主体必须做出一定行为或不得做出一定行为的约束,违反法律义务就要承担法律责任。道德范畴的义务,是指人们按内心的信念,自觉履行社会责任,其履行的好坏就成为衡量一个人道德水平高低的尺度。精神科护理人员在临床工作时,根据法律规定具有为病人提供与疾病护理相关的各种服务的义务,必须严格履行。

(三)行为能力

行为能力即民事行为能力,指自然人能够以自己的行为依法行使权利和承担义务。我国民法第十三条规定,精神病人的行为能力分为三级:无行为能力,限制行为能力和完全行为能力。不能辨认自己行为的精神病人是无民事行为能力的人,由他的法定代理人代理民事活动;不能完全辨认自己行为的精神病人是限制民事行为能力的人,可以进行与他的健康状况相适应的民事活动,其他活动由其法定代理人代理或经其法定代理人的同意。

精神障碍病人受疾病影响,辨认能力受损或缺失,缺乏正确的判断力或保护个人权益的能力,一般属于无民事行为能力人或限制民事行为能力人,其民事活动由他的法定代理人代理。在现实环境中,判断精神障碍病人是否能够辨认自己的行为比较困难。因此《民法通则》规定:"应经利害关系人申请,由人民法院根据司法精神病学鉴定或者参照医院所做的诊断、鉴定确定其民事行为能力,在不具备诊断、鉴定条件的情况下,也可参照群众公认的当事人的精神状态认定,但应以利害关系人没有异议为限。"

（四）责任能力

责任能力是指刑事责任能力，指行为人辨认和控制自己行为的能力。辨认能力是指行为人对自己行为的性质、意义、后果认识的能力；控制能力是指一个人按照自己的意志支配自己行为的能力。对于一般公民来讲，只要达到一定的年龄，生理和智力发育正常，就具有相应的辨认和控制自己行为的能力，从而具有刑事责任能力。精神障碍病人辨认力和控制力受损，是否应负刑事责任，关键在于行为时是否具有辨认或者控制自己行为的能力。我国刑法对精神病人的责任能力有明确规定，将其分为三级：完全责任能力，限制责任能力，无责任能力。严重的精神疾病病人如精神分裂症，情感性精神障碍，在疾病的发作期一般为无责任能力；某些器质性障碍的病人如精神发育迟滞的病人，根据实际情况可能为限制责任能力或无责任能力；对无器质性损害的精神障碍如神经症，一般认为有完全责任能力。

我国刑法规定："精神病人在不能辨认或者控制自己行为的时候造成危害结果，经法定程序鉴定确认的，不负刑事责任，但是应当责令他的家属或者监护人严加看管和医疗；在必要的时候，由政府强制医疗。间歇性的精神障碍病人在精神正常的时候犯罪，应当负刑事责任。尚未完全丧失或者控制自己行为的精神病人犯罪的，应当负刑事责任，但是可以从轻或者减轻处罚，即限制刑事责任能力。"

二、精神障碍患者的权利与义务

（一）精神障碍患者的权利

根据我国现行法律法规条例的规定，患者享有的基本权利包括：生命权、医疗保障权、知情同意权、人身自由权、自主权、隐私权、医疗监督权、获取赔偿权等。

1. 生命权　生命权是最基本的人权，指以自然人的生命维持和安全利益为内容的人格权，即自然人维持生命和维护生命安全利益的民事权利。生命权包括生命享有权、生命维护权、生命利益支配权。我国《民法通则》第98条规定："公民享有生命健康权。"生命权具有平等性。一方面，任何人都平等地享有生命权且受到法律的平等保护；另一方面，任何时候都不能牺牲某个人的生命，而去维护另一个人的生命。精神障碍患者在发病期间可能出现伤人、自伤、毁物等冲动攻击行为，可能危害个人、他人、社会的安全，但其享有的生命权依然在法律上受到平等保护。

2. 医疗保障权　医疗保障权是公民生命权的特殊社会表现形式，指无论患者性别、国籍、民族信仰、社会地位、病情轻重如何，都有接受合理、连续诊疗的权利。医疗保障权是人类对生命处在特定状况下的一种自我保护。我国《宪法》及《民法通则》中都有相关规定，对公民特别是患者的医疗保障权加以确认和保护，如《宪法》中规定："中华人民共和国公民在年老疾病或者丧失劳动能力的情况下，有从国家和社会获得物质帮助的权利。"现代意义上的医疗保障权具有宏观和微观两个不同层面的含义。宏观讲，医疗保障权包含社会成员的生命与健康有权得到保障，每一个社会成员都应能享有卫生保健，政府应当制定相应的政策、法规，通过社会建立基本的医疗保障体制和有效的运行机制；从微观上看，医疗保障权指个人有权在医疗机构进行健康检查，患病时有权得到医疗部门的检查、诊断、治疗等卫生服务。

3. 知情同意权　知情同意包括两个部分，一是知情，二是同意，两者都是患者的权利。因此，临床上患者接受治疗、检查以及科学研究前要先完成知情同意，是为了尊重和保护患者的权利,也是医护人员的义务,而不是为医护人员防范医疗过程失败可能带来的风险。一般来说,知情同意主要包括提供信息、信息的理解、做决定的能力和自愿参加等基本要素。

精神障碍患者与其他所有患者一样具有知情同意权。《夏威夷宣言》中对精神障碍患者知情同意权作出了明确规定:"病人与精神病科医生的治疗关系建立在彼此同意的基础上,这就要求做到互相信任,开诚布公,合作及彼此负责。病重者若不能建立这种关系,则应像给儿童进行治疗那样,同病人的亲属或能被病人所接受的人进行联系。"精神障碍患者知情同意能力可能有不同程度的受损,在其不能行使这种权利时可由其监护人代为行使。因此临床护理人员应不断评估患者的知情同意能力,依此决定是接受患者的决定还是转而寻求其监护人的知情同意。

4. 人身自由权 人身自由权包括身体自由权和精神自由权,是指公民在法律规定的范围内依据自己的意志和利益进行思维和行动,不受外在力约束控制或妨碍的人格权。人身自由权是精神障碍患者的一项基本权利。《精神卫生法》第五条规定:"任何组织和个人不得歧视、侮辱、虐待精神障碍病人,不得非法限制精神障碍病人的人身自由。"这对维护精神障碍患者的人身自由权提供了有力保障,违背患者意愿限制其人身自由的行为及强制性治疗有可能产生侵权行为,需要护理人员特别注意。在现实情境中,精神障碍患者可能会发生伤害自身或他人的行为,或者有伤害自身或他人的危险,《精神卫生法》对这种情况作出了相应的规定:经其监护人同意,医疗机构应当对病人实施住院治疗;监护人不同意的,医疗机构不得对病人实施住院治疗,但必须做好看管。另外,精神障碍患者住院期间可能会被使用保护性约束或隔离,《精神卫生法》第四十条也有相应规定:"精神障碍病人在医疗机构内发生或者将要发生伤害自身、危害他人安全、扰乱医疗秩序的行为,医疗机构及其医务人员在没有其他可替代措施的情况下,可以实施约束、隔离等保护性医疗措施。实施保护性措施应当遵循诊断标准和治疗规范,并在实施后告知病人的监护人。禁止利用约束、隔离等保护性医疗措施惩罚精神障碍病人。"因此精神科护理人员在严格遵照相关程序和要求的前提下实施保护性约束或隔离,并不侵害患者的人身自由权。

5. 自主权 患者自主权是指患者对与自己身体、生命相关的事项,有自己决定的权利。涵盖的内容比较广泛,包括在整个诊疗过程中的一切事项的决定权;有权决定接受或拒绝任何一项医疗服务(卫生法律、法规规定的实施强制治疗除外);有权拒绝非医疗活动;在不违反卫生法律、法规的前提下,有权要求出院、转院等。

精神障碍患者的行为能力和自主性会受到疾病不同程度的影响,因此患者的自主权在行使过程中表现出一定的特殊性。为更好地维护精神障碍患者的自主权,应该在坚持公正、规范原则下对患者的自主行为能力进行全面、连续的评估,并在必要的时候进行复核;主动尊重患者的自主权,尽到告知义务;对医护人员的干涉权进行规范限制,以免滥用。

6. 隐私权 隐私权指公民享有的私生活安宁、私人兴趣依法受到保护,不被他人非法侵扰、知悉、搜集、利用和公开的权利。医患关系中的隐私指患者在疾病诊断和治疗过程中向医护人员披露的任何信息,以及医护人员在诊疗、护理过程中获得的任何信息。患者具有其个人隐私不受医方不法侵犯的权利,同时对于医护人员已经知悉的患者隐私,在得到本人同意前医护人员不得将其公开。

7．医疗监督权　医疗监督权是指患者在整个诊疗护理过程中，有权对自己所接受的服务进行监督。精神障碍患者行使医疗监督权的能力可能受疾病影响而减弱或消失，但患者的该项权利并不消失，而是由其监护人代为行使。

8．获取赔偿权　患者在就医过程中因医方的侵权行为或违法行为受到损害时有权获得赔偿。《侵权责任法》规定："侵害公民生命权、健康权、隐私权、名誉权等权利时应该承担侵权责任，而且侵权人因同一行为应当承担行政责任或者刑事责任的，不影响依法承担侵权责任。"根据医疗事故处理条例的规定，医疗机构及其医务人员在医疗活动中违反医疗卫生法管理法律、行政法规、部门规章和诊疗护理规范、常规，过失造成患者人身损害时，应根据该条例进行处理。

（二）精神障碍患者的义务

1．如实陈述病情　患者及家属应该如实提供与疾病和诊疗相关的信息，不得故意隐瞒事实或提供与事实相悖的信息。精神障碍患者及家属可能因为某些特殊原因，而在提供病情相关资料时有所隐瞒或提供虚假信息，对因提供虚假信息而产生的不良后果应由其自身承担。

2．遵守医嘱　患者应配合医生护士及其他医务人员的治疗、检查、护理、指导。精神障碍患者可因疾病的影响而出现拒绝治疗、检查等行为，精神科护理人员应该耐心与其沟通，了解患者不遵守医嘱的行为背后的原因和动机。

3．自我保健　患者有责任为自己的健康负责，应主动改变自己不良的生活习惯，发挥自身在预防疾病、促进健康中的能动作用。精神障碍患者，特别是慢性衰退期的患者，履行自我保健义务的能力受到很大限制，监护人应协助其做好自我保健。

4．尊重医护人员　医患双方应该相互尊重。精神障碍患者在疾病影响下，可能发生冲动、攻击行为或辱骂工作人员，医护人员应该理解这是患者在疾病状态下的表现，多包容并从疾病角度观察处理和对待。

5．遵守医疗机构规章制度　患者和家属应该认真遵守医疗机构制定的相关规章制度，任何违反相关制度的行为均应被制止。

6．爱护公共财物　医疗机构的公共财物均是为患者提供医疗护理服务的基本条件，任何人都应爱护。无论有意还是无意损坏都应赔偿。因此精神障碍患者即使在发病期间造成公共财物的损坏，也应做出相应赔偿。

三、精神科护理人员的权利与义务

（一）精神科护理人员的权利

1．诊疗护理权　护理人员有权对与疾病相关的生理、心理、社会等信息进行收集，从而更好地对患者病情进行评估、制定相应的护理计划、护理措施。精神科护理工作涉及很多患者隐私，护理人员在行使护理诊疗权时一定要注意把握好界限，对与疾病治疗、护理不相关的内容不能因好奇心或其他原因而继续挖掘。

2．医疗干涉权　是指在医疗活动中，医方对患者疾病治疗的过问和干预的权利。精神科医护人员使用的医疗干涉权比较多，如强制住院、保护性约束和隔离等，这些措施对避免患者在疾病治疗过程中发生不利于自身或他人的不良事件，帮助患者尽快康复有非常重大的作用，与患者自身利益是相容的，但这种干涉权的使用必须有明确的前提条件并在一定程度上限制，否则可能导致滥用。首先医护人员必须严格履行个人的职业义务；其次干涉权要在患者自主权受到限制的情况下才能使用，使用前必须征得监护人的知情同意；第三，干涉权要在患者不能履行某些患者义务时才能使用；干涉权使用时必须审慎决策，避免滥用。

3. 人格尊严权　医护人员无论是作为社会自然人还是行业工作人员，其人格尊严都应该得到患者和家属的主动尊重。精神障碍患者在病情发作时，可能出现攻击、辱骂护理人员的行为，这是疾病的表现，不能归入不尊重护理人员人格尊严的范围，但护理人员应该及时采取有效措施，对患者的病情进行控制。

4. 维护医疗机构正常秩序权　对于扰乱医疗秩序、破坏诊疗行为的患者或家属，医护人员有权对其进行干涉、劝说、制止或提起诉讼。

（二）精神科护理人员的义务

1. 注意义务　医疗注意义务是指医护人员在医疗、护理过程中，应当依据法律、法规、规章、操作规程及职务和业务上的习惯和常理，保持足够的小心谨慎，以预见医疗行为的危害结果、有效防止危害结果发生的义务。医疗护理活动中注意义务的主体是医护人员，客体是患者的人身利益，履行注意义务的目的是为了预见医疗护理行为的危害结果和防止危害结果的发生，从而最大限度地保护患者的利益。医护人员违反注意义务属于侵权行为，要承担相应责任。

2. 告知义务　护理人员的告知义务是指从患者入院到出院或死亡的全过程中，护士有义务向患者及家属介绍护理程序、护理操作的目的及注意事项、可能发生的不良后果，并解答咨询，给予技术专业指导。我国对医疗护理活动中医护人员必须履行告知义务有相应规定。《医疗事故处理条例》第十一条规定："在医疗活动中，医疗机构及其医务人员应当将病人的病情、医疗措施、医疗风险等如实告知病人，及时解答其咨询；但是，应当避免对病人产生不利后果。"违反告知义务通常有两种情形：一种是告知不实，即误告或错告；另一种是应告知而未告知，即隐瞒和遗漏。护理人员在临床工作中若不履行告知义务或履行告知义务不当而为患者带来不良后果时，需要承担相应的法律责任。

3. 保密义务　医护人员在医疗活动过程中应遵循保密的原则，同时在某些特殊情况下也有义务对患者保守秘密。《侵权责任法》第六十二条规定："医疗机构及其医务人员应当对病人的隐私保密。泄露病人隐私或者未经病人同意公开其病历资料，造成病人损害的，应当承担侵权责任。"《中华人民共和国护士管理办法》第二十四条规定："护士在执业中得悉就医者的隐私，不得泄露，但法律另有规定的除外。"《护士条例》中规定："护士应当尊重、关心、爱护病人，保护病人的隐私；对于不履行保密义务，泄露病人隐私的，应该给予相应处罚。"精神科护理人员应该为患者保密的内容包括：疾病诊疗相关信息，患者不愿向外宣告的自身缺陷、不愿向外泄露的病史、不愿让人知道的与疾病无关的其他个人隐私等。

4. 诊疗义务　指医护人员根据患者要求，运用医学技术、知识或手段正确地诊断疾病并给予适当治疗、护理的义务。医护人员的诊疗义务可以理解为一般情况下医护人员可以尽到的，通过谨慎的作为或者不作为避免患者受到损害的义务。

5. 制作、保存、提供病历资料义务　病历是医务人员在医疗活动过程中形成的文字、符号、图表、影像、切片等资料，包括门（急）诊病历和住院病历。医护人员书写的病历资料在医疗侵权诉讼中是极为关键的证据，也是维护医患双方权益的有力工具。《医疗机构病历管理规定（2013年版）》中要求医疗机构必须按照各项规定书写病历，同时按相应要求保管病历，并对门急诊、住院病历的保存年限作出了明确规定。

6. 转诊义务　当医疗机构现有技术水平和医疗条件无法满足患者抢救、治疗需求时，医护人员有及时为患者提供转诊的义务，以免延误病情。在患者转诊之前，医护人员应为其提供必要的抢救、治疗和护理。

四、精神科护理常涉及的法律问题

（一）患者的入院形式

1. 自愿入院　患者因自己的疾病状态，而自愿要求住院时即为自愿入院。自愿入院患者如果在治疗过程中因暴力倾向可能伤害自己或他人时，也没有拒绝接受治疗的权利。自愿入院患者，虽然没有任何时候都可以要求自动出院的权利，但有申请出院的权利。

2. 非自愿入院　包括以下几种情况：患者可能会对自己和他人造成伤害；病情需要治疗；丧失生活能力。对于非自愿入院患者必须有明确的原因。

（1）强制入院：强制入院通常是指因疾病症状，患者生活不能自理，或有潜在的对自己或他人造成伤害的可能性。这类患者一般由亲属或监护人送医院治疗，拒不接受诊治可由当地公安机关强制入院。

（2）司法鉴定入院：对象是出现危害或犯罪行为，但需要住院观察进行司法精神鉴定的人。入院和出院均由委托单位办理手续，未经委托单位同意，其他人员不能探望。

强制患者入院易被患者或家属认为是限制人身自由或非法拘禁，从而引起法律纠纷。所以对非自愿入院的精神患者强迫入院时必须具备两方面条件：①病情必须达到一定的严重程度。②符合病情严重程度的患者，可由其亲属、监护人或法定代理人提出要求或申请，经医师检查认为确实患有精神病并签发住院证后方可办理入院手续。

（二）治疗中的知情同意问题

根据我国法律规定，知情同意权是患者享有的权利之一。医疗机构应当尊重患者对自己的病情、诊断、治疗的知情权利。对精神科患者，无论自愿或非自愿入院，入院后医生都要为其制定切实可行的治疗方案。医生在决定对患者治疗时应取得患者或其家属的同意。例如需要对患者进行电休克治疗或采用新的治疗方法时，必须对患者解释疗效和副作用，在取得同意的情况下才可执行。在某些精神患者的知情同意过程中，护士有义务对护理方面的服务向患者作出解释，提供有关资料时应注意与医生保持一致，防止患者或家属产生误解。

（三）隐私权的法律问题

我国有关法律规定，维护隐私是患者的权利，也是医务人员的义务。在医疗实践中，要保护患者的隐私，避免患者精神受各种有害因素的侵害和刺激，这不仅是道德问题，也涉及法律问题。在精神科护理活动中侵犯患者隐私主要包括两种情况，一是泄露患者隐私，二是未经患者同意公开其医学文书及有关资料。精神科护理人员必须从个人意识层面将保护患者隐私上升到法律高度在保护患者的同时也保护自己。

（四）人身自由的法律问题

人身自由权利是我国宪法规定的公民基本权利之一。保护性约束与隔离是精神科为防止患者发生意外或满足医疗护理工作需要所必须采取的保护性措施。但这项操作应由医护共同评估患者情况后方可使用，并做好相应记录和情况说明；患者情况稳定后要尽快解除，同时要取得患者监护人的同意和委托；情况紧急时可先处理患者，事后再及时告知患者监护人；也可以在患者入院时提前预计可能出现的紧急情况，并向患者监护人做好充分告知，签订必要时采取保护性约束和隔离措施的知情同意委托书。在实施保护性约束和隔离时还应注意，保护性安全措施应当由执业医师决定，护士应该按医嘱执行，不得越权任意施行，更不可作为惩罚患者的手段滥用。

（张要珍）

扫一扫
测一测

复习思考题

1. 简述精神科护理伦理的基本原则。
2. 简述精神障碍患者的权利和义务。
3. 简述精神科护理人员的权利和义务。

附录一　护理诊断训练

【目的】

熟练掌握精神分裂症患者的常见护理诊断及诊断依据；学会通过收集和分析整理资料发现异常资料，并能与护理诊断的诊断依据进行比较，得出正确的护理诊断。

【准备】

1．患者　典型精神分裂症患者或典型病例。

2．学生　按护士标准穿戴整齐。态度真诚，调整好语音和语速，在沟通前，应该掌握患者的基本情况，以便掌控谈话内容，进行有效的交流。

3．场所　选择医院、教室等。

4．时间　1学时。

【方法与过程】

1．带教老师讲解精神分裂症的常用护理诊断。

2．选择当地医院，抽取2～3个典型患者（或典型病例）。

3．每组若干名学生，每组选1名组长，每组对1名患者或1个典型病例进行护理评估，观察并识别异常精神活动的典型症状，同时记录。

4．各组汇报评估结果，组织学生讨论，提出护理诊断并给出诊断依据。

【小结】

1．带教老师将各组的护理评估、护理诊断汇总、小结。

2．布置作业

病例1：男，28岁，精神分裂症偏执型

在家时，一直感觉同父异母的妹妹爱慕自己，并对此坚信不疑，所以天天敲妹妹的门，吓得妹妹不敢出来。（钟情妄想）

病例2：女，40岁，精神分裂症偏执型

患者入院后常对护士说："饭菜里有浓烈刺鼻的药物气味。"坚信是坏人故意放的。表现有捏鼻动作并拒食。（幻嗅、被害妄想）

（1）为以上2个病例做出相应的护理诊断。

（2）各组写出患者（病例）的典型精神症状。

（3）写出本次实践课后的体会。

附录二　焦虑自评量表

焦虑是一种比较普遍的精神体验，长期存在焦虑反应的人易发展为焦虑症。本量表包含 20 个项目，分为 4 级评分，请您仔细阅读以下内容，根据最近一星期的情况如实回答。

填表说明：所有题目均共用答案，请在 A、B、C、D 下划"√"，每题限选一个答案。

姓名＿＿＿＿＿＿＿＿　　性别：□男　　□女

自评题目：

答案：A 没有或很少时间；B 小部分时间；C 相当多时间；D 绝大部分或全部时间。

1. 我觉得比平时容易紧张或着急	A	B	C	D
2. 我无缘无故在感到害怕	A	B	C	D
3. 我容易心里烦乱或感到惊恐	A	B	C	D
4. 我觉得我可能将要发疯	A	B	C	D
*5. 我觉得一切都很好	A	B	C	D
6. 我手脚发抖打颤	A	B	C	D
7. 我因为头疼、颈痛和背痛而苦恼	A	B	C	D
8. 我觉得容易衰弱和疲乏	A	B	C	D
*9. 我觉得心平气和，并且容易安静坐着	A	B	C	D
10. 我觉得心跳得很快	A	B	C	D
11. 我因为一阵阵头晕而苦恼	A	B	C	D
12. 我有晕倒发作，或觉得要晕倒似的	A	B	C	D
*13. 我吸气呼气都感到很容易	A	B	C	D
14. 我的手脚麻木和刺痛	A	B	C	D
15. 我因为胃痛和消化不良而苦恼	A	B	C	D
16. 我常常要小便	A	B	C	D
*17. 我的手脚常常是干燥温暖的	A	B	C	D
18. 我脸红发热	A	B	C	D
*19. 我容易入睡并且一夜睡得很好	A	B	C	D
20. 我作恶梦	A	B	C	D

评分标准：正向计分题 A、B、C、D 按 1、2、3、4 分计；反向计分题（标注 * 的题目题号：5、9、13、17、19）按 4、3、2、1 计分。总分乘以 1.25 取整数，即得标准分。低于 50 分者为正常；50 ~ 60 分者为轻度焦虑；61 ~ 70 分者为中度焦虑，70 分以上者为重度焦虑。

附录三 抑郁自评量表

本量表包含 20 个项目，分为 4 级评分，为保证调查结果的准确性，务请您仔细阅读以下内容，根据最近一星期的情况如实回答。

填表说明：所有题目均共用答案，请在 A、B、C、D 下划"√"，每题限选一个答案。

姓名_____　　性别：□男　□女

自评题目：

答案： A 没有或很少时间；B 小部分时间；C 相当多时间；D 绝大部分或全部时间。

1. 我觉得闷闷不乐，情绪低沉	A	B	C	D
*2. 我觉得一天之中早晨最好	A	B	C	D
3. 我一阵阵哭出来或想哭	A	B	C	D
4. 我晚上睡眠不好	A	B	C	D
*5. 我吃得跟平常一样多	A	B	C	D
*6. 我与异性密切接触时和以往一样感到愉快	A	B	C	D
7. 我发觉我的体重在下降	A	B	C	D
8. 我有便秘的苦恼	A	B	C	D
9. 我心跳比平时快	A	B	C	D
10. 我无缘无故地感到疲乏	A	B	C	D
*11. 我的头脑跟平常一样清楚	A	B	C	D
*12. 我觉得经常做的事情并没困难	A	B	C	D
13. 我觉得不安而平静不下来	A	B	C	D
*14. 我对将来抱有希望	A	B	C	D
15. 我比平常容易生气激动	A	B	C	D
*16. 我觉得作出决定是容易的	A	B	C	D
*17. 我觉得自己是个有用的人，有人需要我	A	B	C	D
*18. 我的生活过得很有意思	A	B	C	D
19. 我认为如果我死了别人会生活得更好些	A	B	C	D
*20. 平常感兴趣的事我仍然照样感兴趣	A	B	C	D

评分标准：正向计分题 A、B、C、D 按 1、2、3、4 分计；反向计分题（标注 * 的题目，题号：2、5、6、11、12、14、16、17、18、20）按 4、3、2、1 计分。总分乘以 1.25 取整数，即得标准分。低于 50 分者为正常；50～60 分者为轻度焦虑；61～70 分者为中度焦虑，70 分以上者为重度焦虑。

附录四　中华人民共和国精神卫生法

（2012 年 10 月 26 日第十一届全国人民代表大会常务委员会第二十九次会议通过）

第一章　总　　则

第一条　为了发展精神卫生事业，规范精神卫生服务，维护精神障碍患者的合法权益，制定本法。

第二条　在中华人民共和国境内开展维护和增进公民心理健康、预防和治疗精神障碍、促进精神障碍患者康复的活动，适用本法。

第三条　精神卫生工作实行预防为主的方针，坚持预防、治疗和康复相结合的原则。

第四条　精神障碍患者的人格尊严、人身和财产安全不受侵犯。精神障碍患者的教育、劳动、医疗以及从国家和社会获得物质帮助等方面的合法权益受法律保护。有关单位和个人应当对精神障碍患者的姓名、肖像、住址、工作单位、病历资料以及其他可能推断出其身份的信息予以保密；但是，依法履行职责需要公开的除外。

第五条　全社会应当尊重、理解、关爱精神障碍患者。

任何组织或者个人不得歧视、侮辱、虐待精神障碍患者，不得非法限制精神障碍患者的人身自由。新闻报道和文学艺术作品等不得含有歧视、侮辱精神障碍患者的内容。

第六条　精神卫生工作实行政府组织领导、部门各负其责、家庭和单位尽力尽责、全社会共同参与的综合管理机制。

第七条　县级以上人民政府领导精神卫生工作，将其纳入国民经济和社会发展规划，建设和完善精神障碍的预防、治疗和康复服务体系，建立健全精神卫生工作协调机制和工作责任制，对有关部门承担的精神卫生工作进行考核、监督。乡镇人民政府和街道办事处根据本地区的实际情况，组织开展预防精神障碍发生、促进精神障碍患者康复等工作。

第八条　国务院卫生行政部门主管全国的精神卫生工作。县级以上地方人民政府卫生行政部门主管本行政区域的精神卫生工作。县级以上人民政府司法行政、民政、公安、教育、人力资源社会保障等部门在各自职责范围内负责有关的精神卫生工作。

第九条　精神障碍患者的监护人应当履行监护职责，维护精神障碍患者的合法权益。禁止对精神障碍患者实施家庭暴力，禁止遗弃精神障碍患者。

第十条　中国残疾人联合会及其地方组织依照法律、法规或者接受政府委托，动员社会力量，开展精神卫生工作。村民委员会、居民委员会依照本法的规定开展精神卫生工作，并对所在地人民政府开展的精神卫生工作予以协助。国家鼓励和支持工会、共产主义青年团、妇女联合会、红十字会、科学技术协会等团体依法开展精神卫生工作。

第十一条　国家鼓励和支持开展精神卫生专门人才的培养,维护精神卫生工作人员的合法权益,加强精神卫生专业队伍建设。国家鼓励和支持开展精神卫生科学技术研究,发展现代医学、我国传统医学、心理学,提高精神障碍预防、诊断、治疗、康复的科学技术水平。国家鼓励和支持开展精神卫生领域的国际交流与合作。

第十二条　各级人民政府和县级以上人民政府有关部门应当采取措施,鼓励和支持组织、个人提供精神卫生志愿服务,捐助精神卫生事业,兴建精神卫生公益设施。对在精神卫生工作中作出突出贡献的组织、个人,按照国家有关规定给予表彰、奖励。

第二章　心理健康促进和精神障碍预防

第十三条　各级人民政府和县级以上人民政府有关部门应当采取措施,加强心理健康促进和精神障碍预防工作,提高公众心理健康水平。

第十四条　各级人民政府和县级以上人民政府有关部门制定的突发事件应急预案,应当包括心理援助的内容。发生突发事件,履行统一领导职责或者组织处置突发事件的人民政府应当根据突发事件的具体情况,按照应急预案的规定,组织开展心理援助工作。

第十五条　用人单位应当创造有益于职工身心健康的工作环境,关注职工的心理健康;对处于职业发展特定时期或者在特殊岗位工作的职工,应当有针对性地开展心理健康教育。

第十六条　各级各类学校应当对学生进行精神卫生知识教育;配备或者聘请心理健康教育教师、辅导人员,并可以设立心理健康辅导室,对学生进行心理健康教育。学前教育机构应当对幼儿开展符合其特点的心理健康教育。发生自然灾害、意外伤害、公共安全事件等可能影响学生心理健康的事件,学校应当及时组织专业人员对学生进行心理援助。教师应当学习和了解相关的精神卫生知识,关注学生心理健康状况,正确引导、激励学生。地方各级人民政府教育行政部门和学校应当重视教师心理健康。学校和教师应当与学生父母或者其他监护人、近亲属沟通学生心理健康情况。

第十七条　医务人员开展疾病诊疗服务,应当按照诊断标准和治疗规范的要求,对就诊者进行心理健康指导;发现就诊者可能患有精神障碍的,应当建议其到符合本法规定的医疗机构就诊。

第十八条　监狱、看守所、拘留所、强制隔离戒毒所等场所,应当对服刑人员,被依法拘留、逮捕、强制隔离戒毒的人员等,开展精神卫生知识宣传,关注其心理健康状况,必要时提供心理咨询和心理辅导。

第十九条　县级以上地方人民政府人力资源社会保障、教育、卫生、司法行政、公安等部门应当在各自职责范围内分别对本法第十五条至第十八条规定的单位履行精神障碍预防义务的情况进行督促和指导。

第二十条　村民委员会、居民委员会应当协助所在地人民政府及其有关部门开展社区心理健康指导、精神卫生知识宣传教育活动,创建有益于居民身心健康的社区环境。乡镇卫生院或者社区卫生服务机构应当为村民委员会、居民委员会开展社区心理健康指导、精神卫生知识宣传教育活动提供技术指导。

第二十一条　家庭成员之间应当相互关爱,创造良好、和睦的家庭环境,提高精神障碍预防意识;发现家庭成员可能患有精神障碍的,应当帮助其及时就诊,照顾其生活,做好看护管理。

第二十二条 国家鼓励和支持新闻媒体、社会组织开展精神卫生的公益性宣传，普及精神卫生知识，引导公众关注心理健康，预防精神障碍的发生。

第二十三条 心理咨询人员应当提高业务素质，遵守执业规范，为社会公众提供专业化的心理咨询服务。心理咨询人员不得从事心理治疗或者精神障碍的诊断、治疗。心理咨询人员发现接受咨询的人员可能患有精神障碍的，应当建议其到符合本法规定的医疗机构就诊。心理咨询人员应当尊重接受咨询人员的隐私，并为其保守秘密。

第二十四条 国务院卫生行政部门建立精神卫生监测网络，实行严重精神障碍发病报告制度，组织开展精神障碍发生状况、发展趋势等的监测和专题调查工作。精神卫生监测和严重精神障碍发病报告管理办法，由国务院卫生行政部门制定。国务院卫生行政部门应当会同有关部门、组织，建立精神卫生工作信息共享机制，实现信息互联互通、交流共享。

第三章 精神障碍的诊断和治疗

第二十五条 开展精神障碍诊断、治疗活动，应当具备下列条件，并依照医疗机构的管理规定办理有关手续：

（一）有与从事的精神障碍诊断、治疗相适应的精神科执业医师、护士；

（二）有满足开展精神障碍诊断、治疗需要的设施和设备；

（三）有完善的精神障碍诊断、治疗管理制度和质量监控制度。

从事精神障碍诊断、治疗的专科医疗机构还应当配备从事心理治疗的人员。

第二十六条 精神障碍的诊断、治疗，应当遵循维护患者合法权益、尊重患者人格尊严的原则，保障患者在现有条件下获得良好的精神卫生服务。精神障碍分类、诊断标准和治疗规范，由国务院卫生行政部门组织制定。

第二十七条 精神障碍的诊断应当以精神健康状况为依据。除法律另有规定外，不得违背本人意志进行确定其是否患有精神障碍的医学检查。

第二十八条 除个人自行到医疗机构进行精神障碍诊断外，疑似精神障碍患者的近亲属可以将其送往医疗机构进行精神障碍诊断。对查找不到近亲属的流浪乞讨疑似精神障碍患者，由当地民政等有关部门按照职责分工，帮助送往医疗机构进行精神障碍诊断。疑似精神障碍患者发生伤害自身、危害他人安全的行为，或者有伤害自身、危害他人安全的危险的，其近亲属、所在单位、当地公安机关应当立即采取措施予以制止，并将其送往医疗机构进行精神障碍诊断。医疗机构接到送诊的疑似精神障碍患者，不得拒绝为其作出诊断。

第二十九条 精神障碍的诊断应当由精神科执业医师作出。医疗机构接到依照本法第二十八条第二款规定送诊的疑似精神障碍患者，应当将其留院，立即指派精神科执业医师进行诊断，并及时出具诊断结论。

第三十条 精神障碍的住院治疗实行自愿原则。诊断结论、病情评估表明，就诊者为严重精神障碍患者并有下列情形之一的，应当对其实施住院治疗：

（一）已经发生伤害自身的行为，或者有伤害自身的危险的；

（二）已经发生危害他人安全的行为，或者有危害他人安全的危险的。

第三十一条 精神障碍患者有本法第三十条第二款第一项情形的，经其监护人同意，医疗机构应当对患者实施住院治疗；监护人不同意的，医疗机构不得对患者实施住院治疗。监护人应当对在家居住的患者做好看护管理。

第三十二条 精神障碍患者有本法第三十条第二款第二项情形，患者或者其监护人对需要住院治疗的诊断结论有异议,不同意对患者实施住院治疗的,可以要求再次诊断和鉴定。

依照前款规定要求再次诊断的,应当自收到诊断结论之日起三日内向原医疗机构或者其他具有合法资质的医疗机构提出。承担再次诊断的医疗机构应当在接到再次诊断要求后指派二名初次诊断医师以外的精神科执业医师进行再次诊断,并及时出具再次诊断结论。承担再次诊断的执业医师应当到收治患者的医疗机构面见、询问患者,该医疗机构应当予以配合。

对再次诊断结论有异议的,可以自主委托依法取得执业资质的鉴定机构进行精神障碍医学鉴定;医疗机构应当公示经公告的鉴定机构名单和联系方式。接受委托的鉴定机构应当指定本机构具有该鉴定事项执业资格的二名以上鉴定人共同进行鉴定,并及时出具鉴定报告。

第三十三条　鉴定人应当到收治精神障碍患者的医疗机构面见、询问患者,该医疗机构应当予以配合。鉴定人本人或者其近亲属与鉴定事项有利害关系,可能影响其独立、客观、公正进行鉴定的,应当回避。

第三十四条　鉴定机构、鉴定人应当遵守有关法律、法规、规章的规定,尊重科学,恪守职业道德,按照精神障碍鉴定的实施程序、技术方法和操作规范,依法独立进行鉴定,出具客观、公正的鉴定报告。鉴定人应当对鉴定过程进行实时记录并签名。记录的内容应当真实、客观、准确、完整,记录的文本或者声像载体应当妥善保存。

第三十五条　再次诊断结论或者鉴定报告表明,不能确定就诊者为严重精神障碍患者,或者患者不需要住院治疗的,医疗机构不得对其实施住院治疗。

再次诊断结论或者鉴定报告表明,精神障碍患者有本法第三十条第二款第二项情形的,其监护人应当同意对患者实施住院治疗。监护人阻碍实施住院治疗或者患者擅自脱离住院治疗的,可以由公安机关协助医疗机构采取措施对患者实施住院治疗。

在相关机构出具再次诊断结论、鉴定报告前,收治精神障碍患者的医疗机构应当按照诊疗规范的要求对患者实施住院治疗。

第三十六条　诊断结论表明需要住院治疗的精神障碍患者,本人没有能力办理住院手续的,由其监护人办理住院手续;患者属于查找不到监护人的流浪乞讨人员的,由送诊的有关部门办理住院手续。

精神障碍患者有本法第三十条第二款第二项情形,其监护人不办理住院手续的,由患者所在单位、村民委员会或者居民委员会办理住院手续,并由医疗机构在患者病历中予以记录。

第三十七条　医疗机构及其医务人员应当将精神障碍患者在诊断、治疗过程中享有的权利,告知患者或者其监护人。

第三十八条　医疗机构应当配备适宜的设施、设备,保护就诊和住院治疗的精神障碍患者的人身安全,防止其受到伤害,并为住院患者创造尽可能接近正常生活的环境和条件。

第三十九条　医疗机构及其医务人员应当遵循精神障碍诊断标准和治疗规范,制定治疗方案,并向精神障碍患者或者其监护人告知治疗方案和治疗方法、目的以及可能产生的后果。

第四十条　精神障碍患者在医疗机构内发生或者将要发生伤害自身、危害他人安全、扰乱医疗秩序的行为,医疗机构及其医务人员在没有其他可替代措施的情况下,可以实施约束、隔离等保护性医疗措施。实施保护性医疗措施应当遵循诊断标准和治疗规范,并在实施后告知患者的监护人。禁止利用约束、隔离等保护性医疗措施惩罚精神障碍患者。

第四十一条　对精神障碍患者使用药物，应当以诊断和治疗为目的，使用安全、有效的药物，不得为诊断或者治疗以外的目的使用药物。医疗机构不得强迫精神障碍患者从事生产劳动。

第四十二条　禁止对依照本法第三十条第二款规定实施住院治疗的精神障碍患者实施以治疗精神障碍为目的的外科手术。

第四十三条　医疗机构对精神障碍患者实施下列治疗措施，应当向患者或者其监护人告知医疗风险、替代医疗方案等情况，并取得患者的书面同意；无法取得患者意见的，应当取得其监护人的书面同意，并经本医疗机构伦理委员会批准：

（一）导致人体器官丧失功能的外科手术；

（二）与精神障碍治疗有关的实验性临床医疗。

实施前款第一项治疗措施，因情况紧急查找不到监护人的，应当取得本医疗机构负责人和伦理委员会批准。禁止对精神障碍患者实施与治疗其精神障碍无关的实验性临床医疗。

第四十四条　自愿住院治疗的精神障碍患者可以随时要求出院，医疗机构应当同意。对有本法第三十条第二款第一项情形的精神障碍患者实施住院治疗的，监护人可以随时要求患者出院，医疗机构应当同意。医疗机构认为前两款规定的精神障碍患者不宜出院的，应当告知不宜出院的理由；患者或者其监护人仍要求出院的，执业医师应当在病历资料中详细记录告知的过程，同时提出出院后的医学建议，患者或者其监护人应当签字确认。对有本法第三十条第二款第二项情形的精神障碍患者实施住院治疗，医疗机构认为患者可以出院的，应当立即告知患者及其监护人。医疗机构应当根据精神障碍患者病情，及时组织精神科执业医师对依照本法第三十条第二款规定实施住院治疗的患者进行检查评估。评估结果表明患者不需要继续住院治疗的，医疗机构应当立即通知患者及其监护人。

第四十五条　精神障碍患者出院，本人没有能力办理出院手续的，监护人应当为其办理出院手续。

第四十六条　医疗机构及其医务人员应当尊重住院精神障碍患者的通讯和会见探访者等权利。除在急性发病期或者为了避免妨碍治疗可以暂时性限制外，不得限制患者的通讯和会见探访者等权利。

第四十七条　医疗机构及其医务人员应当在病历资料中如实记录精神障碍患者的病情、治疗措施、用药情况、实施约束、隔离措施等内容，并如实告知患者或者其监护人。患者及其监护人可以查阅、复制病历资料；但是，患者查阅、复制病历资料可能对其治疗产生不利影响的除外。病历资料保存期限不得少于三十年。

第四十八条　医疗机构不得因就诊者是精神障碍患者，推诿或者拒绝为其治疗属于本医疗机构诊疗范围的其他疾病。

第四十九条　精神障碍患者的监护人应当妥善看护未住院治疗的患者，按照医嘱督促其按时服药、接受随访或者治疗。村民委员会、居民委员会、患者所在单位等应当依患者或者其监护人的请求，对监护人看护患者提供必要的帮助。

第五十条　县级以上地方人民政府卫生行政部门应当定期就下列事项对本行政区域内从事精神障碍诊断、治疗的医疗机构进行检查：

（一）相关人员、设施、设备是否符合本法要求；

（二）诊疗行为是否符合本法以及诊断标准、治疗规范的规定；

（三）对精神障碍患者实施住院治疗的程序是否符合本法规定；

（四）是否依法维护精神障碍患者的合法权益。县级以上地方人民政府卫生行政部门进行前款规定的检查，应当听取精神障碍患者及其监护人的意见；发现存在违反本法行为的，应当立即制止或者责令改正，并依法作出处理。

第五十一条　心理治疗活动应当在医疗机构内开展。专门从事心理治疗的人员不得从事精神障碍的诊断，不得为精神障碍患者开具处方或者提供外科治疗。心理治疗的技术规范由国务院卫生行政部门制定。

第五十二条　监狱、强制隔离戒毒所等场所应当采取措施，保证患有精神障碍的服刑人员、强制隔离戒毒人员等获得治疗。

第五十三条　精神障碍患者违反治安管理处罚法或者触犯刑法的，依照有关法律的规定处理。

第四章　精神障碍的康复

第五十四条　社区康复机构应当为需要康复的精神障碍患者提供场所和条件，对患者进行生活自理能力和社会适应能力等方面的康复训练。

第五十五条　医疗机构应当为在家居住的严重精神障碍患者提供精神科基本药物维持治疗，并为社区康复机构提供有关精神障碍康复的技术指导和支持。社区卫生服务机构、乡镇卫生院、村卫生室应当建立严重精神障碍患者的健康档案，对在家居住的严重精神障碍患者进行定期随访，指导患者服药和开展康复训练，并对患者的监护人进行精神卫生知识和看护知识的培训。县级人民政府卫生行政部门应当为社区卫生服务机构、乡镇卫生院、村卫生室开展上述工作给予指导和培训。

第五十六条　村民委员会、居民委员会应当为生活困难的精神障碍患者家庭提供帮助，并向所在地乡镇人民政府或者街道办事处以及县级人民政府有关部门反映患者及其家庭的情况和要求，帮助其解决实际困难，为患者融入社会创造条件。

第五十七条　残疾人组织或者残疾人康复机构应当根据精神障碍患者康复的需要，组织患者参加康复活动。

第五十八条　用人单位应当根据精神障碍患者的实际情况，安排患者从事力所能及的工作，保障患者享有同等待遇，安排患者参加必要的职业技能培训，提高患者的就业能力，为患者创造适宜的工作环境，对患者在工作中取得的成绩予以鼓励。

第五十九条　精神障碍患者的监护人应当协助患者进行生活自理能力和社会适应能力等方面的康复训练。精神障碍患者的监护人在看护患者过程中需要技术指导的，社区卫生服务机构或者乡镇卫生院、村卫生室、社区康复机构应当提供。

第五章　保障措施

第六十条　县级以上人民政府卫生行政部门会同有关部门依据国民经济和社会发展规划的要求，制定精神卫生工作规划并组织实施。精神卫生监测和专题调查结果应当作为制定精神卫生工作规划的依据。

第六十一条　省、自治区、直辖市人民政府根据本行政区域的实际情况，统筹规划，整合资源，建设和完善精神卫生服务体系，加强精神障碍预防、治疗和康复服务能力建设。县级人民政府根据本行政区域的实际情况，统筹规划，建立精神障碍患者社区康复机构。县级以上地方人民政府应当采取措施，鼓励和支持社会力量举办从事精神障碍诊断、治疗的医疗机构和精神障碍患者康复机构。

第六十二条　各级人民政府应当根据精神卫生工作需要，加大财政投入力度，保障精神卫生工作所需经费，将精神卫生工作经费列入本级财政预算。

第六十三条　国家加强基层精神卫生服务体系建设，扶持贫困地区、边远地区的精神卫生工作，保障城市社区、农村基层精神卫生工作所需经费。

第六十四条　医学院校应当加强精神医学的教学和研究，按照精神卫生工作的实际需要培养精神医学专门人才，为精神卫生工作提供人才保障。

第六十五条　综合性医疗机构应当按照国务院卫生行政部门的规定开设精神科门诊或者心理治疗门诊，提高精神障碍预防、诊断、治疗能力。

第六十六条　医疗机构应当组织医务人员学习精神卫生知识和相关法律、法规、政策。从事精神障碍诊断、治疗、康复的机构应当定期组织医务人员、工作人员进行在岗培训，更新精神卫生知识。县级以上人民政府卫生行政部门应当组织医务人员进行精神卫生知识培训，提高其识别精神障碍的能力。

第六十七条　师范院校应当为学生开设精神卫生课程；医学院校应当为非精神医学专业的学生开设精神卫生课程。县级以上人民政府教育行政部门对教师进行上岗前和在岗培训，应当有精神卫生的内容，并定期组织心理健康教育教师、辅导人员进行专业培训。

第六十八条　县级以上人民政府卫生行政部门应当组织医疗机构为严重精神障碍患者免费提供基本公共卫生服务。

精神障碍患者的医疗费用按照国家有关社会保险的规定由基本医疗保险基金支付。医疗保险经办机构应当按照国家有关规定将精神障碍患者纳入城镇职工基本医疗保险、城镇居民基本医疗保险或者新型农村合作医疗的保障范围。县级人民政府应当按照国家有关规定对家庭经济困难的严重精神障碍患者参加基本医疗保险给予资助。人力资源社会保障、卫生、民政、财政等部门应当加强协调，简化程序，实现属于基本医疗保险基金支付的医疗费用由医疗机构与医疗保险经办机构直接结算。

精神障碍患者通过基本医疗保险支付医疗费用后仍有困难，或者不能通过基本医疗保险支付医疗费用的，民政部门应当优先给予医疗救助。

第六十九条　对符合城乡最低生活保障条件的严重精神障碍患者，民政部门应当会同有关部门及时将其纳入最低生活保障。

对属于农村五保供养对象的严重精神障碍患者，以及城市中无劳动能力、无生活来源且无法定赡养、抚养、扶养义务人，或者其法定赡养、抚养、扶养义务人无赡养、抚养、扶养能力的严重精神障碍患者，民政部门应当按照国家有关规定予以供养、救助。

前两款规定以外的严重精神障碍患者确有困难的，民政部门可以采取临时救助等措施，帮助其解决生活困难。

第七十条　县级以上地方人民政府及其有关部门应当采取有效措施，保证患有精神障碍的适龄儿童、少年接受义务教育，扶持有劳动能力的精神障碍患者从事力所能及的劳动，并为已经康复的人员提供就业服务。国家对安排精神障碍患者就业的用人单位依法给予税收优惠，并在生产、经营、技术、资金、物资、场地等方面给予扶持。

第七十一条　精神卫生工作人员的人格尊严、人身安全不受侵犯，精神卫生工作人员依法履行职责受法律保护。全社会应当尊重精神卫生工作人员。

县级以上人民政府及其有关部门、医疗机构、康复机构应当采取措施，加强对精神卫生工作人员的职业保护，提高精神卫生工作人员的待遇水平，并按照规定给予适当的津贴。精神卫生工作人员因工致伤、致残、死亡的，其工伤待遇以及抚恤按照国家有关规定执行。

第六章　法律责任

第七十二条　县级以上人民政府卫生行政部门和其他有关部门未依照本法规定履行精神卫生工作职责，或者滥用职权、玩忽职守、徇私舞弊的，由本级人民政府或者上一级人民政府有关部门责令改正，通报批评，对直接负责的主管人员和其他直接责任人员依法给予警告、记过或者记大过的处分；造成严重后果的，给予降级、撤职或者开除的处分。

第七十三条　不符合本法规定条件的医疗机构擅自从事精神障碍诊断、治疗的，由县级以上人民政府卫生行政部门责令停止相关诊疗活动，给予警告，并处五千元以上一万元以下罚款，有违法所得的，没收违法所得；对直接负责的主管人员和其他直接责任人员依法给予或者责令给予降低岗位等级或者撤职、开除的处分；对有关医务人员，吊销其执业证书。

第七十四条　医疗机构及其工作人员有下列行为之一的，由县级以上人民政府卫生行政部门责令改正，给予警告；情节严重的，对直接负责的主管人员和其他直接责任人员依法给予或者责令给予降低岗位等级或者撤职、开除的处分，并可以责令有关医务人员暂停一个月以上六个月以下执业活动：

（一）拒绝对送诊的疑似精神障碍患者作出诊断的；

（二）对依照本法第三十条第二款规定实施住院治疗的患者未及时进行检查评估或者未根据评估结果作出处理的。

第七十五条　医疗机构及其工作人员有下列行为之一的，由县级以上人民政府卫生行政部门责令改正，对直接负责的主管人员和其他直接责任人员依法给予或者责令给予降低岗位等级或者撤职的处分；对有关医务人员，暂停六个月以上一年以下执业活动；情节严重的，给予或者责令给予开除的处分，并吊销有关医务人员的执业证书：

（一）违反本法规定实施约束、隔离等保护性医疗措施的；

（二）违反本法规定，强迫精神障碍患者劳动的；

（三）违反本法规定对精神障碍患者实施外科手术或者实验性临床医疗的；

（四）违反本法规定，侵害精神障碍患者的通讯和会见探访者等权利的；

（五）违反精神障碍诊断标准，将非精神障碍患者诊断为精神障碍患者的。

第七十六条　有下列情形之一的，由县级以上人民政府卫生行政部门、工商行政管理部门依据各自职责责令改正，给予警告，并处五千元以上一万元以下罚款，有违法所得的，没收违法所得；造成严重后果的，责令暂停六个月以上一年以下执业活动，直至吊销执业证书或者营业执照：

（一）心理咨询人员从事心理治疗或者精神障碍的诊断、治疗的；

（二）从事心理治疗的人员在医疗机构以外开展心理治疗活动的；

（三）专门从事心理治疗的人员从事精神障碍的诊断的；

（四）专门从事心理治疗的人员为精神障碍患者开具处方或者提供外科治疗的。

心理咨询人员、专门从事心理治疗的人员在心理咨询、心理治疗活动中造成他人人身、财产或者其他损害的，依法承担民事责任。

第七十七条 有关单位和个人违反本法第四条第三款规定,给精神障碍患者造成损害的,依法承担赔偿责任;对单位直接负责的主管人员和其他直接责任人员,还应当依法给予处分。

第七十八条 违反本法规定,有下列情形之一,给精神障碍患者或者其他公民造成人身、财产或者其他损害的,依法承担赔偿责任:

(一)将非精神障碍患者故意作为精神障碍患者送入医疗机构治疗的;

(二)精神障碍患者的监护人遗弃患者,或者有不履行监护职责的其他情形的;

(三)歧视、侮辱、虐待精神障碍患者,侵害患者的人格尊严、人身安全的;

(四)非法限制精神障碍患者人身自由的;

(五)其他侵害精神障碍患者合法权益的情形。

第七十九条 医疗机构出具的诊断结论表明精神障碍患者应当住院治疗而其监护人拒绝,致使患者造成他人人身、财产损害的,或者患者有其他造成他人人身、财产损害情形的,其监护人依法承担民事责任。

第八十条 在精神障碍的诊断、治疗、鉴定过程中,寻衅滋事,阻挠有关工作人员依照本法的规定履行职责,扰乱医疗机构、鉴定机构工作秩序的,依法给予治安管理处罚。

违反本法规定,有其他构成违反治安管理行为的,依法给予治安管理处罚。

第八十一条 违反本法规定,构成犯罪的,依法追究刑事责任。

第八十二条 精神障碍患者或者其监护人、近亲属认为行政机关、医疗机构或者其他有关单位和个人违反本法规定侵害患者合法权益的,可以依法提起诉讼。

第七章 附 则

第八十三条 本法所称精神障碍,是指由各种原因引起的感知、情感和思维等精神活动的紊乱或者异常,导致患者明显的心理痛苦或者社会适应等功能损害。

本法所称严重精神障碍,是指疾病症状严重,导致患者社会适应等功能严重损害、对自身健康状况或者客观现实不能完整认识,或者不能处理自身事务的精神障碍。

本法所称精神障碍患者的监护人,是指依照民法通则的有关规定可以担任监护人的人。

第八十四条 军队的精神卫生工作,由国务院和中央军事委员会依据本法制定管理办法。

第八十五条 本法自 2013 年 5 月 1 日起施行。

主要参考书目

1. 郝伟. 精神病学 [M]. 7 版. 北京：人民卫生出版社, 2013.

2. 刘哲宁, 杨芳宇. 精神科护理学 [M]. 4 版. 北京：人民卫生出版社, 2017.

3. 余雨枫. 精神科护理学 [M]. 北京：人民卫生出版社, 2012.

4. 井霖源. 精神科护理 [M]. 2 版. 北京：人民卫生出版社, 2014.

5. 沈渔邨. 精神病学 [M]. 5 版. 北京：人民卫生出版社, 2009.

6. 曹新妹. 精神科护理学 [M]. 北京：人民卫生出版社, 2009.

7. 侯再金. 精神科护理学 [M]. 北京：中国医药科技出版社, 2012.

8. 蔡焯基. 精神病学 [M]. 北京：北京大学出版社, 2009.

9. 师建国. 实用临床精神病学 [M]. 北京：科学出版社, 2009.

10. 曹新妹. 实用精神科护理 [M]. 上海：上海科学技术出版社, 2007.

11. 王荣俊. 精神科护理学 [M]. 合肥：安徽科学技术出版社, 2010.

12. 宋燕华. 精神障碍护理学 [M]. 长沙：湖南科学技术出版社, 2004.

13. 阚瑞云, 韩永惠. 实用精神科护理学 [M]. 郑州：郑州大学出版社, 2014.

复习思考题答案要点和模拟试卷

《精神科护理》教学大纲